气运失常与肺系病

中医肺系病传承创新丛书

总主编 张 伟
主 编 王业震

山东科学技术出版社
·济南·

图书在版编目（CIP）数据

气运失常与肺系病 / 王业震主编. -- 济南：山东科学技术出版社, 2025.3. --（中医肺系病传承创新丛书 / 张伟总主编）. -- ISBN 978-7-5723-2405-5

Ⅰ. R256.1

中国国家版本馆CIP数据核字第20258NU396号

气运失常与肺系病
QIYUN SHICHANG YU FEIXIBING

责任编辑：李文靖
装帧设计：孙　佳

主管单位：山东出版传媒股份有限公司
出 版 者：山东科学技术出版社
　　　　　地址：济南市市中区舜耕路517号
　　　　　邮编：250003　电话：（0531）82098088
　　　　　网址：www.lkj.com.cn
　　　　　电子邮件：sdkj@sdcbcm.com
发 行 者：山东科学技术出版社
　　　　　地址：济南市市中区舜耕路517号
　　　　　邮编：250003　电话：（0531）82098067
印 刷 者：济南升辉海德印业有限公司
　　　　　地址：山东省济南市高新区科创路2007号
　　　　　　　　院内东车间3号
　　　　　邮编：250104　电话：（0531）88912938

规格：16开（184 mm×260 mm）
印张：19　　字数：340千
版次：2025年3月第1版　　印次：2025年3月第1次印刷
定价：70.00元

中医肺系病传承创新丛书
编委会

总主编 张 伟

副主编（以姓氏笔画为序）

王 妍　王业震　卢绪香　田 梅　朱 雪
刘 学　刘骅漫　何 荣　张心月　阎小燕
韩 健

编 委（以姓氏笔画为序）

马文雪　马鑫来　王亦凡　王晓冬　牛晓雅
史子松　冯 雨　刘向阳　刘苏琪　孙华茹
孙玥枫　李 睿　李锦涛　杨诗媛　吴 凡
张晓莹　张德鑫　赵海兰　赵嘉睿　徐 悦
景传庆　靳敏燕

本书编委会

总主编 张 伟

主 编 王业震

副主编 朱 雪 刘 学 田 梅 包 玉

编 委（以姓氏笔画为序）

王晓冬 杨诗媛 沈 宁 赵海兰

韩 佳 臧国栋

丛 书 序

《素问·六节脏象论》言："肺者，气之本。"《医经精义》云："肺气如天，居至高布阳气。"肺者，生气之源，主气司呼吸，又处胸中至高之位，乃相傅之官，治节出焉。肺气充沛，宣降调畅，则治节有权，主行水，朝百脉，使全身之气、血、津液各尽其责。然肺为华盖，固护诸脏免受侵袭，又为娇脏，清虚而纤芥不容，是故内外之邪均易犯肺。加之肺与他脏休戚相关，因而肺系病常易牵涉甚广，导致病机繁复，辨析难明。

医之为道，肇起农皇，千载群书，递至今朝。余以其卷帙浩繁，非探幽穷赜，不能道只字。然肺系之病散载各书，鲜有系统论著，学人诚难遍阅，故吾采菁撷华，纂集《中医肺十论》《中医肺十病》《中医肺十法》梓行于世。《中医肺十论》以气、血、阴、阳、经络论肺生理之常，以痰、瘀、虚、毒论肺病理之变。《中医肺十病》本于临床，进与病谋，退与心谋，意在指导省病诊疾、遣方用药。《中医肺十法》将肺之常变与相关疾病有机结合，列以治法次第应之，乃承于《中医肺十论》《中医肺十病》一脉，并为"肺病三十"，然其本意不在出古人范畴。兵无常形，水无常势，岐黄之术贵乎临机应变，故吾博综深思，勒成《张伟中医肺病学》一书，详细论述肺系病之概念范畴、生理病理、辨病辨证、治法方药，提出"医学4.0模式"概念，以应时代之变。然治疾除患，俱极精切，纵寝馈其中，亦恐不得穷辨证之精微，究制方之妙旨。况学问之道，贵与年俱进，前书所录，不能尽绝。思之鉴之，吾将殚精医学四十余载所求奥义，汇辑成帙，但求无负先人之意，悉合时地之宜，以垂医统。

张锡纯《医学衷中参西录》有云："夫事贵师古者，非以古人之规矩、准绳限我也……又贵举古人之规矩、准绳而扩充之，变化之，引伸触长之。"世代变迁，疾病谱亦深变，病因病机愈趋繁杂。故本丛书分列三部，始论病因之探究，

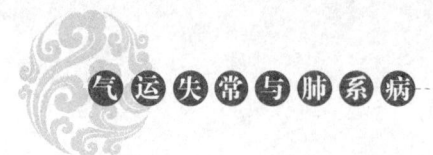

继论病机之辨析，终论脏腑经络之关联。病因篇就肺系病常见病因分述《风邪与肺系病》《寒邪与肺系病》《毒邪与肺系病》《七情与肺系病》共四部，并进一步总结提炼"致病当量"概念及临床意义。病机篇编撰《气运失常与肺系病》《血运失常与肺系病》《痰湿与肺系病》《内生五邪与肺系病》共四部，基于病机之源流，结合临证之所悟，编次成集。其中，详细阐述了"气运失常""血运失常""津液代谢失常""脏腑功能失常"及"本虚标实"贯穿慢性肺系病始终的理论，衷中参西，与现代医学病名接轨，为当代中医诊疗提供新的病机阐释及临证思路。脏腑与经络篇纳含《心与肺系病》《肝与肺系病》《肾与肺系病》《脾与肺系病》《经络与肺系病》共五部，指出肺部疾患的传变有其独特规律，多与他脏并病或合病，常有心肺气虚、肺脾气虚、肝火犯肺、肺肾阴虚等证型。此外，脾不散精理论、气机升降理论、络病理论等亦对遣方用药有重要指导意义，然其精密纷繁，此处不再添详叙。

呼吸系统疾病作为全球性的常见病、多发病，严重威胁着人民的身体健康，给疾病防治工作带来沉重负担和严峻挑战。调查显示，慢性阻塞性肺疾病目前为全球三大死因之一，我国总患病人数高达1亿人，而肺癌更是位居我国恶性肿瘤发病首位。呼吸系统疾病具有高发病率、高死亡率、高经济负担的特征，而与之相反的低知晓率、低就诊率、低检查率，令人抚膺扼腕。随同生活方式、生态环境的变动，以及人口增长、老龄化等现实问题，间质性肺疾病、慢性阻塞性肺疾病、肺癌等非传染性疾病发病率、死亡率的上升有目共睹，流感等传染性疾病的暴发亦给社会、经济以及人类健康带来巨大威胁。疾病谱因时因势千变万化，中医需要不断注入创新的"源头活水"，博采前贤之义蕴，引而伸之，才能在更多领域取得新突破。当代中医药，以其独特优势和显著疗效受到越来越多的重视和认可，在世界范围内的影响力日益扩大。从《慢性阻塞性肺疾病全球防治创议》等新标准的中医解读，到临床上抗病毒、抗纤维化治疗的成效斐然，岐黄之术，前景似锦。

曹炳章云："医之治病，虽有成法规矩，成法之中，尤寓变化之巧。规矩之法有尽，而用法变化无穷也。"本丛书上采先贤青简之菁华，下并吾临证之所得，斟酌之，损益之，更兼幸承"齐鲁中医药优势专科肺病集群"捐资，终得今付剞劂。然拘方治病病必殆，浓望毋按图而索骥。管窥之见，详述于下，以俟高明者匡所不逮。倾囊所著，祈之裨于医道同好，更祈裨于国计民生，如是则慰然快哉。

张 伟

前　言

在人类历史的长河中，疾病一直是影响人类生存与发展的关键因素。尽管现代医学技术迅猛发展，人们对疾病的理解和治疗手段不断进步，但中医作为传统医学的重要组成部分，依然在当代医学领域中发挥着不可忽视的作用。

中医学历史悠久，源远流长，其理论体系博大精深，其中"气"的概念占据重要地位。气不仅是构成万物的基本元素，也是维系人体生命活动的关键要素。气的正常运行，即"气运"，对维持人体健康至关重要。一旦气运出现异常，便可能引发多种疾病。在人体众多器官中，肺作为"气之主"，与气的运行关系尤为密切。因此，探讨气运失常与肺系病之间的关系，对于中医学理论研究和临床实践应用具有重要意义。

本书致力于深入分析气运失常与肺系病之间的内在联系，并探讨中医是如何通过调整气运来预防和治疗肺系病的。书中首先概述了中医关于气、气运的基础理论，以及气的现代研究；随后详细阐释了气与精、血、津液的关系，肺气与气运失常的关系，气与脏腑经络的关系；最后介绍了气运失常在常见肺系病发生、发展中的作用机制，以及通过调整气运治疗肺系病。

本书旨在为中医从业者、医学生提供重要的学术参考，并向广大对中医感兴趣的读者介绍中医理论与临床实践经验。我们期望本书能够成为传统医学与现代医学交流的纽带，为促进中医学的发展贡献微薄之力。

愿本书能够为读者提供知识与启迪，为患者带来健康与希望。

编　者

目　录

第一章　气的概述 ········· 1
  第一节　气的基本概念 ········· 1
  第二节　气的生成 ········· 8
  第三节　气的运行 ········· 11
  第四节　气的生理功能 ········· 18
  第五节　气的分类 ········· 24

第二章　气学说的历史沿革 ········· 35
  第一节　气学说的演变 ········· 35
  第二节　气思想的哲学内涵 ········· 37

第三章　气的现代研究 ········· 43
  第一节　气概念的探索 ········· 43
  第二节　中医学的气概念与中国古代哲学的气范畴 ········· 45
  第三节　气实质的探索与分类研究 ········· 46
  第四节　国内外对气的研究进展 ········· 48
  第五节　现代研究中气的特殊功能 ········· 50

第四章　气与精、血、津液的关系 ········· 52
  第一节　气与精的关系 ········· 52
  第二节　气与血的关系 ········· 61
  第三节　气与津液的关系 ········· 68

第五章　肺气与气运失常 ··· 76

第一节　肺气的生理功能 ··· 76
第二节　气运失常的病因在肺病中的表达 ···················· 81
第三节　肺气与肺阳的关系 ······································· 84
第四节　五行气运失常与疾病的关系 ··························· 88

第六章　气与脏腑、经络的关系 ·································· 97

第一节　气与心 ··· 97
第二节　气与脾胃 ·· 102
第三节　气与肝 ·· 112
第四节　气与肾 ·· 115
第五节　气与经络 ·· 121

第七章　气机失常与肺气病变的常见证型 ················· 129

第一节　气机失常 ·· 129
第二节　脏腑辨证中肺气病变的常见证型 ·················· 137
第三节　卫气营血辨证——气分 ······························· 141

第八章　气运失常与肺系病 ······································ 142

第一节　气运失常与感冒 ··· 142
第二节　气运失常与咳嗽 ··· 152
第三节　气运失常与哮病 ··· 164
第四节　气运失常与喘证 ··· 188
第五节　气运失常与肺胀 ··· 210
第六节　气运失常与肺痿 ··· 229
第七节　气运失常与悬饮 ··· 256

参考文献 ··· 279

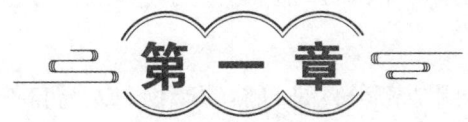

气的概述

第一节　气的基本概念

气在中国哲学史上是一个非常重要的范畴。寰宇茫茫，生物吐纳有一种有形或无形存在的东西，中国古代哲学称之为"气"。气是中华民族独有的、普遍的范畴，既是客观存在的实体，又是主观的道德精神，是一个涵盖自然、社会、人生的范畴。在中国传统哲学中，气通常是指一种极细微的物质，是构成世界万物的本原。古代唯物主义哲学家认为，气是世界的物质本原。东汉王充《论衡·自然》谓："天地合气，万物自生。"北宋张载《正蒙·太和》言："太虚不能无气，气不能不聚而为万物。"而古代唯心主义哲学家则认为气是由世界的精神本原派生出来的。南宋朱熹是宋代理学的集大成者，提出以理为宇宙本体，以气为构成万物材料的理本气末、理先气后说，他认为"天地之间，有理有气。理也者，形而上之道也，生物之本也；气也者，形而下之器也，生物之具也""未有天地之先，毕竟也只是理……有理便有气流行，发育万物"。

《黄帝内经》(简称《内经》)继承和发展了先秦气一元论学说，并将其应用到医学中，逐渐形成了中医学的气学理论。中医学的气学理论在中医学术思想中占有特殊且重要的地位。说中医学的理论体系是建立在气学理论之上的，也并不为过。

中国古代哲学家在探讨宇宙本原和万物生成问题的时候，也论述了人的起源问题。中医学把先秦气论思想应用到医学中，对气范围的含义做了多方面、多层次的规定和分析,形成了以生理之气为核心的气论思想,不仅促进了中医学理论体系的形成和发展,而且对中国传统哲学气范畴和气论思想的发展也作出了重要贡献。

人类是世界的特殊组成部分,是自然的产物。人与自然有着密切的关系。在中国哲学史上,周、秦以前称"天"或"天地"为自然,从《淮南子》始方有"宇宙"的观念,"往来古今谓之宙,四方上下谓之宇"。宇宙便是物质世界,物质世界便是自然界,宇宙观即世界观。天人关系问题是中国古代哲学特别是《内经》成书时代哲学领域激烈争论的重大问题之一。中医学从"天地大宇宙,人身小宇宙"的天人统一性出发,用气范畴论述了天地自然和生命的运动变化规律。因此,在中医学中,气的概念既有哲学含义,又有医学科学含义。其内涵错综复杂,不可单一地、片面地理解。

一、哲学中气的含义

气是一种肉眼难以相及的至精至微的物质。气和物是统一的,故《素问·气交变大论》曰"善言气者,必彰于物"。气是世界的本原,是构成宇宙的元初物质,是构成天地万物的最基本元素。《素问·天元纪大论》引《太始天元册》语:"太虚寥廓,肇基化元,万物资始,五运终天,布气真灵,揔统坤元,九星悬朗,七曜周旋,曰阴曰阳,曰柔曰刚,幽显既位,寒暑弛张,生生化化,品物咸章。"《内经》称宇宙为"太虚",在广阔无垠的宇宙虚空中,充满着无穷无尽具有生化能力的元气。元气(即具有本原意义之气)敷布宇宙,统摄大地,天道以资始,地道以资生。一切有形之体皆赖元气生化而生成。元气是宇宙的始基,是世界万物的渊源和归宿。气是构成宇宙的本始物质,气本为一,分为阴阳,气是阴阳二气的矛盾统一体。《素问·阴阳应象大论》载:"清阳为天,浊阴为地。地气上为云,天气下为雨;雨出地气,云出天气。""天气"是自然界的清阳之气,"地气"是自然界的浊阴之气。阴气浊重,降而凝聚成为有形的物体,构成了五彩缤纷的大地;阳气清轻,升而化为无形的太虚,形成了苍茫的天宇。天地阴阳之气,上升下降,彼此交感而形成天地间的万事万物。《素问·至真要大论》言:"本乎天者,天之气也;本乎地者,地之气也。天地合气,六节分而万物化生矣。"总之,气是物质性的实体,是构成自然万物的最基本元素。

天地之气动而不息,运动是气的根本属性。气是具有动态功能的客观实体,气始终处于运动变化之中，或动静、聚散，或氤氲、清浊，或升降、屈伸，以运动变化作为其存在的条件或形式。天地运动一气，毂万物而生。《内经》称气的运动为"变""化"，《素问·天元纪大论》谓"物生谓之化，物极谓之变"，《素问·六微旨大论》谓"物之生，从于化；物之极，由乎变。变化之相薄，成败之所由也"。自然界一切事物的变化，无论是动植物的生育繁衍，还是无生命物体的生化聚散，天地万物的生成、发展和变更、凋亡，无不根源于气的运动。《素问·六微旨大论》云："气有胜复，胜复之作，有德有化，有用有变。"气有胜复作用，即气本身具有克制与反克制的能力。气的这种胜与复，即克制与反克制的作用，是气自身运动的根源。气分阴阳，阴阳相错，而变由生。阴阳相错又称"阴阳交错""阴阳交感"，即阴阳的相互作用是气运动变化的根本原因。换言之，阴阳的对立统一是气运动变化的根源和宇宙的总规律，故《素问·阴阳应象大论》曰"阴阳者，天地之道也，万物之纲纪，变化之父母，生杀之本始"。气的阴阳对立统一运动，表现为天地上下、升降、出入、动静、聚散、清浊的相互交感，这是气运动的具体表现形式。《内经》以"升降出入"四字概之，故《素问·六微旨大论》曰"气之升降，天地之更用也……升已而降，降者谓天；降已而升，升者谓地。天气下降，气流于地；地气上升，气腾于天。故高下相召，升降相因，而变作矣""出入废，则神机化灭；升降息，则气立孤危。故非出入，则无以生长壮老已；非升降，则无以生长化收藏"。

气是构成宇宙的物质基础，气聚而成形，散而为气。形和气是物质存在的基本形式，而形和气的相互转化则是物质运动的基本形式。物之生由乎化，化为气之化，即气化。形、气之间的相互转化就是气化作用的具体表现。气生形，形归气，气聚则形生，气散则形亡。形之存亡由乎气之聚散。气充塞于太虚之中，一切有形之物的生成和变化乃至消亡，无不由于气的气化作用，《素问·五常政大论》所谓"气始而生化……气终而象变"。《内经》不仅在气化理论的基础上提出了气和形相互转化的思想，而且用阴阳学说阐明形气转化的根源。《素问·阴阳应象大论》云"阳化气，阴成形"，阳动而散则化气，阴静而凝则成形。阴阳动静的相互作用，是气化成形和形散为气两种方向相反运动过程的根本原因。气至大无外，至细无内。大者，有形之物与太虚之气之间；小者，每一有形之物内部，都存在着形化为气和气化为形的气化作用。中医学的形气转化理论在中国古代哲学史上产生了深远的影响。

总之，气的哲学含义是，气是一种至精至微的物质，是构成宇宙和天地万物的最基本元素，运动是气的根本属性，气的胜复作用即气的阴阳对立统一，是物质世界运动变化的根源。气和形及其相互转化是物质世界存在和运动的基本形式。天地万物的发生、发展和变化，皆取决于气的气化作用。

二、中医学中气的含义

中医学将这一气学理论应用到医学方面，认为人是天地自然的产物，人体也是由气构成的，人体是一个不断发生着形气转化的升降出入气化作用的运动着的有机体，并以此阐述了人体内部气化运动的规律。

中医学从气是宇宙的本原，是构成天地万物最基本的元素这一基本观点出发，认为气是构成人体的最基本物质，也是维持人体生命活动的最基本物质。生命的基本物质，除气之外，尚有血、津液、精等，但血、津液和精等均是由气所化生的。在这些物质中，"精、气、津、液、血、脉，无非气之所化也"（《类经》）。所以说，气是构成人体和维持人体生命活动的最基本物质。

（一）气是构成人体的最基本物质

关于人的起源和本质，中医学认为人和万物一样，都是天地自然的产物。要探讨人的起源和本质，必须首先研究人在宇宙中生存的场所和与人关系最为密切的自然环境。《素问·六微旨大论》云："言人者求之气交。帝曰：何谓气交？岐伯曰：上下之位，气交之中，人之居也。""气交"是人生活的场所，是下降的天气和上升的地气相互交汇的地方。在这里，由于阴阳的运动变化，有四季之分、寒暑之别，既有天之六气的影响，又有地之五行生克的作用。人就是生活在这样的环境之中。

人既然生活在气交之中，就必须和宇宙万物一样，都是由气构成的，都是天地形气阴阳相感的产物，是物质自然界有规律地运动变化的结果，故《素问·宝命全形论》曰"人以天地之气生，四时之法成……天地合气，命之曰人"。但是，人能应四时而知万物，有高度发展的意识和思维，又是万物中最宝贵的，所以《素问·宝命全形论》说"天覆地载，万物悉备，莫贵于人"。气是一种至精至微的物质，是构成自然万物的原始材料。人和自然万物一样，也是天地自然之气合乎规律的产物。因此，气也是构成人体生命的最基本物质。

精是生命的基础。中医学在强调气是构成人体的最基本物质，承认生命物质性的同时，又进一步指出生命是由精气直接形成的。精气先身而生，具有遗传特性。来源于父母的先天之精气相合，形成了原始的胚胎，转化为胚胎自身之精气，成为人体生长发育和繁衍后代的物质基础，新的生命活动——"神"就开始了。《灵枢·天年》云："人之始生，何气筑为基？何立而为楯？……以母为基，以父为楯，失神者死，得神者生也。"这种"母基""父楯"的说法，简明而形象地说明了人的生命是由精气形成的，由胚胎而逐渐发育成形体。其具体过程为"人始生，先成精，精成而脑髓生，骨为干，脉为营，筋为刚，肉为墙，皮肤坚而毛发长，谷入于胃，脉道以通，血气乃行"（《灵枢·经脉》），"血气已和，营卫已通，五脏已成，神气舍心，魂魄毕具，乃成为人"（《灵枢·天年》）。男女天癸既充，精气溢泻，月事以时下，男女相合，两精和畅，胎孕乃成。父母之精合而成形，由胚胎而形成躯体的脑髓、骨骼、血脉、筋肉、皮肤、毛发、五脏六腑。随着人身形体的形成，新的生命活动也就开始了，人的生命功能亦随之产生。

（二）气是维持人体生命活动的最基本物质

气化作用是生命活动的基本特征。人的生命功能来源于人的形体，人的形体又依靠摄取天地自然界的一定物质才能生存。生命活动是物质自然界的产物，人类必须同自然界进行物质交换，才能维持生命活动。《素问·六节脏象论》曰："天食人以五气，地食人以五味。五气入鼻，藏于心肺，上使五色修明，音声能彰。五味入口，藏于肠胃，味有所藏，以养五气，气和而生，津液相成，神乃自生。"气与味（味由气化生，味亦是气），即空气、水、食物经口鼻进入人体后，经过一系列的气化过程转化为机体各部分的生命物质（五脏六腑之精气）和生命功能。人体一方面依靠生命功能不断地摄取自然物质并使之转变为机体的组成部分，构成生命活动的物质基础；另一方面在发挥生命功能的过程中又不断地消耗自己，产生废物，通过汗、尿、便等形式排出体外。故《景景室医稿杂存》曰："鼻受天之气，口受地之味。其气所化，宗气、营、卫，分而为三。由是化津、化液、化精、化血，精复化气，以奉养生身。"总之，人体通过五脏六腑呼吸清气，受纳水谷，将其变为人体生命活动需要的气、血、津液等各种生命物质，由经脉而运送至全身。新陈代谢后的废物和水液则通过汗、尿、便排出体外。这一过程就是形气转化的气化作用过程，既有有形物质向气的转化，如饮食经脾胃的腐熟运化而为水谷精微，化为营卫之气，又有气向有形物质的转化，如营气在心肺的作用下化而为血液。形气相互转化的气化过程，包括了物质和能量的相互转

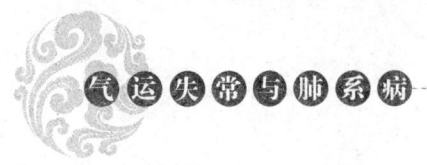

化过程。

精神活动是在全部生命功能的基础上产生出来的更为高级的功能活动。中医学认为，人的感觉、思维等精神情志活动，也是由物质机体所产生的一种气的活动。《灵枢·卫气》曰："五脏者，所以藏精神魂魄者也。"《素问·阴阳应象大论》曰："人有五脏化五气，以生喜怒悲忧恐。"感觉也是一种精神现象，形体感官和充盛的精气是产生视、听、嗅、味等感觉的物质基础，故《灵枢·邪气脏腑病形》曰"其血气皆上于面而走空窍，其精阳气上走于目而为睛，其别气走于耳而为听，其宗气上出于鼻而为嗅，其浊气出于胃，走唇舌而为味"。由精气而构成人的形体，由形体而产生人的生命功能——神。神是人身形体的功能和功用。由此可见，五脏精气是精神情志活动的物质基础。

中医学按气 – 形 – 神的逻辑结构，论述了物质与运动、机体与功能和肉体与精神的关系，即形体物质与生命功能之间的关系，也就是形神关系。

中医学认为，气是世界的本原物质，气具有永恒运动的属性，故物质世界处于永恒运动变化之中。整个世界就是一个由气到形，由形到气，即形气转化的循环往复的无穷过程。人的生命活动也是如此。父母之精相合构成人的形体，精为生命物质——气的一种。《脾胃论·省言箴》曰"精乃气之子"，气化为精。《素问·金匮真言论》曰"精者，身之本也"，实即气为身之本。身即形体，气化为形，形以气充，气为形体之本，形为生命之根。《景岳全书·治形论》曰："吾之所赖者唯形耳，无形则无吾矣。"天地是大生化之宇，人体为小生化之器。人的生命赖形体而存在，若形体散解，则生命活动也随之终止，故《素问·六微旨大论》曰"器者生化之宇，器散则分之，生化息矣"。气始终处于形气转化的气化作用之中，人体则是一个不断发生气化作用的机体，这种气化作用表现为人的生命功能。生命功能来源于人的形体，形体又赖天地自然的物质而生存。所以生命活动是物质自然界的产物，是天地之间的一种自然现象。中医学将自然界物质运动的变化规律、人体的一切生命活动和生理功能统称为"神"。就人的机体与生命功能而言，神则是对人体一切生命活动和生理功能（包括精神意识思维活动）的称谓。形与神俱，生命物质存在于机体之内，人的机体则显露出生命功能。精神意识思维活动是在全部生命功能的基础上产生出来的更为高级的功能活动，既是生命物质的产物，也是气的气化作用的表现。如是神根于形，形根于气，即功能源于形体，形体源于生命物质——气。中医学从形神关系方面进一步论证了气是人体生命本原的基本观点。

人是自然界的产物，禀天地之气而生，依四时之法而成。天地阴阳五行之气内化于人体，构成了人体生理之气。生理之气是维持人体生命活动的物质基础，其运动变化也是人体生命的活动规律。人与天地相应，人体与自然界不仅共同受阴阳五行之气运动规律的制约，而且许多具体的运动规律也是相通应的。天地之气有阴阳之分，人体之气亦有阴阳之分，故《素问·宝命全形论》曰"人生有形，不离阴阳"，《素问·生气通天论》曰"阴平阳秘，精神乃治；阴阳离决，精气乃绝"。人体之气和自然之气的运动变化服从统一的规律，如《素问·血气形志》所言"人之常数"亦即"天之常数"。

综上所述，气是真实存在而至精至微的生命物质，是生命活动的物质基础，承载着生命现象。人生所赖，唯气而已。《医门法律》曰"惟气以成形，气聚则形存，气散则形亡""气聚则生，气散则死"。所以说，气是构成人体和维持人体生命活动的最基本物质。

诚然，中医学在论述人体的生命活动时，"气"这个概念常常同时具有生命物质和生理功能两种含义，但并不是认为除物质性的气之外，还存在一种非物质的纯功能之气。因为气是极为细微的物质，其形态之小，目力难以视及，至多能觉察其混沌的云雾状态（如水汽等）。只有通过它的运动，才能表现出气的存在，故《素问·气交变大论》曰"善言气者，必彰于物"。人体任何生理功能都必须以一定方式存在的物质作为基础，不能脱离一定的物质结构。人体生命物质的气是通过人体脏腑组织的功能活动而表现出来的。换句话说，人体脏腑组织的生理功能就是生命物质的气的功能表现。由于中医学把人体当作一个运动着的行为过程来把握，主要从功能方面来揭示脏腑经络的本质，主要通过生理功能和病理现象来感知生命物质的存在。因此，中医学中的气不仅有生命物质的含义，而且常常有功能的含义。但这并不意味着中医学的气可以既表物质又表功能。

运动是物质的根本属性。结构是基础，功能是表现。因此，在中医学中，气是物质与运动、结构与功能的辩证统一。其基本含义：在宇宙，则为构成世界万物的基本元素；在人体，则为构成人体和维持人体生命活动的最基本物质。

中医学从哲学高度回答天地万物的本原时，则精、精气与气同义。从医学科学角度探讨生命物质的运动变化时，则精、精气与气虽有联系，同为构成人体和维持人体生命活动的基本物质，但其含义不尽相同。气与精、精气相比较而

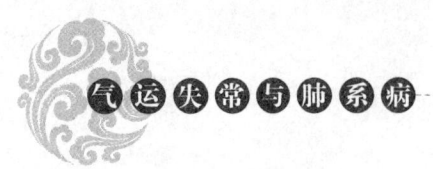

言，气是无形可征的（指气以散的运动形式存在时），肉眼所不能见的极微小的物质颗粒，言气必彰于物，只有通过生命运动现象，脏腑经络的生理功能才能把握气的存在及其运动变化。而精、精气则是有形的，多呈液态，肉眼可及的极微细的精微物质，也可以认为，精、精气是气以聚而成形，以运动形式存在的一种形态。气属阳，主动，贵运行有序而不乱；精、精气属阴，主静，贵宁谧秘藏而不妄泻。

第二节　气的生成

人体之气，就生命形成而论，"生之来谓之精"，有了精才能形成不断发生升降出入的气化作用的机体，则精在气先，气由精化。其中，先天之精可化为先天之气，后天之精所化之气与肺吸入的自然界清气相合而为后天之气。先天之气与后天之气相合而为人体一身之气。

人体的气，源于禀受于父母的先天之精气和后天摄取的水谷精气与自然界的清气，通过肺、脾胃和肾等脏腑生理活动作用生成。

一、气的来源

构成和维持人体生命活动的气，其来源有二。

（一）先天之精气

这种精气先身而生，是生命的基本物质，禀受于父母，故称为"先天之精气"。父母之精气相合，形成了胚胎。先天之精是构成生命和形体的物质基础，精化为气，先天之精化为先天之气，形成有生命的机体，所以先天之气是人体之气的重要组成部分。

（二）后天之精气

后天之精气包括饮食物中的营养物质和存在于自然界的清气。因为这类精气是出生之后从后天获得的，故称"后天之精气"。气由精化，后天之精化而为后天之气。

呼吸之清气，是通过人体本能的呼吸运动所吸入的自然界的新鲜空气，又称"清气""天气""呼吸之气"。《素问·太阴阳明论》曰"喉主天气",《素问·阴阳应象大论》曰"天气通于肺"。人体赖呼吸运动,使体内外的气体在肺内不断交换,实行吐故纳新,参与人体气的生成,故《类经》曰"天食人以五气""五气入鼻,由喉而藏于心肺,以达五脏"。

水谷之精气,又称"谷气""水谷精微",是饮食物中的营养物质,是人赖以生存的基本要素。胃为水谷之海,人摄取饮食物之后,经过胃的腐熟,脾的运化,将饮食物中的营养成分化为能被人体利用的水谷精微,输布于全身,滋养脏腑,化生气血,成为人体生命活动的主要物质基础,故《脾胃论·脾胃虚实传变论》曰"人之所受气者谷也"。《素问·平人气象论》曰:"人以水谷为本,故人绝水谷则死。"如初生婴儿,一日不食则饥,七日不食则肠胃枯竭而死。可见人类一有此身,必资谷气入胃,洒陈于六腑,和调于五脏,以生气血,而人资之以为生。

人自有生以后,无非天地之为用。非水谷,无以成形体之壮;非呼吸,无以行脏腑之气。所以《医旨绪余·原呼吸》说:"人一离母腹时,便有此呼吸……故平人绝谷,七日而死者,以水谷俱尽,脏腑无所充养受气也。然必待七日乃死,未若呼吸绝而即死之速也。"

二、气的生成过程

人体的气,从其本源看,是由先天之精气、水谷之精气和自然界的清气三者相结合而成的。气的生成有赖于全身各脏腑组织的综合作用,其中与肺、脾胃和肾等脏腑的关系尤为密切。

(一)肺为气之主

肺为体内外之气交换的场所,通过肺的呼吸吸入自然界的清气,呼出体内的浊气,实现体内外之气的交换。通过不断的呼浊吸清,保证了自然界的清气源源不断地进入体内,参与人体新陈代谢的正常进行。

肺在气的生成过程中主要生成宗气。人体通过肺的呼吸运动,把自然界的清气吸入肺,与脾所运化的水谷精气,在肺内结合而积于胸中的上气海(膻中),形成人体的宗气。《医宗金鉴·删补名医方论》曰:"若夫合先后(指先天之气和后天之气)而言,即大气之积于胸中,司呼吸,通内外,周流一身,顷刻无间之宗气者是也。"

宗气走息道以行呼吸，贯心脉而行气血，通达内外，周流一身，以维持脏腑组织的正常生理功能，从而又促进了全身之气的生成。

肺司呼吸，《类经图翼·经络》言"吸之则满，呼之则虚，一呼一吸，消息自然，司清浊之运化"。宗气赖肺呼吸清气而生，待其生成之后，则积于胸中，走息道而行呼吸。肺通过呼吸，排出浊气，摄取清气，生成宗气，以参与一身之气的生成。肺借呼吸吸入自然界之清气，为一身之气提供物质基础，赖以化生宗气进而化生一身之气。肺之呼吸是气生成的根本保证。《类经·脏象类》曰："肺主气，气调则营卫脏腑无所不治。"肺为呼吸橐籥，虚如蜂窠，吸之则满，呼之则虚，受脏腑上朝之清气，禀清肃之体，性主乎降。《医门法律》曰："人身之气，禀命于肺。肺气清肃，则周身之气莫不服从而顺行。"升降出入，无器不有。人体是一个不断发生着升降出入的气化作用的机体。《读医随笔·升降出入论》曰："升降者，里气与里气相回旋之道也；出入者，里气与外气相交接之道也。"而肺集升降出入于一身，呼则升且出，吸则降且入。"肺之一呼一吸，以行脏腑之气"，从而维持全身气机的动态平衡，故《金匮钩玄·气属阳动作火论》曰"（气）周流一身，循环无端，出入升降，继而有常……总统于肺"。总之，肺脏通过呼吸运动吐故纳新，吸清呼浊，化生宗气，进而生成一身之气，并总统一身之气机的升降出入运动，从而保证了气之生生不息。故有"肺主一身之气""肺为气之主"之说。

（二）**脾胃为气血生化之源**

胃司受纳，脾司运化，一纳一运，生化精气。脾升胃降，纳运相得，将饮食化生为水谷精气，靠脾之转输和散精作用，把水谷精气上输于肺，再由肺通过经脉而布散全身，以营养五脏六腑、四肢百骸，维持正常的生命活动。脾胃为后天之本，在气的生成过程中，脾胃的腐熟运化功能尤为重要。《灵枢·玉版》曰："人之所受气者，谷也。谷之所注者，胃也。"《明医杂著》曰："胃司受纳，脾司运化，一纳一运，化生精气，津液上升，糟粕下降，斯无病矣。"脾升胃降，纳运相得，才能将饮食化生为水谷精气。因为人在出生之后，依赖食物的营养以维持生命活动。所以李中梓《医宗必读》说："盖婴儿既生，一日不再食则饥，七日不食则肠胃涸绝而死。经云：安谷则昌，绝谷则亡……胃气一败，百药难施。一有此身，必资谷气，谷入于胃，洒陈于六腑而气至，和调于五脏而血生，而人资之以为生者也，故曰后天之本在脾。"脾为五脏之轴，胃为六腑之首，脾胃合为后天之本，气血生化之源，在气的生成过程中起着中流砥柱的作用。脾胃在气的生成过程中，不仅化生水谷精气，提供物质基础，参与宗气的生成，而且还能滋养先天之精气。

（三）肾为生气之源

肾有贮藏精气的作用，肾的精气为生命之根，生身之本。肾所藏之精气，包括先天之精气和后天之精气。实际上，先天之精气和后天之精气在肾脏中是不能截然分开的。故《医宗金鉴·删补名医方论》曰："先天之气在肾，是父母之所赋；后天之气在脾，是水谷之所化。先天之气为气之体，体主静，故子在胞中，赖母息以养生气，则神藏而机静。后天之气为气之用，用主动，故育形之后，资水谷以奉生身，则神发而运动。天人合德，二气互用，故后天之气得先天之气，则生生而不息；先天之气得后天之气，始化化而不穷也。"可见，肾精的盛衰，除先天条件外，与后天之精气的充盛与否也有密切关系。肾脏对精气，一方面不断地贮藏，另一方面又不断地供给，循环往复，生生不已。肾所藏的先天之精气充盛，不仅给全身之气的生成奠定了物质基础，而且还能促进后天之精气的生成，使五脏六腑有所禀受而气不绝。所以《医门法律》说："父母构精时，一点真阳，先身而生，藏于两肾之中，而一身之元气由之以生，故谓生气之原。"总之，气的生成，一者靠肾中精气、水谷精气和自然界清气供应充足；二者靠肺、脾、肾三脏功能的正常，其中以脾、肺更为重要。故临证所用补气治法，主要是补脾、肺二脏之气。

第三节　气的运行

一、气机的概念

气的运动称为"气机"。"机"者，有枢机、枢要、关键之意。运动是气的根本属性。气的运动是自然界一切事物发生、发展、变化的根源，故称气的运动为气机。气化活动是以气机升降出入运动为具体体现的。气机升降出入运动就是气的交感作用。人体是一个不断地发生着升降出入的气化作用的机体。

人体的气处于不断的运动之中，它流行于全身各脏腑、经络等组织器官，无处不有，时刻推动和激发着人体的各种生理活动。气的升降出入运动一旦停止，就失去了维持生命活动的作用，人的生命活动也就终止了。

二、气机的形式

位有高下，则高者下降，下者上升；气有盈虚，则盈者溢出，虚者纳入，故有高下盈虚的阴阳对立，就必然产生气的升降出入运动，这是事物的辩证法。《素问·六微旨大论》曰："是以升降出入，无器不有。故器者生化之宇，器散则分之，生化息矣。故无不出入，无不升降。"古人以升、降、出、入四字来说明物质气的运动规律和具体表现形式。《吴医汇讲》曰："分言之，为出入，为升降；合言之，总不外乎一气而已矣。"其中，"升"指气行向上；"降"指气行向下；"出"是气由内而外；"入"是气由外而内。气的升降出入之间是互为因果，联系协调的。故《读医随笔·升降出入论》曰："无升降则无以为出入，无出入则无以为升降。升降出入，互为其枢者也。"

《素问·六微旨大论》曰"上下之位，气交之中，人之居也""气交之分，人气从之，万物由之，此之谓也"。人类生活在宇宙之中，人体的气化运动也必须遵循这一规律。所以在生命过程中，"非出入，则无以生长壮老已；非升降，则无以生长化收藏"（《素问·六微旨大论》）。没有升降出入就没有生命活动，故《素问·六微旨大论》曰"出入废，则神机化灭；升降息，则气立孤危"。可见，升降出入是万物变化的根本，是生命活动的体现。一旦升降出入失去协调平衡，就会出现各种病理变化；而升降出入止息，则生命活动也就终止了。

升降出入为一切器物的共同属性。器与道是中国古代哲学的一对范畴。《周易·系辞上》曰："形而上者谓之道，形而下者谓之器。""道"是无形象的，含有规律和准则的意义；"器"是有形象的，指具体事物。中医学认为，每一个器物内部都是一个发生形气转化的气化作用的世界。气的运动使器物内部出现升降的变化，同时与外界环境又发生内外出入的一定关系，故《素问·六微旨大论》曰"升降出入，无器不有""气之升降，天地之更用也""高下相召，升降相因"。天为阳，地为阴，天地阴阳上下之间相引相召，升已而降，降已而升，升降相因，从而引起世界的各种各样的运动变化。升与降，出与入，以及升降与出入，相互为用，相反相成，共同完成人体内部及其与外界环境之间的气化过程。升者升其阳，降者降其阴，出者吐其故，入者纳其新。升降侧重里气与里气相回旋，侧重体内的气化过程；出入则侧重里气与外气相交接，侧重人体与外界环境的物质交换。升降出入，内而脏腑，外而皮毛，上而头面，下而百骸，纵横往来，并行不悖。

升降出入是维持生命活动的基本过程，诸如呼吸运动、水谷的消化吸收、津液代谢、气血运行等，无不赖气的升降出入运动才能实现。

呼吸运动：呼出浊气为出，吸入清气为入。自然界的清气，由鼻吸入肺，而体内代谢后的浊气，又由肺呼出体外，如此出入有序，吐故纳新，使机体与外界环境的气体不断地进行交换。

人体的正常呼吸，是肺、肾二脏升降运动的反映。肺为气之主，肾为气之根。肺主出气，肾主纳气，上下相交，呼吸乃和。若肺失宣肃，肾失摄纳，升降不得，则或咳嗽、咯痰、气喘不能平卧，或喘促气短，呼多吸少，动辄尤甚等。因此，权衡肺肾升降异常是治疗呼吸系统疾病的关键。《医门法律》曰："呼出心肺主之，吸入肾肝主之，呼吸之中，脾胃主之，故惟脾胃所主中焦，为呼吸之总持，设气积贲门不散，而阻其出入，则危急存亡非常之候。"可见呼吸赖于肺肾升降，然又非独肺肾升降，而是五脏升降出入共同作用的结果。

消化吸收：脾胃居中，为人体气机升降之枢纽。在"肝主疏泄"功能的帮助下，司饮食的消化、吸收和输布，为气血生化之源。脾主运化而升清，胃主受纳而降浊。食物经脾胃腐熟运化，小肠泌别清浊以后，其清者由脾气转输而"上归于肺""散精于肝""淫精于脉"。其浊者由胃气下降而传入大肠，大肠吸收水分后形成粪便而排出体外。脾气不可一日无升，胃气不可一日无降。若脾胃功能失司，则上为呕吐、呃逆、噎膈反胃；下为泻痢、霍乱、便秘、内脏下垂；中为脘痛痞满、厌食等。脾胃之治的基本原则是纳食主胃，运化主脾，脾宜升则健，胃宜降则和。太阴湿土，得阳始运，阳明燥土，得阴自安。脾喜刚燥，胃喜柔润。张仲景急下存阴，其治在胃，李杲（李东垣）大升阳气，其治在脾。

水液代谢：肺、脾、肾、大小肠、三焦、膀胱等脏腑不断地升降运动，使清者上升，浊者下降，从而维持水液代谢的平衡。但"上焦不治，则水泛高源；中焦不治，则水留中脘；下焦不治，则水乱二便"（《医学三字经》）。若肺、脾、肾等失其所司，则升降无能而水湿无制，或泛溢肌肤而为水肿，或积于腹中而为臌胀，或停于胸胁而为痰饮，或凌心射肺而心悸、喘促，或浊阴不降而为眩晕、呕逆、癃闭等。其治疗务使清阳升而正气复，浊阴降而邪气去，不外宣肺、健脾、温肾、利湿等。

血液运行：血液来源于水谷之精华，生化于脾，宣布于肺，总统于心，藏受于肝，化精于肾，以和调五脏，洒陈六腑。血液循环主要是靠心、肝、脾、肺、肾等脏腑的气机调节来完成的，故曰"心主血""肝藏血""脾统血""肺助心行血""肾精可化为血"。若人体血液循行方面的升降失常，上为吐血、衄血、咳血等；下为崩漏、尿血、便血。《张氏医通》曰"（血）从上溢者，势必假道肺胃；从下脱者，势必由于二肠及膀胱下达耳"。凡血液循行功能失常之证，见咳嗽喘满及胸膈左右胀痛者，病在肺，治宜清降，不宜升浮；如膈中一丝牵痛或懊憹嘈杂者，病在心包，宜养荣，不宜耗散；如腹膨不饥，食不知味，吐涎沫者，病在脾，宜温中，不宜酸寒；如胁肋牵痛，躁扰不安，往来寒热者，病在肝，宜甘缓，不宜秘滞；如气短似喘，咽痛声哑，骨蒸盗汗者，病在肾，宜滋阴壮水，不宜香燥；如呕吐烦渴大热不得卧者，病在胃，补泻当查兼症，勿谓阳明尽可攻之。

总之，升降出入存在于一切生命过程的始终。"死生之机，升降而已"，是古人对生命规律的高度概括。

三、脏腑经络气机升降出入的规律

《素问·六微旨大论》曰："故器者生化之宇，器散则分之，生化息矣。"人体脏腑、经络、形体官窍等是气机升降出入的场所。《冯氏锦囊秘录》曰："人身之气，经盛则注于络，络盛则注于经。"《读医随笔·升降出入论》曰："然玄府者，无物不有，人之脏腑、皮毛、肌肉、筋膜、骨髓、爪牙，至于万物，悉皆有之，乃出入升降道路门户也……人身肌肉、筋骨，各有横直腠理，为气出入升降之道。"气的升降出入运动，只有通过脏腑经络的生理活动才能具体体现出来。换言之，机体的各种生理活动都是气升降出入运动的具体体现。

（一）脏腑气机升降出入的规律

人体脏腑的生理功能，无非是升其清阳，降其浊阴，摄其所需，排其所弃。人体脏腑、经络、精、气、血、津液，均赖气机升降出入而相互联系，维持正常的生理功能，并与它周围环境不断地进行新陈代谢。升降运动是脏腑的特性，是物质运动的规律。而每一种物质运动的形式，又为其自身所具有的特殊本质所决定。因此，五脏六腑的功能活动及其物质和能量代谢的升降趋势亦不尽相同。

人体的生命活动，内而消化循环，外而视听言行，无一不是脏腑升降运动的表现。"出入"则是升降运动的外在表现，与升降运动密切联系。一般说来，五脏贮藏精气宜升，六腑传导化物宜降。就五脏而言，心肺在上，在上者宜降；肝肾在下，在下者宜升；脾居中而通连上下，为升降的枢纽。左右为阴阳之道路，肝主升发，从左而升，肺主肃降，从右而降，肝左肺右，犹如两翼，为气机升降的道路。六腑，《灵枢·本脏》言其"所以化水谷而行津液者也"，虽然传化物而不藏，以通为用，宜降，但在饮食物的消化和排泄过程中也有吸收水谷精微、津液的作用。如胆之疏泄胆汁、胃之腐熟水谷、小肠之泌别清浊、大肠之主津等。可见，六腑的气机运动是降中寓升。不仅脏与脏、腑与腑、脏与腑之间处于升降的统一体中，而且每一脏腑本身也是升与降的统一，即升降中复有升降。总之，脏腑的气机升降运动，在生理状态下是有一定规律的，一般可体现出升已而降，降已而升，升中有降，降中有升的特点。

脏腑的气机升降，除一般规律外，还有其本身的活动规律。心位于胸中，在上焦，主血脉，藏神。心推动血液在脉中循一定规律和方向循环不息，以供养全身的需要。心主神明，为一切精神意识、思维活动的总司，五脏六腑之大主，统御全身各脏腑组织，使之维持平衡、协调，维持正常的生命活动。其升降特性主要为降，而降中又有升降。

肺居膈上，其位最高，为五脏六腑之华盖。主气，司呼吸，助心行血，通调水道，调节水液代谢，外合皮毛，为人体抵御外邪的屏障。肺的这些生理功能是通过肺气的宣发和肃降来完成的。肺之宣发和肃降是升降出入的对立统一。没有宣发就无所谓肃降，没有肃降也无所谓宣发。但肺气以清肃下降为顺，可见肺的气机特性主要为降，升居其次。

肝位于右胁，主升发，喜条达，体阴而用阳。肝主疏泄，调畅气机，使气血运行无阻。其气机升降，以升为主，降居其次。王冰《重广补注黄帝内经素问·五脏生成》曰："人动，则血运于诸经，人静，则血归于肝藏。"肝贮藏血液，调节血流量，疏泄于心脉，升发而上，又运行于全身，则"肝受血而能视，足受血而能步，掌受血而能握，指受血而能摄"（《素问·五脏生成》）。《东医宝鉴》曰："肝之余气，溢入于胆，聚而成精。"胆汁来源于肝，肝分泌胆汁，下泄于胆、小肠，且能疏泄精关，调节精血，与生殖功能有关，又能疏利三焦通调水道，使三焦气治，则脉络通而水道利，参与水液代谢，降泄而下。

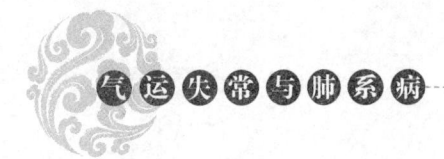

肾位于下焦，主藏精，主水液，主纳气，其气机以升为要，降居其次。脾胃位于中焦，脾宜升则健，胃宜降则和，气机升降运动在正常的生理活动中，虽然和各脏腑皆有关系，但升降之枢纽在于脾胃。人身心肺在上，行营卫而光泽于外；肝肾在下，养筋骨而强壮于内；又需脾胃在中，传化精微以灌四旁。《素问·五常政大论》曰："厚德清静，顺长以盈，至阴内实，物化充成。"周学海《读医随笔》引朱丹溪语："脾具坤静之体，而有乾健之运，故能使心肺之阳降，肝肾之阴升，而成天地之交泰矣。"可见，脾胃为后天之本，气血生化之源，为脏腑气机升降的轴心。《医碥》曰："肝主升，肺主降……心主动，（志壹则动气也。）肾主静……静藏不致于枯寂，动泄不致于耗散，升而不致于浮越，降而不致于沉陷，则属之脾，中和之德所主也。"又曰："脾脏居中，为上下升降之枢纽。"

人体是一个完整的统一体。各脏腑组织不仅各自进行升降运动以完成各自的新陈代谢，而且各脏腑之间的升降运动又是相互为用、相互制约和相互化生的。

综上所述，人体脏腑组织及各脏腑组织之间的气机升降，共处于升降出入的对立统一体中，共同完成整个机体的新陈代谢，保证生命活动的物质基础——气的不断自我更新。换句话说，不断地从外界摄取食物，并将这种物质通过气化作用，升清降浊，摄其精微而充养自身，同时又将代谢产物排出体外，以维持机体物质代谢和能量转换的动态平衡。故《素问·经脉别论》曰"饮入于胃，游溢精气，上输于脾，脾气散精，上归于肺，通调水道，下输膀胱，水精四布，五经并行""食气入胃，散精于肝，淫气于筋。食气入胃，浊气归心，淫精于脉，脉气流经，经气归于肺。肺朝百脉，输精于皮毛。毛脉合精，行气于腑，腑精神明，留于四脏，气归于权衡"。脏腑气机升降运动的这种动态平衡，是维持正常生命活动的关键。所以恩格斯说："生命也是存在于物体和过程本身中的不断地自行产生并自行解决的矛盾，这一矛盾停止，生命亦即停止。"

在新陈代谢过程中，肝之升发，肺之肃降，心火下降，肾水上升，脾气上升，胃气下降等脏腑的气机升降运动，以肺、脾、肾最为重要，而肾尤为重要，是气机升降之本。肾为先天之本，五脏之阳非此不能发，五脏之阴非此不能滋。只有肾阳的蒸燠，脾胃才能斡旋而有运化腐熟之能，也只有肾气之摄纳，肺气方能下降，通调水道，下输膀胱，大肠也因此传化糟粕。所以说脏腑的升降运动，"惟肾为根"（《医贯·内经十二官论》）。肺主治节，肺"气调则营、卫、脏、腑无所不治"(《类经》)。可见，脏腑升降运动皆受其调节。脾胃为后天之本，气血生化之源，只有通过脾的运化和转输作用，其余各脏器才能得到濡养而维持其正常的生理功能。

（二）经络气机升降的规律

经络是人体气血运行的通道，内联五脏六腑，外络肢节官窍，使机体成为一个完整的有机体，保持着物质能量代谢的平衡和生理功能的协调一致。十二经脉的体表循行完全符合升已而降、降已而升的规律，体现了上焦内脏主降、下焦内脏主升的特点。体腔内部的经络则多为升降交错，升中有降，降中有升。所以说经络系统是人体气机升降的重要渠道。十二经脉的循行规律，也反映了脏腑的升降规律。

一方面，凡脏气上升的，其相表里的腑气就是下降的。如足三阴经起于足趾端，经下肢内侧上行，止于胸腹部，分别交于手三阴经，即足之三阴从足入腹。凡脏气是下降的，其相表里的腑气就是上升的。如手三阴经起于胸部，循上肢内侧上行，止于手指端，分别同手三阳经相接，即手之三阴从胸走手。反之，凡腑气是上升的，其相表里的脏气就是下降的。如手三阳经从手走头（升），而手三阴经从胸走手（降）。凡腑气是下降的，其相表里的脏气就是上升的。如足三阳经从头走足（降），而足三阴经从足走腹（升）。

另一方面，凡手经所属脏腑之气是上升的，它同名的足经所属脏腑之气就是下降的。如手三阳经从手走头（升），而足三阳经从头走足（降）。凡手经所属脏腑之气是下降的，它同名的足经所属脏腑之气就是上升的。如手三阴经从胸走手（降），而足三阴经从足走腹（升）。反之，凡足经所属脏腑之气是下降的，它同名的手经所属脏腑之气就是上升的。如足三阳经从头走足（降），而手三阳经则从手走头（升）。凡足经所属脏腑之气是上升的，它同名手经所属脏腑之气就是下降的。如足三阴经从足走腹（升），而手三阴经从胸走手（降）。

总之，十二经脉循行规律与脏腑气机升降规律基本是一致的。

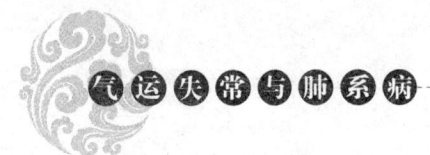

第四节 气的生理功能

气是构成人体和维持人体生命活动的最基本物质，它对于人体具有十分重要的多种生理功能。故《素问·五常政大论》曰："气始而生化，气散而有形，气布而蕃育，气终而象变，其致一也。"《难经·八难》曰："气者，人之根本也。"《医权初编》曰："人之生死，全赖乎气。气聚则生，气壮则康，气衰则弱，气散则死。"气的生理功能主要有以下几个方面。

一、推动作用

气的推动作用，指气具有激发和推动的功能。气是活力很强的精微物质，能激发和促进人体的生长发育及各脏腑、经络等组织器官的生理功能；能推动血液的生成、运行，以及津液的生成、输布和排泄等。

气是维持人体生命活动的最基本物质。气自身具有运动的能力，正如《素问·六微旨大论》所云"气有胜复，胜复之作，有德有化，有用有变"。气的这种胜复作用，即克制与反克制作用。气是阴阳的矛盾统一体，阴阳是气本身内在的矛盾要素。《吴廷翰集·吉斋漫录》曰"一阴一阳之谓气""阴阳者，以此气之动静而言也"。《正蒙注》曰"阴阳者，气之二体""其推行之本，则固合为气，和而不相悖害"。气的克制与反克制作用，亦即阴阳的矛盾运动，是"变化之父母，生杀之本始"（《素问·阴阳应象大论》）。气本身的相互作用，是推动生命活动的根本动力。《医方考·气门》曰："气血，人身之二仪也，气为主而血为配。故曰气化即物生，气变即物易，气盛即物壮，气弱即物衰，气正即物和，气乱即物病，气绝即物死。是气之当养也明矣。"《医门法律·先哲格言》曰："夫人之生死由乎气。"

人体的脏腑经络，赖气的推动以维持其正常的功能。如血液在经脉中运行于周身，其动力来源于气。《血证论·吐血》曰："气为血之帅，血随之而运行。"《格致余论·经水或紫或黑论》曰："血为气之配……气升则升，气降则降，气凝则凝，气滞则滞。"津液的输布和排泄赖气的推动，正如《医经溯洄集·小便原委论》所说"气行则水行，气滞则水滞"。气的这种推动作用，是由脏腑之气所体现的，如人体的生长发育和生殖功能依赖于肾气的推动，水谷精微的化生赖脾胃之气的推动，等等。三焦为元气通行之道路，上焦如雾，中焦如沤，下焦如渎。三焦囊括了整个人体最主要的新陈代谢功能，其自我完成的能动过程是通过气化作用来实现的。《冯氏锦囊秘录》曰："经脉者，行血气，通阴阳，以荣于身者也。"构成经络系统和维持经络功能活动的最基本物质，谓之经络之气。经络之气为人体真气的一部分。经络之气旺盛，则人身之气周流，无往不贯，出于脏腑，流布经络，循脉上下，荣周不休，五十而复大会，阴阳相贯，如环无端。

当气的推动作用减弱时，可影响人体的生长发育，或出现早衰，亦可使脏腑、经络等组织器官的生理活动减退，出现血液和津液的生成不足，运行迟缓，输布、排泄障碍等病理变化。

《灵枢·小针解》曰："神者，正气也。"《素问·阴阳应象大论》曰："人有五脏化五气，以生喜怒悲忧恐。"《灵枢·天年》曰："神气舍心，魂魄毕具，乃成为人。"人的精神是物质之气的产物，气为体，神为用。人的精神意识活动也赖气的推动，故《脾胃论》曰"气乃神之祖""气者精神之根蒂也"。

二、温煦作用

气的温煦作用是指气有温暖作用，故《难经·二十二难》曰"气主煦之"。气是机体热量的来源，是体内产生热量的物质基础。其温煦作用是通过激发和推动各脏腑组织生理功能，促进机体的新陈代谢来实现的。气分阴阳，气具有温煦作用者，谓之阳气。具体言之，气的温煦作用是通过阳气的作用表现出来的。《质疑录·论阳常有余》曰："人身通体之温者，阳气也。"就营卫之气而言，卫气属阳。《读医随笔·气血精神论》曰："卫气者，热气也。凡肌肉之所以能温，水谷之所以能化者，卫气之功用也。"维持人体生命活动的阳气称为"少火"，即《素问·阴阳应象大论》所谓"少火生气"。阳气对人体的生、长、壮、老、已至关重要，如《素问·生气通天论》云"阳气者，若天与日，失其所，则折寿而不彰"。《质疑录》曰："气为生人少火，立命之本也。"

温煦作用具有重要的生理意义。人的体温需要气的温煦作用来维持；各脏腑、经络的生理活动需要在气的温煦作用下进行；血和津液等液态物质都需要在气的温煦作用下才能正常循行。

气虚为阳虚之渐，阳虚为气虚之极。如果气虚而温煦作用减弱，则可出现畏

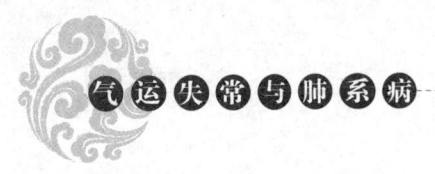

寒肢冷、脏腑功能衰退、血液和津液的运行迟缓等寒性病理变化。《医碥·气》曰："所谓阳气者，温暖之气也。"

三、防御作用

气的防御作用是指气护卫肌肤、抗御邪气的作用。人体气血阴阳及其功能总称为"正气"。但通常与病邪相对来说，则指人体的抗病能力。中医学用气的观点解释病因和病理现象，用"正气"代表人体的抗病能力，用"邪气"表示一切致病因素，用正气不能抵御邪气的侵袭来说明疾病的产生，故曰"正气存内，邪不可干"（《素问·刺法论》），"邪之所凑，其气必虚"（《素问·评热病论》）。气是维持人体生命活动的物质基础，气盛则人体脏腑经络的功能旺盛，人体脏腑经络功能旺盛则抗病能力旺盛，即正气强盛。《医门法律·先哲格言》曰："气失其和则为邪气，气得其和则为正气。""和"，即和谐之意，如《老子》言"冲气以为和"。气具有物质性和运动性的显著特征，气分阴阳，阴阳相辅相成，相互激荡，彼此合和，万物便"冲气"合和而化生。气的生成和升降出入运动处于阴阳和静的动态平衡状态，就是气之"和"或"和谐"。气和则生机盎然，功能旺盛，抗病能力亦强，故曰"气得其和则为正气"。否则，气失其和则人体功能低下，抗病能力减弱，易招邪气侵袭而为病，故曰"气失其和则为邪气"。气的防御作用是通过正气体现出来的。

气的防御作用主要体现在以下三个方面。其一，护卫肌表，抵御外邪。皮肤是人体的藩篱，具有屏障作用。肺合皮毛，肺宣发卫气于皮毛。卫气行于脉外，达于肌肤，而发挥防御外邪侵袭的作用。其二，正邪交争，驱邪外出。邪气侵入机体之后，机体的正气奋起与之抗争，正盛邪却，邪气迅即被驱除出体外，如是疾病便不能发生。《伤寒论·辨太阳病脉证并治法上》曰："太阳之为病，脉浮，头项强痛而恶寒。"太阳主一身之表，功能固护于外，外邪侵袭人体，从表而入，必先犯之。脉浮、恶寒，或已发热或未发热，为卫气与邪气相争的反映。如正气战胜邪气，则脉浮、恶寒自罢而病愈。其三，自我修复，恢复健康。在疾病后期，邪气已微，正气未复，此时正气足以使机体阴阳恢复平衡，则机体病愈而康复。总之，气的盛衰决定正气的强弱，正气的强弱则决定疾病的发生、发展与转归。故《冯氏锦囊秘录》曰："正气旺者，虽有强邪，亦不能感，感亦必轻，故多无病，病亦易愈；正气弱者，虽即微邪，亦得易袭，袭则必重，故最多病，病亦难瘥。"如卫气不足而表虚易于感冒，用玉屏风散以益气固表；体弱不耐风寒而恶风，汗出，用桂枝汤调和营卫。以上所述均属重在固表而增强皮毛的屏障作用。

四、固摄作用

气的固摄作用，指气对血、津液、精液等液态物质的稳固、统摄，以防止无故流失的功能。《素问·调经论》曰："阴阳匀平，以充其形，九候若一，命曰平人。"机体阴阳平衡标志着健康，平衡失调意味着生病。但是，中医学的阴阳学说认为，在人体阴阳对立互根的矛盾关系中，阳为主而阴为从，强调以阳为本，阳气既固，阴必从之。《素问·生气通天论》曰："凡阴阳之要，阳密乃固……阳强不能密，阴气乃绝。"人体中的阳气是生命的主导，若失常而不固，阴气就会耗伤衰竭，引起疾病甚至死亡。所以，气的固摄作用，泛言之，实为人体阳气对阴气的固密调节作用。

气的固摄作用具体表现在以下四个方面。其一，气能摄血，约束血液，使之循行于脉中而不致溢出脉外。其二，气能摄津，约束汗液、尿液、唾液、胃肠液等，调控其分泌量或排泄量，防止异常丢失。其三，固摄精液，使之不会无故而频繁遗泄。其四，固摄脏腑经络之气，使之不过于耗失，以维持脏腑经络的正常功能活动。气的固摄作用实际上是通过脏腑经络的作用来实现的。

固与散、泄、脱相对。气的固摄作用减退，必将导致机体阴阳、气血、精神、津液的耗散、遗泄、脱失。其病轻者为散，为泄，重者为脱。《本草纲目》曰"脱者，气脱也，血脱也，精脱也，神脱也，脱则散而不收""脱阳者见鬼，脱阴者目盲，此神脱也"。凡汗出亡阳，精滑不禁，泻痢不止，大便不固，小便自遗，久嗽亡津，归于气脱；凡下血不止，崩中暴下，诸大亡血，归于血脱。而黄宫绣《本草求真》则认为"阳旺者阴必竭，故脱多在于阴。阴盛者阳必衰，故脱多在于阳"。张介宾（张景岳）则将脱泄责之于肺、肾，《景岳全书·新方八阵》载"在上者在表者，皆宜固气，气主在肺也；在下者在里者，皆宜固精，精主在肾也"。散者收之，涩可去脱。久嗽为喘，而气泄于上，则固其肺；久遗成淋，精滑不止，则固其肾；小便不禁，则固其膀胱；大便不禁，则固其肠；汗泄不止，则固其皮毛；血泄不止，则固其营卫；大虚大脱，又当补而固之。

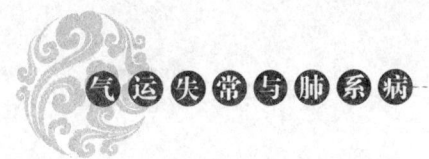

五、营养作用

气的营养作用,指气为机体脏腑功能活动提供营养物质的作用。具体表现在三个方面。其一,人以水谷为本,水谷精微为化生气血的主要物质基础。气血是维持全身脏腑经络功能的基本物质。因此说,水谷精气为全身提供生命活动所必需的营养物质。其二,通过卫气以温养肌肉、筋骨、皮肤、腠理。《读医随笔·气血精神论》所谓"卫气者,本于命门,达于三焦,以温肌肉、筋骨、皮肤"。《医旨绪余·宗气营气卫气》曰:"熏于肓膜,散于胸腹。"通过营气化生血液,以营养五脏六腑、四肢百骸,故《妇人良方·调经门》曰"荣者,水谷之精气,和调于五脏,洒陈于六腑,乃能入于脉也……灌溉一身"。《医旨绪余·宗气营气卫气》曰:"入于经隧,达于脏腑,昼夜营周不休。"其三,通过经络之气,起到输送营养、濡养脏腑经络的作用,故《灵枢·脉度》曰"其流溢之气,内溉脏腑,外濡腠理"。

六、气化作用

气化,在不同的学术领域有不同的含义。

在中国古代哲学上,气化是气的运动变化,即阴阳之气的变化,泛指自然界一切物质形态的一切形式的变化。《大戴礼·曾子天圆》曰:"阳之专气为雹,阴之专气为霰,霰雹者,一气之化也。"《正蒙·太和》曰:"由太虚,有天之名;由气化,有道之名。"《二程遗书》言:"万物之始,皆气化;既形,然后以形相禅,有形化。形化长,则气化渐消。"一气分阴阳,阴阳是气的固有属性,无论是自然天地,还是人类男女,都是在气的运动过程中,由阴阳二气相感相应而合和所产生。

在物理学上,气化指物质从液态转化为气态的过程,有蒸发和沸腾两种形式。

在语音学上,气化指浊音的清音化,语音由浊音变为清音的一种变化。如"病""动""共"等字的声母,原为古汉语的浊声母,演变为现在的普通话的清声母,就是浊音清音化的结果。

在中医学上,气化,一是指自然界六气的变化。《素问·气交变大论》曰:"夫子之言岁候,其不及太过,而上应五星……承天而行之,故无妄动,无不应也。卒然而动者,气之交变也,其不应焉。故曰:应常不应卒。此之谓也。帝曰:

其应奈何？岐伯曰：各从其气化也。"《素问·至真要大论》曰："少阴司天为热化，在泉为苦化，不司气化，居气为灼化。"二是泛指人体内气机的运行变化，即在气的作用下脏腑的功能活动，精、气、血、津液等不同物质之间的相互化生，以及物质与功能之间的转化，包括体内物质的新陈代谢，以及物质转化和能量转化等过程。《素问·灵兰秘典论》曰："膀胱者，州都之官，津液藏焉，气化则能出矣。"凡人之胚胎形成，及其初生、成长，均因于气化。故《景景室医稿杂存》曰："人类伊始，气化之也。两间既有人类，其由气化，继由形化，父精母血，子孳孙生。然必历十月，备受四时之气，而后娩怀。是成胎成形，仍气化也。娩怀而后，鼻受天之气，口受地之味。其气所化，宗气、营、卫，分而为三。由是化津、化液、化精、化血，精复化气，以奉养生身。"气化的过程包括形化、气化及形气转化。在这一过程中，既有有形物质向气的转化，如食物经脾胃腐熟运化之后化为营气，又有气向有形物质的转化，如营气在心肺的作用下化为血液。人体是一个不断发生气化作用的机体。阳化气，阴成形。阳主动，阴主静。阴阳动静的相互作用是气化作用的根源。要言之，人体的生命活动全恃气化，气化是生命活动的本质所在。

气的推动、温煦、防御、固摄、营养、气化等功能，虽然不尽相同，但密不可分，在生命活动中相互促进，协调配合，共同维系着人的生命过程。

气是维持生命活动的物质基础。这种生命物质——气，经常处于不断自我更新和自我复制的新陈代谢过程中。气的这种运动变化及其伴随发生的能量转化过程，即气化过程。《素问·阴阳应象大论》所说的"味归形，形归气；气归精，精归化；精食气，形食味；化生精，气生形……精化为气"等，就是对气化过程的概括。气化为形、形化为气的形气转化的气化运动，包括气、精、血、津液等物质的生成、转化、利用和排泄过程。人体必须不断地从周围环境摄取生命活动必需的物质，否则，生命就无法维持。人以水谷为本，得谷则昌，绝谷则亡。脏腑经络等组织器官，无不在不同的角度、范围与深度上参与这类气化运动，并从中获取所需要的营养和动力，而排出无用或有害的代谢产物。人体的气化运动是永恒的，存在于生命过程的始终，没有气化就没有生命，故《素问·六微旨大论》曰"物之生，从于化；物之极，由乎变。变化之相薄，成败之所由也"。由此可见，气化运动是生命最基本的特征。

如果气的气化作用失常，则能影响整个物质代谢过程，如影响饮食物的消化

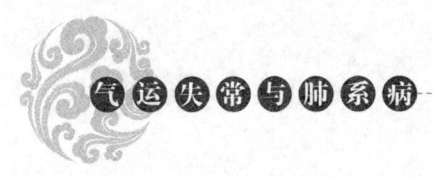

吸收，影响精、气、血、津液的生成、输布，影响汗液、尿液和粪便的排泄等，从而形成多种复杂的病变。

第五节　气的分类

人是自然界的特殊组成部分，人生活在气交之中，人与外界环境是一个有机的统一整体。自然界的变化直接或间接地影响着人体自身的存在发展，人体的变化也相应地反映着自然界的运动变化。《内经》从"人与天地相参"的关系来考察，将气分为自然之气、生理之气、病邪之气和药物之气。天地自然之气，包括天地之气、五行之气、四时之气等。人禀天地之气而生，依四时之法而成。人体内包含有天地阴阳之气和五行之气，天地阴阳五行之气内化于人体，构成了人体的生理之气。生理之气是人体生命活动的物质基础，其运动变化也是人体生命运动的规律，诸如人气、精气、阴阳之气、清浊之气、经气、五脏之气、神气等。生理之气在人的形体、生理、精神等生命运动过程中，具体表现在脏腑、经络、形体官窍各个部位上。病邪之气包括风气、寒气、燥气、湿气、暑气、火气等外感邪气，以及因气的失调而表现出来的厥气、逆气、恶气、暴气、肥气、痹气等。药物之气指用气解释药物的性质和功用，包括寒、热、温、凉四气和酸、苦、甘、辛、咸五味。《内经》从人体复杂的生命运动和疾病现象，深入地分析了气的具体表现形态。

历代医家多宗"气本一元"之说。如喻昌（喻嘉言）《医门法律·先哲格言》认为："气有外气，天地之六气也；有内气，人身之元气也。气失其和则为邪气，气得其和则为正气，亦为真气。但真气所在，其义有三：曰上、中、下也。上者，所受于天，以通呼吸者也；中者，生于水谷，以养营卫者也；下者，气化于精，藏于命门……人之所赖，惟此气耳。"《医门法律·明胸中大气之法》曰："身形之中，有营气，有卫气，有宗气，有脏腑之气，有经络之气，各为区分。"喻昌将人身所有的气统属于真气。何梦瑶《医碥·气》亦认为"气一耳，以其行于脉外，则曰卫气；行于脉中，则曰营气；聚于胸中，则曰宗气。名虽有三，气本无二"。基于"气本一元"之说，就元气、宗气、营气和卫气而言，元气在生命之初，源于父母之精，是生命物质系统中最高层次、最根本的气，对人体的代谢和功能起推动和调节作用；而宗气、营气、卫气均来自后天的水谷精气与清气，根据其主要组成部分、分布部位和功能特点不同而称谓，它们是较低层次的气，能供给人体以营养和动力。

人体的气，从整体而言，是由肾中精气、脾胃化生而来的水谷精气和肺吸入的清气，在肺、脾胃、肾等脏腑的综合作用下而生成的，充沛于全身而无处不到。由于主要组成部分、分布部位和功能特点不同，又有多种不同名称的气。

基于"气本一元"之说，人体之气的结构层次如下：真气居最高层次，将其按先天和后天划分为先天之气和后天之气，则先天之气和后天之气位于第二层次。先天之气为元气，后天之气包括宗气、营气和卫气。其中，营气和卫气又隶属于宗气。先天之气和后天之气分布、运行于脏腑经络之中，合而化为脏腑经络之气。则脏腑经络之气属于第三层次。脏腑经络之气还可细分为具体的脏气、腑气、经气、络气等。基于"气本一元"之说，我们根据气的来源、分布和功能特点将气分为元气、宗气、营气、卫气四类。

一、元气

（一）基本含义

元气，又名原气、真气、真元之气、生气。元气本为中国古代唯物主义哲学范畴，指构成天地万物的原始物质。在中国古代哲学气范畴演变过程中，从秦汉时始，将气释为"元气"。其中，以东汉王充的元气论为代表。《论衡·四纬》曰"元气者，天地之精微也"，《论衡·言毒》曰"万物之生，皆禀元气"。宋代至明清的唯物主义哲学家多言气，少言及元气。明代王廷相认为元气是天地未分的原始混沌总体，"元气化而为万物，万物各受元气而生"（《雅述》），强调元气无形而实有物。元气论者认为元气是天地万物的本原，也是智慧生灵的本原。元气按其不同的特性，具体表现为精气、天地之气、阴阳之气、五行之气、五常之气等，它们相应地产生各种不同的物类。

在中医学上，《内经》只言真气，不言元气。"元气""原气"首见于《难经》。《难经·八难》曰："诸十二经脉者，皆系于生气之原。所谓生气之原者，谓十二经之根本也，谓肾间动气也，此五脏六腑之本，十二经脉之根，呼吸之门，三焦之原。"《难经·六十六难》曰："脐下肾间动气者，人之生命也，十二经之根本也，故名曰原。"《难经·十四难》曰："脉有根本，人有元气，故知不死。"《释文》曰"原，本作源""原，本也"。《正字通》曰"元，本也"。《春秋繁露》曰"元，犹原也""元者为万物之本原，而人之元在焉"。《易·象》谓"乾元""坤元"分别为万物所"资始""资生"。要之，"元""原"同义，本始之意。原气又称元气。《脾胃论》曰："真气又名元气。"故中医文献上常常元气、原气、真气通称。但是，人体之气的真气，即先天之气和后天之气的统称，包括元气、宗气、营气、卫气等。元气属真气的下位概念，不应与真气混称。据元、原的本始之意，元气、原气为生命本始之气，在胚胎中已经形成，秘藏于肾中，与命门有密切联系，为先天之气。所以，元气是人体最根本、最原始、源于先天而根于肾的气，是人体生命活动的原动力，包括元阴、元阳之气。故《医学读书记·通一子杂论》曰："元气是生来便有，此气渐长渐消，为一生盛衰之本。"因元气来源于先天，故又称"先天之气"。

（二）生成与分布

1. 生成

元气根于肾，其组成以肾所藏的精气为主，依赖于肾中精气所化生。《难经·三十六难》曰："命门者……原气之所系也。"《景岳全书·命门余义》曰："命门为元气之根。"肾中精气，虽以先天之精为基础，又赖后天水谷精气的培育。所以李杲《脾胃论》说："元气之充足，皆由脾胃之气无所伤，而后能滋养元气。若胃气之本弱，饮食自倍，则脾胃之气既伤，而元气亦不能充。"

总之，元气根源于肾，由先天之精所化生，并赖后天之精以充养而成，即《医原》所谓"先天真一之气，自下而上，与后天胃气相接而出，而为人身之至宝"。但元气之盛衰，并非完全取决于先天禀赋，与脾胃运化水谷精气的功能密切相关。所以《景岳全书·脾胃》说："人之自生至老，凡先天之有不足者，但得后天培养之力，则补天之功，亦可居其强半，此脾胃之气所关于人生者不小。"

2. 分布

元气发于肾间（命门），通过三焦，沿经络系统和腠理间隙循行全身，内而五脏六腑，外而肌肤腠理，无处不到，以作用于机体各部分。

《景岳全书》曰："命门为元气之根，为水火之宅。"《医门法律》曰："人身血肉之躯皆阴也，父母媾精时，一点真阳，先身而生，藏于两肾之中，而一身之元气由之以生，故谓生气之原。"可见，肾为元气之根。元气从肾发出，经三焦循经脉而行。所以《难经·六十六难》说："三焦者，原气之别使也，主通行三气，经历于五脏六腑……故所止辄为原。"元气是并营卫之气循环往复于十二经脉之中，且循任、督二脉环流不休，冲脉、带脉、维脉、跷脉等八条奇经虽不参加元气的循行，但对全身之气的分布有调节作用。元气除并营卫之气行于十二经脉和奇经八脉之外，还运行于本经经别之中。

总之，元气始于肾间，经下、中、上三焦，由手太阴肺经进入十二正经中，布于周身，蓄于奇经，溢于三百六十五穴，然后再经腠理和大小络脉汇聚于四肢末端的井穴，入本经至经别，直接深入脏腑，继而浅出头颈部经穴、胸腹募穴和背部俞穴，自奇经总集于任、督二脉，下归肾脏。元气在循行过程中，经过了人体的各脏腑、经络及体表组织。元气循此路径，周而复始地循环，以发挥其正常的生理功能。

（三）主要功能

元气是构成人体和维持人体生命活动的最基本物质，有推动人体的生长发育，温煦和激发脏腑、经络等组织器官生理功能的作用，为人体生命活动的原动力。

元气是构成人体的本原。《难经·八难》曰："气者，人之根本也。"元气为其生身之精气，人之始生，以母为基，以父为楯。《类经附翼》曰"所以发生吾身者，即真阳之气也""所以成立吾身者，即真阴之气也"。故人之所生，全赖此气。元气的存亡，即生命的存亡，正如《医学源流论·元气存亡论》所说"此中一线未绝，则生气一线未亡"。

元气能推动人体的生长发育。机体生、长、壮、老、已的自然规律，与元气的盛衰密切相关。人从幼年开始，肾气与肾精逐渐充盛，则有齿更发长等生理现象。到了青壮年，肾气、肾精进一步充盈，乃至达到极点，机体也因之发育到壮盛期，则真牙生，体壮实，筋骨强健。待到老年，肾气、肾精衰退，形体也逐渐衰老，全身筋骨运动不灵活，齿摇发脱，呈现出老态龙钟之象。由此可见，肾气、肾精决定着机体的生长发育，为人体生长发育之根本。如果元气亏少，影响到人体的生长发育，少年会出现生长发育障碍，如发育迟缓、筋骨痿软等，成年则出现未老先衰，齿摇发落。元气能温煦和激发脏腑、经络等组织器官的生理活动。命门为元气之根，水火之宅，五脏之阴气非此不能滋，五脏之阳气非此不能发。故《石室秘录》曰："心得命门而神明有主，始可以应物；肝得命门而谋虑；胆得命门而决断；胃得命门而能受纳；脾得命门而能转输；肺得命门而治节；大肠得命门而传导；小肠得命门而布化；肾得命门而作强；三焦得命门而决渎；膀胱得命门而收藏。"反之，如《医贯》所说"肾无此，则无以作强，而伎巧不出矣；膀胱无此，则三焦之气不化，而水道不行矣；脾胃无此，则不能腐熟水谷，而五味不出矣；肝胆无此，则将军无决断，而谋虑不出矣；大小肠无此，则变化不行，而二便闭矣；心无此，则神明昏，而万事不能应矣"。所以，元气者性命系之。元气充足，则精神昌盛；若元气微虚，则神微去；若元气衰竭，则神去机息。元气虚损之治，重在治肾，《医权初编》言"务使阴阳和平，水升火降，归于中庸之道而已"。

二、宗气

（一）基本含义

宗气又名"大气"。《靖庵说医》曰："膻中者，大气之所在也。大气亦谓之宗气。"宗气由肺吸入的清气与脾胃化生的水谷精气结合而成，其形成于肺，聚于胸中者。宗气在胸中积聚之处，称作"上气海"，又名"膻中"。宗气为后天之气运动输布的本始。实际上，宗气是合营、卫二气而成的。所以《读医随笔·气血精神论》说："宗气者，营卫之所合也，出于肺，积于气海，行于气脉之中，动而以息往来者也。"

（二）生成与分布

1. 生成

宗气是由水谷精微和自然界的清气所生成的。饮食物经过脾胃的受纳、腐熟，化生为水谷精气，水谷精气赖脾之升清而转输于肺，与由肺从自然界吸入的清气相互结合而成。肺和脾胃在宗气的形成过程中起着重要的作用，故《医门法律》曰"膻中宗气，主上焦息道，恒与肺胃关通"。因此，肺的呼吸功能和脾胃之腐熟运化功能正常与否，直接影响着宗气的盛衰。

2. 分布

宗气积聚于胸中，贯注于心肺之脉。其向上出于肺，循喉咙而走息道，经肺的作用而布散于胸中上气海，正如《灵枢·五味》所谓"其大气之抟而不行者，积于胸中，命曰气海"。向下赖肺之肃降而蓄于丹田（下气海），并注入足阳明之气街（相当于腹股沟部位）而下行于足。所以《灵枢·刺节真邪》说："宗气留于海,其下者,注于气街;其上者,走于息道。"

(三)主要功能

宗气的主要生理功能有以下三个方面。

走息道而司呼吸。宗气上走息道,推动肺的呼吸,即"助肺司呼吸"。所以,凡言语、声音、呼吸的强弱,均与宗气的盛衰有关。故临床上对语声低微、呼吸微弱、脉软无力之候,称肺气虚弱或宗气不足。

贯心脉而行气血。宗气贯注心脉之中,帮助心脏推动血液循行,即"助心行血"。所以,气血的运行与宗气盛衰有关。由于宗气具有推动心脏搏动、调节心率和心律等功能,故《素问·平人气象论》曰"胃之大络,名曰虚里(相当于心尖搏动部位),贯膈络肺。出于左乳下,其动应衣(手),脉宗气也……乳之下,其动应衣,宗气泄也"。所以,临床上常常以"虚里"的搏动和脉象状况,来测知宗气的旺盛与衰少。宗气不足,不能助心行血,就会引起血行瘀滞,正如《灵枢·刺节真邪》所谓"宗气不下,脉中之血,凝而留止"。

人体的视、听、言、动等功能与宗气相关。《读医随笔·气血精神论》曰:"宗气者,动气也。凡呼吸言语声音,以及肢体运动、筋力强弱者,宗气之功用也。"

综上所述,宗气对呼吸运动和血液循环具有推动作用,故《灵枢·邪客》云"宗气积于胸中,出于喉咙,以贯心脉而行呼吸焉"。此外,《读医随笔·气血精神论》曰"宗气者,营卫之所合也",所以,宗气、营气、卫气,"三气互为体用,有两得而无两离者也"。《医旨绪余·宗气营气卫气》曰:"宗气者,为言气之宗主也……及其行也,肺得之而为呼,肾得之而为吸,营得之而营于中,卫得之而卫于外。"

宗气不足,常用补益心肺之品治之。

三、营气

(一)基本含义

营气,是血脉中具有营养作用的气。因其富于营养,故称"营气"。《读医随笔·气血精神论》说:"营气者,出于脾胃,以濡筋骨、肌肉、皮肤,充满推移于血脉之中而不动者也。"由于营气行于脉中,又能化生血液,故常常"营血"并称。营气与卫气相对而言,属于阴,故又称"营阴"。

（二）生成与分布

1. 生成

营气是由来自脾胃腐熟运化的水谷精气中的精粹部分和肺吸入的自然界清气相结合所化生的。宗气是营卫之所合，其中运行于脉中者，即为"营气"。所以《素问·痹论》说："荣者（营气），水谷之精气也，和调于五脏，洒陈于六腑，乃能入于脉也，故循脉上下，贯五脏，络六腑也。"

2. 分布

营气通过十二经脉和任、督二脉而循行于全身，贯五脏而络六腑。

营气出于中焦（脾胃），循行到手太阴肺经，由手太阴肺经传注到手阳明大肠经，再传至足阳明胃经，以后依次传注到足太阴脾经、手少阴心经、手太阳小肠经、足太阳膀胱经、足少阴肾经、手厥阴心包经、手少阳三焦经、足少阳胆经、足厥阴肝经，最后由足厥阴肝经复注入手太阴肺经，构成了营气在十二经脉中循行流注于全身的通路。此为营气的十二经循行。

营气在十二经循行周流时，还有另一分支，从肝别出，上至额部，循巅顶，下行项的中间，沿脊骨下入尾骶部，这是督脉循行的路径；其脉又络阴器，上过毛际入脐中，向上入腹里，此为任脉循行的路径。再进入缺盆部，然后下注入肺中，复出于手太阴肺经，构成了营气的任督循行路径。营气的十二经脉循行和任督循行，组成了营气的十四经流注。如此自上而下，又自下而上，出阴入阳，又出阳入阴，相互逆顺运行，如环无端。诚如《灵枢·营气》指出的："营气之道，内谷为宝。谷入于胃，乃传之肺，流溢于中，布散于外。精专者行于经隧，常营无已，终而复始，是谓天地之纪。故气从太阴出，注手阳明。上行注足阳明，下行至跗上，注大指间与太阴合……复从跗注大指间，合足厥阴，上行至肝，从肝上注肺……下注肺中，复出太阴。此营气之所行也，逆顺之常也。"

关于营气的循行速度，根据《灵枢·五十营》记载有两种计算方法，简介如下，仅供参考。其一，"呼吸定息"计算法。人体经脉的总长度为十六丈二尺，一呼一吸（谓之一息）营气运行六寸。一昼夜呼吸次数为一万三千五百息，故以呼吸次数计，营气循行一周为二百七十息，那么一昼夜营气循行的周次为五十周。其二，"漏下百刻"计算法。漏下百刻，指漏水下百刻而言。铜壶滴漏，是古代计时器，以一昼夜分为一百刻，每昼夜铜壶滴水下注一百刻。营气循行十四经一周的时间，则漏下二刻，故每昼夜营气循行于人体五十周。

(三) 主要功能

营气的主要生理功能包括化生血液和营养全身两个方面。

1. 化生血液

营气经肺注入脉中，成为血液的组成部分之一。《灵枢·邪客》曰："营气者，泌其津液，注之于脉，化以为血。"《灵枢·营卫生会》曰："上注于肺脉，乃化而为血。"

2. 营养全身

营气循脉流注全身，为脏腑、经络等生理活动提供营养物质。营气运行全身上下内外，流行于中而滋养五脏六腑，布散于外而浇灌皮毛筋骨。

总之，营气主要由脾胃中水谷精气所化生，行于脉中，成为血液的组成部分，而营运周身，发挥其营养作用。故《妇人大全良方·调经门》曰："荣者水谷之精，和调于五脏，洒陈于六腑，乃能入于脉也。源源而来，化生于脾，总统于心，藏受于肝，宣布于肺，施泄于肾，灌溉一身。目得之而能视，耳得之而能听，手得之而能握，足得之而能步，脏得之而能液，腑得之而能气。注入于脉，少则涩，充则实，常以饮食滋养，则阳生阴长，变化而为血。"

四、卫气

(一) 基本含义

卫，有护卫、保卫之义。卫气是行于脉外之气。卫气与营气相对而言，属于阳，故又称"卫阳"。《卫生宝鉴》曰："盖阳气为卫，卫气者，所以温分肉，充皮毛，肥腠理，司开合，此皆卫外而为固也。"卫气，其性剽疾滑利，活动力强，流动迅速，所以《素问·痹论》说"卫者，水谷之悍气也"。

(二) 生成与分布

1. 生成

卫气同营气一样，也是由水谷精微和自然之气所化生的。所以《灵枢·营卫生会》说："人受气于谷，谷入于胃，以传与肺，五脏六腑，皆以受气。其清者为营，浊者为卫。营在脉中，卫在脉外。营周不休，五十而复大会。阴阳相贯，如环无端。"

关于卫气的生成，历代医家认识不一，大体有如下几种观点。

（1）卫气出于上焦　《内经》认为，卫气需通过肺的宣发而发挥其熏肤、充身、泽毛的作用。故《灵枢·决气》云："上焦开发，宣五谷味，熏肤、充身、泽毛，若雾露之溉，是谓气。"张志聪《黄帝内经灵枢集注》则明确提出："卫者，阴阳水谷之悍气，从上焦而出，卫于表阳，故曰卫出上焦。"杨上善的《黄帝内经太素》、孙思邈的《备急千金要方》也持此种观点。

（2）卫气出于中焦　营卫均来源于中焦所化生的水谷精微。这种观点首见于《灵枢·营卫生会》。后世学者进一步明确指出"营卫者，皆后天之谷气也"（《医宗金鉴·伤寒论注》）。所以有"胃者，卫之源"（《王九峰医案》）之说。

（3）卫气出于下焦　《内经》又有"营出于中焦，卫出于下焦"（《灵枢·营卫生会》）之说。张介宾、程曦等进一步阐明了"卫出下焦"之理，"卫气者，阳气也……卫气出于下焦，渐升而上……昼自足太阳始，行于六阳经，以下阴分。夜自足少阴始，行六阴经，复注于肾，昼夜各二十五周，不随宗气而自行各经皮肤分肉之间"（《医家四要》）。

上述三种学术观点，各从不同角度强调了某一方面，似乎是对立的，实际上它们是统一的。因为卫气的化生主要与肺、脾二脏密切相关，同时与先天元气也有联系，而元气根于肾，肾居下焦，故曰"卫出下焦"。卫气主要赖中焦脾胃所化生的水谷精微的不断补充，所以又说"卫出中焦"。卫气又需借上焦肺吸入清气以充养化生，故又称"卫出上焦"。所以说卫气本源于下焦，化生于中焦、上焦；其生成、分布和功能均关乎上、中、下三焦。

2. 分布

《灵枢·卫气行》曰："卫气之行，一日一夜五十周于身，昼日行于阳二十五周，夜行于阴二十五周，周于五脏。是故平旦阴尽，阳气出于目，目张则气上行于头，循项下足太阳，循背下至小指之端。其散者，别于目锐眦，下手太阳，下至手小指之间外侧。其散者，别于目锐眦，下足少阳，注小指次指之间。以上循手少阳之分侧，下至小指之间。别者以上至耳前，合于颔脉，注足阳明，以上行至跗上，入五指之间。其散者，从耳下下手阳明，入大指之间，入掌中。其至于足也，入足心，出内踝下，行阴分，复合于目，故为一周……阳尽于阴，阴受气矣。其始入于阴，常从足少阴注于肾，肾注于心，心注于肺，肺注于肝，肝注于脾，脾复注于肾为周。"从上述记载可见，卫气的运行，昼则行于阳分，始于足太阳经之睛明穴而出于目，以周于六腑而及于肾经，是为一周。夜则行于阴分，始于足少阴肾经以周五脏，其行以相克为序，故肾、心、肺、肝、脾相传为一周，而复注于肾，阴尽阳出，又复合于目。昼行于阳二十五周，夜行于阴二十五周，昼夜凡行五十周。

实际上，卫气昼行于阳 25.2 周，夜行于阴 25.2 周。因为卫气日行十四舍。舍即宿之谓，一舍即一宿。宿为星宿。古人认为，地球之上均匀地环绕分布着二十八个星宿，并以地球为中心观察二十八宿的运行，认为每昼夜转过二十八宿周天，而同时每昼夜卫气行身五十周，所以每转过一个星宿（即一舍），则卫气行身的周数为 50/28，计为 1.7857 周有余，以四舍五入法概定为 1.8 周。日行十四舍为周天之本，卫气当行身 14×1.8 = 25.2 周（据《灵枢·卫气行》）。

总之，卫气昼循六腑行于阳二十五周，夜沿五脏行于阴二十五周，凡五十周。附行于脉外，循皮肤之中，分肉之间，熏于肓膜，散于胸腹。

（三）主要功能

卫气的功能主要表现在防御、温煦和调节三个方面。

1. 护卫肌表，防御外邪入侵

卫气的这一作用是气的防御功能的具体体现，卫气既可以抵御外邪的入侵，又可驱邪外出，故曰"卫气者，为言护卫周身，温分肉，肥腠理，不使外邪侵犯也"（《医旨绪余》）。

2. 温养脏腑、肌肉、皮毛

卫气的这一作用是气的温煦作用的具体体现。卫气可以保持体温，维持脏腑进行生理活动所适宜的温度条件。卫气对肌肉、皮肤等的温煦，使肌肉充实，皮肤润滑。所以周学海《读医随笔·气血精神论》说："卫气者，热气也。凡肌肉之所以能温，水谷之所以能化者，卫气之功用也。虚则病寒，实则病热。"

3. 调节控制肌腠的开阖、汗液的排泄

卫气的这一作用是气的固摄作用的具体体现。卫气根据人体生命活动的需要，通过有规律地启闭肌腠来调节人体的水液代谢和体温，以维持人体内环境与外环境的平衡。

此外，卫气循行与人的睡眠也有密切关系。当卫气行于体内时，人便入睡；当卫气自睛明出于体表时，人便醒寤。当卫气不足时，人体肌表便失于固护，防御功能低下，易被外邪侵袭，且病亦难愈；脏腑功能低下及体质下降，皮肤、肌肉感觉异常，腠理开阖失去控制，则可出现汗出（自汗）。若卫气循行异常，则可表现寤寐异常。卫气行于阳分时间长则少寐，行于阴分时间长则多寐。

营气和卫气，都以水谷精气为其主要的物质来源。但在性质、分布和功能上又有一定的区别。营气，其性精专，行于脉中，具有化生血液、营养周身之功。而卫气，其性剽疾滑利，行于脉外，具有温养脏腑、护卫体表之能。营主内守而属于阴，卫主外卫而属于阳，二者之间的运行必须协调，不失其常，才能发挥其正常的生理作用。

营卫是相互为用的，营行脉中并非脉外无营，卫行脉外并非脉内无卫，营中有卫，卫中有营，分之则二，合之则一。故《医门法律·明营卫之法》曰："营卫同行经脉中，阴自在内，为阳之守，阳自在外，为阴之护，所谓并行不悖也。"

人体的气，除上述外，还有"脏腑之气""经络之气"等。所谓"脏腑之气"和"经络之气"，实际上都是元气、宗气所派生的，元气和营气、卫气分布于某一脏腑或某一经络，即成为某脏腑或某经络之气，它属于人体气的一部分，是构成各脏腑、经络的最基本物质，又是推动和维持各脏腑经络进行生理活动的物质基础。

在中医学中，气的名称还有很多。如机体的抗病能力，称为"正气"；致病的物质，称为"邪气"；风、寒、暑、湿、燥、火六种正常气候，称为"六气"；异常状态下的六气，又称为"六淫之气"。中药的寒、热、温、凉四种性质和作用，称作"四气"等。由此可见，"气"在中医学里是一字多义，或作"性质"，或作"功能"，或作"气候"，等等。这些气和此处所论述的构成人体最基本物质的"气"是有区别的。

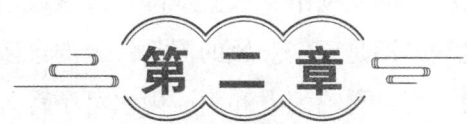

气学说的历史沿革

第一节 气学说的演变

早在甲骨文、金文中就有"气"的记载，但其作为动词或副词使用；春秋时期，"气"有了其独立的含义，以名词运用。《内经》中有 1 700 余处提到气，气学说实为中医理论（如阴阳五行、天人相应、五运六气、脏象经络、病因病机和辨证施治等学说）的科学内核。

在中国古代哲学范畴中，气学说是研究气的内涵及其运动变化规律，并用以阐释宇宙的生成之原与发展变化的一种哲学思想。而中医学的气学理论，主要是研究人体内气的内涵、来源、分类、功能及其与血、精、津液和脏腑经络关系的医学理论。在气学说的生成过程中，不但哲学的气概念促进了医学气学理论的形成，而且中医学中关于气的认识对哲学气学说的产生也起了重要的奠基作用。无论是古代哲学的气学说，还是中医学的气学理论，其产生皆借助于古人"观物取象"的思维方法，是古代哲人将观察天地自然的变化与人体自身的生命现象而获得的认识加以抽象、纯化的结果。

一、云气说

气的概念源于"云气说"。"气"是气的本始意义，如《说文解字》说"气，云气也"。古代先哲们运用"观物取象"的思维方法，"近取诸身，远取诸物"，将直接观察到的云气、风气、水气及呼吸之气等加以概括、提炼，抽象出气的一般概念。古代先哲们在日常对自然现象的观察与体验中，发现了天空中的白云，体验到了风的流动。云在风的吹动下，或升或降，或聚或散，变化无穷。天地间的这种升降聚散氤氲之气，即是云气。风的流动，云的聚散，能引起自然界各种各样的变化。风吹云聚，可致雷鸣闪电和雨，雨水可孕育万物，而雷鸣闪电及狂风暴雨又可毁坏自然界的万物。由此产生诸多联想与推理，并萌生出一个理性概念：自然界的有形质之物皆由风、云之类的无形无状而变化多端、运行不息之物所造就与毁灭，即《老子·四十章》所谓的"天下万物生于有，有生于无"，《易纬乾凿度》所谓的"有形生于无形"。这类无形无状之物则被进一步抽象为"气"，认为它是存在于宇宙之中的无形而运行不息的极细微物质，是宇宙万物的共同构成本原，又是宇宙万物发生、发展变化的动力；气的升降氤氲聚散运动，造就天地万物，并推动万物的发展与变化。于是产生了"气"的一般概念。

汉代许慎的《说文解字》："气，云气也。象形。凡气之属皆从气。"清代段玉裁《说文解字注》做了进一步解释："象云起之貌。三之者，列多不过三之意也。是类乎从三者也，故其次在是。"

二、气一元论

在气概念的形成过程中，先秦时期的先哲们抽象出冲气、天地之气、阴阳之气、五行之气、自然之气、浩然之气、精气等不同概念，但最终被两汉时期的"元气说"所同化，发展为"元气一元论"。

所谓"元气一元论"，是指以元气作为宇宙万物之本原的一种古代哲学思想，即认为元气是哲学逻辑结构的最高范畴，是构成宇宙万物的最原始的本原，在元气之上，没有"道""太极"等的存在。由于把"气"作为宇宙的最初本原，故称为"元气"。因而凡将气作为宇宙最初本原的哲学思想，皆可称为"元气一元论"，或"气一元论"，或"气本原论"。"元气说"始于西汉时期董仲舒的《春秋繁露》。该书认为，气即是本始之气，说"元者，始也"（《春秋繁露·王道》）。该书又指出，元气存在于"天地之前"，是产生天地万物的本原，说"元者，为万物之本"（《春秋繁露·重政》）。东汉时期，元气思想广为传播。张衡主张"浑天说"，认为"浑天如鸡子，天体圆如弹丸，地如鸡中黄，孤居于内，天大而地小"。天地万物由元气产生，而元气由"玄"产生。"玄"是万物的最初本原，包含天地最大的道德，故又称为"道"。道经过长久的运动，产生元气，元气是一种未成形的"气体",但蕴含万物,又称为"太素"。可见张衡所说的元气,是一种原始物质,是道生万物的中间环节,还未发展到"元气本原论"。

《古微书·春秋纬》认为:"元者,气之始。"但元气并不是宇宙的最初本原,宇宙的最初本原是"太易"。元气生于太易,无形而动,产生天地,也并非宇宙之最初本原。王充的《论衡》认为气即元气。元气自然存在,没有任何东西在元气之前存在,也没有任何东西可以支配元气。元气是天地万物的构成本原,也是人类智慧的产生本原。此元气是王充哲学逻辑结构的最高范畴,是宇宙的最初本原。故说王充确立了"元气本原论",标志着"元气一元论"的形成。两汉以前有关气的各种思想、学说,至此也多被"元气本原论"所同化。从"元气一元论"的形成过程可见,两汉时期对宇宙本原的探讨,基本上沿着两个方向发展:一是发展先秦道家"道-气-物"的宇宙生成模式,提出了"玄-元气-万物"和"太易-太初-太始-太素-万物"的宇宙发生模式,把元气作为"玄"和"太易"化生宇宙万物的中间环节;二是以王充的《论衡》为代表,发展了董仲舒《春秋繁露》的"元气说",明确了"元气"为宇宙万物之本原的思想,开"气本论"哲学之先河。《庄子集释》认为"气为生物之元"但又由道生的思想,无疑是继承和发展了先秦道家的"道本原论";而北宋张君房辑成的《云笈七签》指出"元气本一,化生有万""元气无号,化生有名"的"元气本体说"及"道即元气也"的"道气合一说",则是发展了王充的"元气本原论"。北宋张载的《正蒙》指出"太虚无形,气之本体""太虚不能无气,气不能不聚而为万物,万物不能不散而为太虚",认为太虚是气的无形和本然状态,气是宇宙的本体,太虚与万物为气之聚散的两种不同形态。这种以气为宇宙本体的哲学逻辑结构,是以气为最高范畴的"气一元论"哲学发展的最高峰。

第二节 气思想的哲学内涵

气思想理论不仅是中国古人对物质世界与精神世界认识的统一性理论,而且基本也是中华古代文化发展的路径和思维模式。气思想的影响也明显地体现在文学、医学、天文学及哲学等方面。在哲学方面,气思想的内涵既是客观存在的实体,又是主体的道德精神。它既是一个涵盖自然、社会、人身的范畴,又是中国

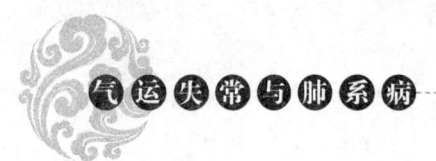

哲学发展史上各家所共同接受的思想。在哲学领域，各家各派之中对气思想的理解因其侧重的层面不同而体现出不同的特色，尤其是在道家、儒家和佛家表现得最为明显。

一、道家中的气思想

（一）宇宙本原之气

老子和庄子被尊为先秦道家的代表。在老庄的宇宙生成论中，气被认为是宇宙万物生成的本原。由于宇宙万物皆统一于道，所以"气"和"道"有着密切的联系。老子认为"道"或"无"是宇宙万物的起源。正如《老子·第二十五章》所说"有物混成，先天地生，寂兮寥兮，独立而不改，周行而不殆，可以为天下母。吾不知其名，字之曰道，强为之名曰大"。《老子·第四十章》又说"天下万物生于有，有生于无"。"道"为宇宙万物之起源，是以"气"的形态化生而形成万物的。所以万物化生的物质基础就是气。气经过运动分为阴阳二气，阴阳二气合则产生万物。显然万物是阴气、阳气相互结合而生成的。《庄子·则阳》说"天地者，形之大者也；阴阳者，气之大者也""阴阳相照相盖相治，四时相代相生相杀"。此处的"阴阳"是指阴阳之气，也是天地间生成万物的二气。因此，庄子肯定了阴阳是天地之间生成万物的两种根本的气。由于天地万物（包括人本身）都是以物质性的气为本原，因此天地万物应统一于气。阴阳二气在有形与无形之间变化，同时伴随着生灭的现象。从生成"太虚"到星辰日月，从下沉为大地到再化生万物，与人都是气运动变化的结果。天地万物统一于气，人就具备了与天地宇宙交流的能力，而具备此能力的前提是人身之气与天地之气的相似相通。这就是道家天人合一的思想基础。在老子的天人合一思想里，特别强调人与"道"为一进而最终达到天人"玄同"的境界，正如《老子·第五十六章》所说"塞其兑，闭其门，挫其锐，解其纷，和其光，同其尘，是谓玄同"。《庄子·天运》进一步指出，"夫至乐者，先应之以人事，顺之以天理，行之以五德，应之以自然。然后调理四时，太和万物，四时迭起，万物循生"。显然人顺应自然依"道"而行是老庄所倡导并努力追求的目标。

（二）《淮南子》之气论

西汉淮南王刘安继承老庄的衣钵，他认为气是构成世界万物的精微物质。气由本体道产生，而道存在于空虚辽阔的虚廓之中。虚廓进一步发展为宇宙，从宇宙中产生气,由气产生天地。气的清阳部分散布而成天,气的重浊部分凝聚而成地,如《淮南子·天文训》说"道始于虚廓,虚廓生宇宙,宇宙生气,气有涯垠,清阳者薄靡而为天,重浊者凝滞而为地,清妙之合专易,重浊之凝竭难,故先天成而地后定"。《淮南子》同样认为气是产生天地万物的基础,并以阴阳二气调和为规律把天、地、人联合成一个整体,以此作为自然、社会和人类正常存在、运动发展的共同基础和普遍规律。

(三)道家气思想的特点

自然环境——天:道家气思想是通过对自然的观察来揭示世间万物的起源及万物间互相变化的规律。这个规律就是道家所说的宇宙和人生的根本真理。道家把人自身的生老病死放在无限的宇(空间)宙(时间)之中来考虑,认为人的生死就像四时运行那样是自然而然的事。《老子·第二十五章》强调"人法地,地法天,天法道,道法自然"。在宇宙的起源上,《老子·第四十二章》认为"道生一,一生二,二生三,三生万物。万物负阴而抱阳,冲气以为和"。西汉淮南王刘安《淮南子·天文训》对这段经文注释为"道曰:规始于一,一而不生,故分为阴阳。阴阳合和而万物生,故曰'一生二,二生三,三生万物'"。此处刘安把"道"与"一"放在几乎同层次的位置,而这个"一"是指气,是阴阳二气的起源。总之,道家气思想不受客观实物所束缚,不被对象世界所拘泥,表现出自由自在的精神。其特点体现在,宇宙万物皆由气形成,天地阴阳之气互相消长带来四季各种各样的变化,人的生死是气聚散的结果,人之气与天地之气关联共通,均归属于"一气"。

二、儒家中的气思想

(一)《孟子》之气论

孔子被尊崇为"儒家始祖",他一贯主张"仁义""礼乐",并提出"以德治国"的理念。孟子继承并进一步发展了孔子的"仁义"思想,并通过对义理之天的追索以求实现人生的社会价值,正如《孟子·尽心上》所说"尽其心者,知其性也。知其性,则知天矣"。他还提出"仁政""民贵君轻"的主张。孟子的"民贵"主张使对天的信仰从对王朝向着个人方面转变,同时提高对有身体的人的"心"的关心。在孟子的眼里,气是"心"的基础,而气既充满身体又充溢于天地之间。所以人身之气与自然之气有着密切的联系。因此,《孟子》所提出的养"浩然之气"被作为杰出的"养术"。孟子认为，人所要养的"浩然之气"与人的志气有关，因为人体是由"志"和"气"形成的。他在《孟子·公孙丑》中解释了"志"与"气"的关系，说"夫志气之帅也，气体之充也。夫志至焉气次焉。故曰'持其志无暴其气'""志一则动气，气一则动志也。今夫蹶者趋者，是气也，而反动其心"，还说"其为气也，至大至刚，以直养而无害，则塞于天地之间。其为气也配义与道"。

（二）《荀子》之气论

荀子继承并发扬了孔子的"礼学"思想，主张"以礼治国"。他认为，气的层次与价值各异，人是万物中最为尊贵的。人除了与植物、动物以"气"为共同基本要素外，还有"生""知"和"义"。正如《荀子·王制》所说："水火有气而无生，草木有生而无知，禽兽有知而无义，人有气、有生、有知，亦且有义，故最为天下贵也。力不若牛，走不若马，而牛马为用，何也？曰：人能群，彼不能群也。人何以能群？曰：分。分何以能行？曰：义。故义以分则和，和则一，一则多力，多力则强，强则胜物，故宫室可得而居也。故序四时裁万物，兼利天下，无它故焉，得之分义也。故人生不能无群，群而无分则争，争则乱，乱则离，离则弱，弱则不能胜物，故宫室不可得而居也，不可少顷舍礼义之谓也。"荀子把万物按"气""生""知"和"义"的顺序来考虑其价值的序列。在荀子的思想中，"义"（礼义）占有非常重要的地位。他认为社会秩序要靠礼义来维持，个人在社会中要靠礼义来联系。《荀子·修身》曰："凡用血气、志意、知虑，由礼则治通，不由礼则勃乱提僈；食饮、衣服、居处、动静，由礼则和节，不由礼则触陷生疾；容貌、态度、进退、趋行，由礼则雅，不由礼则夷固，僻违，庸众而野。故人无礼则不生，事无礼则不成，国家无礼则不宁。"此处荀子用人的"血气"来区别包括植物、动物所共同拥有的价值最低的"气"。《荀子·礼论》说："凡生天地之间者，有血气之属必有知，有知之属莫不爱其类。……故有血气之属莫知于人。"

（三）儒家气思想的特点

社会环境——地：如果把道家的气思想与同时代儒家的气思想进行比较，前者注重于探索人类世界的起源问题，后者的重点是关心人类世界的现实问题。由于万物由一气形成，从本质上讲"人天一体"的共同基础便是气。在这一点上，儒、道两家的认识是一致的。然而在宇宙起源之后，在天人相互关系中人类自身的生死及人类赖以生存的环境（自然和社会）与气的关系如何是非常实在的问题。儒家始祖孔子把气归纳为气息、辞气、血气，其在《论语·乡党》里把人类日常摄取的饮食称为"食气"。孟子继承并发展了孔子的气思想，他首先提出"养气"的概念。而孟子所要养的是充溢于天地之间，充实于四肢、九窍、人体全身的"浩然之气"，并且把"浩然之气"与人的心性修养伦理道德和治国安民等联系起来。荀子对孔子的"礼学"思想进行了进一步的发挥，他认为人之贵为人有"血气"、有礼义。因此他提出"以礼治国"主张。到了初汉时期，儒家代表人物董仲舒致力于探讨气及其运动变化的规律，《春秋繁露·五行相生》说"天地之气，合而为一，分为阴阳，判为四时，列为五行"。此处的"天地合一"指混然未分的一气。而这一气分为阴阳之后，或以四季的变化来表现，或以木、火、土、金、水五行来具体化。总之儒家气思想的主要特点是解释人类世界中的具体问题。国家的安定、社会的和谐需要礼义来维持。儒家重视人伦，认为人与人之间以"气"和"义"联系。儒家主张参与社会个人的自我完善在参与社会的过程中才能实现。而儒家在追求"礼义治国"的同时并未忽视与自然的和谐。儒家所强调的人与天地之间的关系也是通过气的方式来完成的。

三、佛家中的气思想

在儒老哲学的气论或元气论思想的影响下，佛教一方面认为四大物质元素（地、水、火、风）是宇宙万物生灭变化的本体，另一方面又把这四大物质元素统一于气或元气。后汉支谦在《佛开解梵志阿颰经》中说"天地人物，一仰四气：一地、二水、三火、四风。人之身中，强者为地，和淖为水，温热为火，气息为风。生借用此，死则归本"。宗密在《原人论》里强调人生的本原是真心，"谓初唯一真灵性，不生不灭，不增不减，不变不易。众生无始迷睡，不自觉知。由隐覆故，名如来藏。依如来藏，故有生灭心相。所谓不生灭真心，与生灭妄想和合"。他认为人的本性就存有不生不灭的真心，而众生执迷不自觉这个本性而产生了生灭心。真心与生灭心合和而生成万物。《原人论》又说"享气受质，气则顿具四大，渐成诸根。心则顿具四蕴，渐成诸识。十月满足，生来名人，即我等今者身心是也。故知身心各有其本，二类和合，方成一人"。此处的"四蕴"即受、想、行、识四种心理活动。宗密把人"气"与人"心"区分开，认为"气"为人身之本，而"心"为人心之本。人的身心各有所本。佛教从心的角度概括世界万物的一切，并侧重于对人的心理行为进行根本性的探讨与阐释。佛教主张舍弃对现实物质的追求，注重人类个体精神（心）方面的修练和对来世的向往，具有以佛治心的心理学色彩。

综上所述，道、儒、佛三教在哲学和教义上各异，但对气的理解和认识确实有相通甚至相同之处。道家气思想不受客观实物所束缚，表现出自由自在的精神。其特点体现在宇宙万物皆由气形成，人的生死是气聚散的结果，人气与天地之气互相关联，均归属于"一气"。儒家气思想的主要特点是解释人类社会中的具体问题。儒家重视人伦，认为人与人之间以"气"和"义"联系，国家的安定、社会的和谐需要礼义来维持。儒家主张参与社会个人的自我完善在参与社会的过程中才能实现。而儒家在追求"礼义治国"的同时并未忽视与自然的和谐。佛教气思想的主要特点是注重人类个体精神（心）方面的修炼，从心的角度概括宇宙万物的一切，并侧重于对人的心理行为进行根本性的探讨与阐释。佛教主张舍弃对现实物质的追求，具有以佛治心的心理学色彩。

第三章

气的现代研究

气是中医学气论思想的基本概念，与中国古代哲学"气一元论"的气范畴有着密切关系，是学习、掌握中医学基础理论必须理解的最基本且最重要的概念之一。因此，几十年来关于生命基本物质的研究，主要围绕气的概念、理论而展开。

第一节 气概念的探索

气的基本含义，在历代医家的著述中并无明显的异议，但自20世纪50年代始，随着中医理论研究的进展，对气的基本含义的认识不尽一致，大体有如下几种观点。

一、气是物质说

20世纪50年代末期，秦伯未指出："气，究竟是什么？在目前很难加以定义，有些地方代表一种能力，有些地方是指的一种物质。据我个人看法，前人把气和血对待，血是物质，气也应该是物质，气所发生的作用，就是所谓能力。中国古代唯物主义哲学都认为气是最根本的原始物质，那么古人看到了有形的血，可能觉察还有充满在血液里最微细的、肉眼不能看到的一种物质，这种物质的作用，能改善血液的功能和帮助血液的正常流行，就称作气。"

二、气是功能说

20世纪60年代初期,罗石标指出,"实质上气的概念,只能与功能活动有关,并不包含其他概念""气可由物质运动变化而产生,却绝不能说气就是物质""气是一切物质运动变化的作用,它是物质的基本特性。对人体来说,它是反映人体生理的、病理的变化作用的概念,它是由形体所产生的。气与物质既有区别又有联系,在概念上不能混淆"。所以,气的确切的定义是"气是一切物质运动变化的作用"。

三、气的两义说

危北海针对当时关于中医学中气是物质和气是功能两种截然相反的观点,指出气的意义有两个,"一方面是指实质性的物质,另一方面是指功能性的活动""气的意义既可以指功能,又可以指物质"。1964年出版的全国统编教材《内经讲义》采纳这一观点。之后,1974年、1978年的全国统编教材《中医学基础》均尊崇"气的两义说"。

四、气是物质与功能的统一说

李德新认为,中医学在论述人体的生命活动时,"气"这个概念常常同时具有生命物质和生理功能两种含义,但并不是认为除物质性的气之外,还存在一种非物质的纯功能之气。因为气是极为微细的物质,其形态之小,目力难以视及,至多能觉察其混沌的云雾状态(如水汽等)。由于中医学把人体当作一个运动着的行为过程来把握,主要是从功能方面来揭示脏腑的本质的,主要是通过生理功能和病理现象来感知生命物质——气的存在的。中医学中的气是物质与运动、结构与功能的辩证统一,其基本概念应当是,气是构成人体和维持人体生命活动的最基本物质。

第二节　中医学的气概念与中国古代哲学的气范畴

《内经》继承和发展了中国古代（先秦）哲学的"气一元论"，并将其应用于医学领域，作为构建中医学理论体系的哲学基础，形成了中医学的气论思想。古代哲学的"气一元论"给中医学以深刻影响，而中医学的气论思想又进一步丰富和发展了中国古代唯物主义的"气一元论"。因此，中医学的气概念与中国古代哲学的气范畴有着密切联系。关于二者关系的探讨，有如下几种观点。

蒋士生等认为，中医学关于气的概念，常与古代哲学糅合印证，相互影响和促进。中医经典《内经》吸取古代哲学关于气的认识而应用于医学，提出人体亦是一个不断进行着升降出入气化作用的生命过程，并循此还具体探索了人体气化运动的某些特殊规律，解释了自然与人的关系，阐述了人的生理、病理、诊断、治疗和药理药性。中医学气学说在自身发展的同时，也丰富和促进了中国古代哲学的内涵。

孙广仁认为，中医学气学理论并非源于哲学的气学说，而是源于古人对呼吸之气及人体热气的观察和体悟。人类自身的呼吸、心跳、消化、排泄、运动、生殖等现象，都是古人在日常生活与生产实践中最易观察和体悟到的生理现象。古人正是通过对人体生命现象的观察与推理，形成了中医学的气概念。可见，中医学的气概念有自己的生成根源，并非脱胎于古代哲学的气概念。

黄海龙认为，中医学的气与古代哲学的气在概念上是不同的。中医学的气只存在于人体内，是一个比较具体的概念，而哲学的气充塞于整个宇宙之中，是宇宙的本原，是一个极为抽象的概念。中医学的气既不能称为宇宙的本原，也不是人体的本原，不能说人体各脏腑组织是由气构成的。人体的各脏腑、各部位是由精化生的，而非由气构成的。

中国古代哲学特别重视认识世界和认识人自身的一致性，即"天人合一"观。"天人合一"是中国古代哲学的基本思路。中国古代哲学"气一元论"，坚持"天人一气"说，认为"天人之蕴，一气而已"（《读四方大全说·尽心上》）。生命的本质是哲学必须回答的根本问题。中国古代哲学"气一元论"，坚持生命的物质性，强调"人之生，气之聚也，聚则为生，散则为死"，对生命给予唯物主义的回答。《内经》把先秦"气一元论"应用到医学中，对生命、健康和疾病等问题作出唯物辩证法的说明，它不仅是中医经典著作，而且是含有丰富哲学思想的哲学著作。《内经》气论思想，在论述医学问题方面，也必然遵循"天人合一"的思想，由天及人，从哲学到医学，因此，《内经》对气范畴赋予多方面的含义，既有哲学含义，又有医学含义，既有天地自然的含义，又有人的生理病理、药物性味的含义。所以，哲学的气范畴和医学的气概念常常混用。这正体现出中医学属于传统科学，属于自然哲学的特征。而今，对中医学理论的继承、发扬、整理、提高，逐步实现现代化，不能停留在《内经》的认识水平，既要分析古代哲学气范畴与中医学气概念的关系，又要把抽象的哲学范畴和具体科学概念区别开来，更不能用标示哲学上物质存在的"气范畴"来代替中医学的具体科学的物质概念"气"。这也是中医学理论研究的一项重大课题。

第三节　气实质的探索与分类研究

一、气实质的探索

几十年来，中医药研究工作者和有志于中医学研究的哲学、自然科学工作者，从哲学、经史学、天文学、物理学、分子生物学、免疫学等角度，对气的实质进行了多学科、多层次的研究，积累了一定的实验数据和资料，取得了一定的成效，但迄今尚缺乏系统全面的研究，现有的资料距揭示气的实质尚相距甚远。兹就有代表性的研究概述如下。

（一）气是统一场说

人体科学研究的学者从现代物理学角度探讨气的概念，认为"作为万物本原的元气，就相当于现代物理学中的统一场""元气是连续物质世界的本原，它以两种不同的形态存在，即弥散态和聚集态。弥散态是元气散而未聚，未成形质，无形无象、能量密度低的本然状态；聚集态则是元气聚而成形、有形有象、能量密度高的能量激发态或能量凝聚区"，元气"以弥散态（背景场和缔造场）和聚集态（粒子和超密态）两种形态而存在"。美国理论物理学家卡普拉认为，在中国哲学中，"气"这个字在字面上的意义是"气体"或"以太"，在古代的中国用它表示生命的气息，或者表示宇宙具有生气的能量。气的概念与近代物理学中量子场的概念极为惊人地相似。和量子场一样，"气"也被看作是一种微妙而不可感知的物质形式，它存在于整个空间中，并且能聚集成致密的有形物体。在量子理论中，"场"或者说"气"，不仅是一切有形物体的潜在本质，而且还以波的形式载带着它们相互作用。

（二）人体气场说

黄坤仪等认为，人是一个具有耗散结构的超级巨系统，存在着控制整体行为的各种分系统。但其中任何一个系统都不足以代表人体的整体状态，而人体气场就处于统帅全局的最重要位置，是能代表人体整体状态的系统。人体气场是一类似于电磁场，但内涵更为广泛的无形的场。人体气场具有复杂的结构。人体内具有大大小小、纵横交错、旋转反复的无形通道，通道中所输送的物质就是气。经络系统是这些无形通道的主要部分。人体气场具有开放性、可变性、全息性与相关性、层次和级别性，意念的调控性、自然调控性、信息性等特性。

（三）气与熵流说

李梢等运用现代科学熵理论对中医学中的气进行了阐述。他们认为真气是对应于人体大系统及脏腑小系统的总熵。气的运动伴随着正熵的产生，气机出入导入了负熵的摄入，对各脏腑小系统而言，其相互间还存在着熵流交换。气是信息的载体，有传递、保存、交换的性能。真气与衡量人体系统有序度的总熵有着等价性，代表了系统整体的宏观行为。

（四）气是序参量说

吴邦惠以生命物质的"实体-场"二象性假定为基础，将人体视为"形体-气-功能"三位一体的远离平衡态的复杂巨系统，"气"或"场"是生命物质的连续方面，是作为与有一定形态的"实体"相联系的"象"而存在的，它们与实体或形体一起构成生命活动的物质基础，二者缺一不可。"气"或"场"有确定的属性。气、血、津液、精均是构成人体和维持人体生命活动的基本物质，均赖脾胃化生的水谷精微不断地补充，在脏腑组织的功能活动和神的主宰下，它们之间又相互渗透、相互促进、相互转化。在生理功能上，又存在着相互依存、相互制约和相互为用的密切关系。

二、气的分类研究

历代医家对人体之气的分类，虽标准不一，分类各异，但基本上不外乎分为先天之气和后天之气，先天之气为元气，后天之气为宗气、营气、卫气、脏腑经络之气等。迄今，学术界也多宗此说。但对真气与元气及真气、元气、宗气、营气、卫气与脏腑经络之气的关系认识不一。

真气与元气：任应秋遵《灵枢·刺节真邪》"真气者，所受于天，与谷气并而充身也"之说，认为真气是相对于概括机体所有之气而言的，永恒地运行于周身，无处不到。真气就整体和局部两个方面来分析，属于整体的有宗气、中气、元气三种；属于局部的则五脏各有其气。真气与元气是整体与局部、上位概念与下位概念的关系，即真气为人体之气的最高层次。孙广仁则认为先天之精所化之气，即元气，又称"真气""先天之气"。他视真气即元气，真气与元气同义。为规范真气与元气的逻辑关系，真气当属人体之气的最大概念，是人体之气的总称，而元气当属真气之中源于先天者。

脏腑经络之气：王新华从气的基本含义出发，认为先后天之气的有机结合，分布于脏腑经络之中，即为脏腑之气、经络之气，真气具体分布在某一脏腑，即为某一脏腑之气，是脏腑功能活动的物质基础之一。而有的则将脏腑之气、经络之气定义为脏腑、经络的功能活动，似与气的概念发生了逻辑矛盾。

第四节　国内外对气的研究进展

一、国内对中医之气的研究

我国中医气学的现代化研究始于20世纪50年代，总体看可分为3个阶段，即气概念内涵的争论、气实质研究及气学说研究低谷。

（一）20世纪50年代末至80年代初

古代气理论的产生是古人对自然现象观察分析的结果，也包括对自身人体的观察。中国古代医哲不分，哲学气理论和医学气理论其实是相互影响的。从20世纪50年代末至80年代初，耗时20余年，学界一直在争论中医"气"究竟是什么？

20世纪50年代末至60年代初，学界主流的观点认为气是功能。最有代表性的是罗石标，他提出"气的概念只能与功能活动有关，并不包含其他概念""物质和功能活动虽有联系，但还是有区别的""气可由物质运动变化产生，却不能说气是物质"。

20世纪80年代初期，洪梦浒对这种学说进行了抨击，认为气的"两义说"引发了一系列逻辑上的混乱，是"对朴素唯物辩证法的违背"，认为气就是物质，没有功能的含义。从哲学和医学科学观点来分析，比较公认的气概念是，指人体内活力很强运行不息的极精微物质，是构成人体和维持人体生命活动的基本物质之一。

（二）20世纪80年代初至90年代末

20世纪80年代以后，学界主流的观点认为气是体用不二的，是物质性与功能性统一的一种存在。从20世纪80年代初到90年代末，学界热衷于研究气的物质基础和功能活动，期望明了气的实质，确实也取得了一些进步，比较有代表性的气实质观点有：气的实质是某种分子，气的实质是"能"，气的实质是"场"。

（三）20世纪90年代末至21世纪10年代

林俊山等由量子（光子）的波粒二象性受到启发，提出"气是不是也像光子一样，具有波粒二象性，或者更为大胆地设想，气是量子，具有一定范围的频率和波长，并具有电磁辐射和吸收"假设。

二、国外对气的研究

国外学者对中医之气也不乏研究，但主要集中在生物物理领域。医学博士马穆德·莫夫蒂克在20世纪50年代研究了人体能场，他采用了半导体和电致发光板进行测量，他的测量结果表明能场可分为两部分，一部分是电磁的，另一部分他认为是一种心理活动力场。1975年，菲比本迪特指出人体"气"是互相垂直的3种主要能流：沿脊柱，垂直流动；向外辐射，垂直于脊柱；环形场。其对气的描述近似现代物理学论述的不同层次电磁辐射，就像电场总是与相关的磁场垂直一样。直到21世纪的研究都表明，人体能场是一种万有能的特征表现，而这种能是与人的生命紧密相连的。"场"是看不见、摸不着、无结构的，但它的作用能产生感觉，这就是"气"的存在。

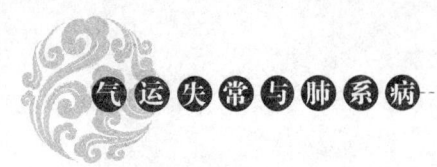

第五节 现代研究中气的特殊功能

一、气与蛋白质的新陈代谢

张介宾在《类经》中记载:"生化之道,以气为本,天地万物莫不由之……人之有生,全赖此气。"林飞等还根据中医气和线粒体的来源、分布和功能特点提出了以下假设:肾细胞线粒体与元气是否具有相关性;心肌细胞和肺细胞的线粒体与宗气是否具有相关性;肝细胞和脾细胞线粒体与营气是否具有相关性;骨骼肌线粒体与卫气是否具有相关性。

二、气与能量代谢

卫气(现代医学研究手指发光值),气与三磷酸腺苷(二者拥有共同的物质基础——宗气,且功能上具有诸多相通的特点,中医的气具有推动、温煦、防御、固摄、气化作用。现代医学的三磷酸腺苷参与生理活动、细胞内外、生长发育和生殖等),气与免疫学〔卫气与元气组成"正气",正气相当于人体的免疫功能。"卫出下焦"理论,肾上腺在人体全部应急过程中处于决定性地位,某些益气药可增加免疫球蛋白(immunoglobulin,Ig)G及IgA的含量,人体正气与免疫系统的防御、监视、自稳三大功能相似〕,补气药以微量元素、氨基酸为物质基础(益气补血法能较好地改善机体的骨髓造血功能)。

三、气与线粒体的相关性

共生学说由美国生物学家林恩·马古利斯提出,他认为生命体形成最初细菌被真核生物吞噬后,在长期的共生过程中,通过演变,形成了线粒体;中医学认为,气是构成宇宙和天地万物的最基本元素。线粒体与气都是构成生命体的微小物质,是生命活动的物质基础,承载着生命现象。在线粒体中进行的生物氧化反应是物质分解代谢生成机体可利用能量形式的主要生物化学过程,物质代谢停止时,生物反应瞬即停止,生命停止。气动而不息,天地万物的生成、发展和变更、凋亡无不根源于气的运动。气生形，形化气，气聚则形生，气散则形亡。二者病理变化也有相似之处，线粒体病变和气失调均表现出生命体多系统和具体组织的病理反应，临床症状表现不一。现代研究认为，多种线粒体紊乱表现的是多系统和具体组织的反应，如视神经病变、神经性听障、2型糖尿病。

四、气与细胞自噬功能的相关性

细胞自噬功能可能是气维持生命活动功能发挥的微观表现。

自噬与气的气化功能：自噬使废物重新利用，不仅可以维持细胞内环境稳定，同时还可以清除细胞内的垃圾产物。《素问·天元纪大论》载"物生谓之化，物极谓之变"这与中医"精化气"和自我清除内生实邪相一致。自噬与气的防御功能，《素问·刺法论篇》载"正气存内，邪不可干"。

自噬与气的中介功能：近年来，研究证实多种小分子物质可通过哺乳动物雷帕霉素靶蛋白（mammalian target of rapamycin，mTOR）依赖和mTOR非依赖的方式调节自噬。

自噬与气的推动及调控功能：自噬作为一个适应性的分解代谢途径来激活应答不同形式的代谢性应激，这与中医气的推动和调控功能是相似的。

第四章

气与精、血、津液的关系

第一节 气与精的关系

一、精的基本概念

精,又称"精气",是指存在于宇宙中的无形而运行不息的极精微物质,是宇宙万物的共同构成本原和发展变化的动力源泉。

(一)精的哲学意蕴

精,最早见于《老子》《周易》与《管子》,其后《吕氏春秋》《内经》《淮南子》等也有精辟的论述。根据诸子百家的论述,精的基本含义主要有以下几种。

1. 精是指水地中之水,相当于人体内的精华物质,是自然界万物生长发育的本原。如《管子·水地》说:"水者,何也?万物之本原也,诸生之宗室也。"

2. 精是指人体的生殖之精,这是精的本始意义。如马王堆汉墓出土的竹简《天下至道谈》中有"精赢必舍"之论,《素问·上古天真论》有"二八……精气溢泻,阴阳和,故能有子"之说。

3. 精是道的内核,是万物构成的本原。《老子·第二十一章》指出精是道的内核,是万物的构成本原,"道之为物……其中有精;其精甚真,其中有信",这是精最早的抽象概念。

4. 精是指宇宙中的本原之气。精是存在于宇宙中的运行不息且无形可见的极细微物质,是宇宙万物的共同构成本原。如《周易·系辞上》说:"精气为物。"

《管子·心术下》说:"一气能变日精。"精即是能够运动变化的气。

5. 精是指气的一部分。精是气中的精华部分,是构成人的形体和化生精神的本原。如《淮南子·精神训》说:"烦(繁)气为虫,精气为人。"

（二）精的基本内涵

通过对先秦及秦汉时期上述各种经典著作的考察和研讨,认为精或精气的内涵主要有以下几点。

1. 精是存在于宇宙中运动不息的极精微物质

精存在于宇宙之中,运行不息,极精极微,虽然是无形可见的,但仍是物质的实在。如《周易·系辞上》说:"精气为物,游魂为变,是故鬼神之情状,与天地相似,故不违。"其指出精气是存在于宇宙之中的如游魂般的无形可见的极细微物质,是宇宙万物的构成本原。《吕氏春秋·圜道》说"精气一上一下,圜周复杂,无所稽留,故曰天道圜……精行四时,一上一下,各与遇,圜道也",指出精气在宇宙中运行不息而构成万物。《吕氏春秋·下贤》说"精充天地而不竭,神覆宇宙而无望。莫知其始,莫知其终,莫知其门,莫知其端,莫知其源。其大无外,其小无内",指出精气是无形可见的极细微物质。马王堆汉墓出土的竹简《十问》说"天地之至精,生于无征,长于无形,成于无体。得者寿长,失者夭死",明确指出精气是存在于宇宙中的无形可见的客观实在。

2. 精是构成宇宙万物的本原或直接质料

精是宇宙万物生成的共同物质基础,宇宙万物都是精凝聚而生成的。《老子·第二十一章》说"道之为物……其中有精;其精甚真,其中有信",认为精是道的内核,道中的精是宇宙万物的构成本原或质料。《管子·内业》说"凡物之精,此则为生,下生五谷,上为列星。流于天地之间,谓之鬼神",指出天上的列星,地上的五谷,都是由精气构成的。《吕氏春秋·尽数》说"精气之集也,必有人也。集于羽鸟,与为飞扬;集于走兽,与为流行;集于珠玉,与为精朗;集于树木,与为茂长;集于圣人,与为复明",指出宇宙万物和人的精神智慧,也是由精气集聚而生成的。

3. 精气是推动和调控宇宙万物发生、发展、变化的动力

精自身的变化,分为阴阳二气和五行之气,而阴阳二气的氤氲交感,五行之气的掺杂合和,推动着宇宙万物的发生、发展与变化。如《周易·系辞》说:"易有太极,是生两仪,两仪生四象,四象生八卦。"精气分为阴阳二气,阴阳

二气的相互作用，相摩相荡，氤氲交感，产生宇宙万物，并推动其发展和变化。《淮南子》指出，精气分为阴阳二气，以成天地，而天地阴阳二气交感合和，则化生万物。

因此，精或精气，是存在于宇宙中的无形可见的极细微物质，是宇宙万物的共同构成本原，与气的基本概念是同一的；精有时专指气的精粹部分，是构成人类形体与精神的本原。纵观《周易》《管子》《吕氏春秋》《内经》《淮南子》等对精或精气的论述，可见在中国古代哲学中，精或精气的概念与气的概念基本上是同一的。《管子·内业》虽有"精也者，气之精者也"之说，但因没有说明此"精"与非"气之精"的不同，故难以从一般意义的精（即气）中分出，只能认为此"精"是能够运动变化的气，即一般意义的精。到了《淮南子》，始把精（气）分为"精气"与"烦气"两类，此"精气"自然为精（气）的精华部分，它与"烦气"不同，是人类始祖的形体和精神的生成本原。在中国古代哲学中，精或精气在一般意义上虽为宇宙万物的共同构成本原，但在《老子》《管子》《淮南子》等书中皆认为宇宙万物的本原是"道"。《老子·第二十一章》说："道之为物，惟恍惟惚……其中有精；其精甚真，其中有信。"《老子·第四十二章》说："道生一，一生二，二生三，三生万物。"《管子·心术上》说："道在天地之间也，其大无外，其小无内。"《管子·内业》说："万物以生，万物以成，命之曰道。"《淮南子·原道训》说："道者，一立而万物生矣。"《淮南子·天文训》说："道始于虚廓，虚廓生宇宙，宇宙生气。"又说："道日规，始于一，一而不生，故分而为阴阳，阴阳合和而万物生。故曰一生二，二生三，三生万物。"可见，在道家思想体系中，宇宙万物的本原是"道"，精或精气只是"道生万物"的中间环节，是构成天、地、人的直接物质材料。

二、气对精的作用

精包括先天之精和后天之精。《类经》曰："盖精依气生……元气生则元精产。"气化为精，精之生成源于气，精之生理功能赖于气之推动和激发。如肾精之秘藏，赖元气固护于外。气聚则精盈，气弱则精走。元气亏损，肾失封藏，每见失精之害。"精乃气之子"，精之于气，本自互生，精气充足，神自旺矣。林珮琴重用补气之参、芪而治梦遗，即是其例。

三、精对气的作用

《类经》曰:"精化为气,元气由精而化也。"精藏于肾,肾精充盛,盛乃能泄,不断地供给五脏六腑,以促进脏腑的生理活动。五脏六腑的功能正常,则元气方能化生不已。精盈则气盛,精少则气衰。故元精失则元气不生,元阳不充。所以失精家每见少气不足以息,动辄气喘,肢倦神疲,懒于语言等气虚之证。

四、精气学说

精气学说是研究世界的生成本原及其发展、变化的古代哲学理论,是中国古代的世界观和方法论。精气学说认为,精气是世界的本原,宇宙万物皆由精气构成;宇宙是一个万物相通、天地一统的有机联系的整体;人类作为宇宙万物之一,亦由精气构成;精气是存在于宇宙中的运动不息的极细微物质,其自身的运动变化,推动着宇宙万物的发生、发展与变化。以上这些观点,构成了精气学说的主要内容。

精气学说认为,世界上的一切事物都是由精气构成的,宇宙万物的生成皆为精气自身运动变化的结果。精气自身的运动变化,分化为阴阳、五行之气。阴阳二气的升降交感,五行之气的掺杂合和,构成天地万物。

(一)精气是构成宇宙万物的本原或本体

精气是构成天地万物(包括人类)的共同原始物质。在先秦道家"道生万物"的宇宙发生模式中,精气是宇宙万物的共同构成质料,但并非最初本原。如《周易·系辞上》说:"精气为物,游魂为变。"其认为天地万物和人体、精神,甚至游魂,都由精气化生。《老子》认为宇宙万物由"冲气"化生。此冲气是无形的混沌分化为运动不息的阴阳之气,阴阳合和而化生万物,即所谓"万物负阴而抱阳,冲气以为和"。《庄子》认为天地万物及人类生灵,皆为气所生。如《庄子·知北游》说:"通天下气耳。"《庄子·至乐》说"气变而有形。"《管子》认为宇宙万物皆由精气所生,如《管子·内业》说"凡物之精,此则为生,下生五谷,上为列星"。《列子》认为,宇宙中有形之万物皆为存在于其中的无形之气所化生,即所谓"有形者生于无形"。《淮南子》认为,天、地、水、火、日、月及自然界万物皆由宇宙产生的精气所化生。如《淮南子·天文训》说:"宇宙生气,气有涯垠,清阳者薄靡而为天,重浊者凝滞而为地。"又说:"积阳之热气生火，火气之精者为日，积阴之寒气为水，水气之精者为月。"《淮南子》还认为精气分为天地阴阳二气，阳刚阴柔，二气交感聚合，万物乃萌生成形。如《淮南子·天文训》说："阴阳合和而万物生。"

以上各位先哲虽皆认为宇宙万物由精气化生，但并不将此精气作为宇宙万物的最初本原。他们认为精气由"道"产生，或寓于"太极"之中，"道"或"太极"是宇宙万物的最初化生本原，而精气只是"道生万物"或"太极生万物"的中间环节，是构成宇宙万物的直接物质材料或元素。两汉时期，精气学说逐渐被此时兴起的"元气学说"所同化，并进而发展为"元气一元论"。"元气一元论"认为，气是最原始的，是宇宙的唯一本原或本体，宇宙万物（包括人类）皆由气化生。

（二）精气化生万物的机制

对于精气化生宇宙万物的机制，精气学说认为，精气自身的运动变化，化生阴阳五行之气，阴阳二气的升降交感，五行之气的掺杂合和，生成了宇宙万物和人类。

1. 阴阳二气氤氲交感

气分阴阳，以成天地。如《淮南子·天文训》说："气有涯垠，清阳者薄靡而为天，重浊者凝滞而为地。"《素问·阴阳应象大论》说："积阳为天，积阴为地。"先秦至秦汉的道家不仅认为气由"道"产生，或寓于"太极"之中，还认为气自身的运动变化分化为阴阳二气，其中清阳部分弥散而为天，重浊部分凝滞而为地。《周易》《老子》《庄子》《管子》《内经》《淮南子》《春秋繁露》《太玄经》《易纬·乾凿度》《云笈七签》等，皆以阴阳论气。《国语》《荀子》及倡"气本原论"的《论衡》、倡"气本体论"的张载、倡"理本气末"的朱熹，亦主张气分阴阳。阴阳之气既分，天地由之化生，故天地之气亦即阴阳之气。天地阴阳之气升降交感，即天气下降，地气上升，相错相荡，氤氲合和，则化生宇宙万物。故《周易》说："天地感而万物化生。"《正蒙·乾称》说："以万物本一，故能合异，以其能合异，故谓之感……二端故有感，本一故能合。天地生万物，所受虽不同，皆无须臾之不感。"

2. 精气化生万物的过程

对于精气化生万物的具体过程，《淮南子》《太玄经》等都做了较详细的描述。如《淮南子》认为精气先生天地，然后天地之气相摩相荡，交感合和而生万物。因而精气化生万物，历经了从"冥冥"到"无始"，从"有始"再到"有有"的过程。《淮南子·俶真训》详细描述了这一精气化生万物的过程。在"冥冥"阶段，天地之气虽已存在，但尚未流动交感，整个宇宙处于虚无寂寞的冥冥状态，"天含和而未降，地怀气而未扬，虚无寂寞……气遂而大通冥冥者也"。到"无始"阶段，天地之气开始流动交感，相错相荡，万物开始有萌生的趋向，"天气始下，地气始上，阴阳错合，相与优游竞畅于宇宙之间，被德含和，缤纷茏苁，欲与物接，而未成兆朕"。到"有始"阶段，天地阴阳二气开始交感合和，万物开始萌生，但仍处在尚未成形的状态，"繁愤未发，萌兆牙蘖，未有形埒垠堮，无无蠕蠕，将欲生兴而未成物类"。到"有有"阶段，万物萌生，宇宙中出现了形形色色的事物，"万物掺落，根茎枝叶，青葱苓茏，萑蔰炫煌，蠉飞蠕动，蚑行哙息，可切循把握而有数量"。但同时又形成了广袤无垠的空间，其中存在着运行不息的气，"视之不见其形，听之不闻其声，扪之不可得也，望之不可极也"。有形万物与无形之气在宇宙中是有与无的统一。

3. 阴阳升降交感的内在机制

古代哲学虽以天地阴阳二气的升降交感来阐释宇宙万物的发生、发展与变化，如《素问·六微旨大论》说"天气下降，气流于地；地气上升，气腾于天。故高下相召，升降相因，而变作矣"，《素问·阴阳应象大论》说"地气上为云，天气下为雨。雨出地气，云出天气"，但天气居于上而属阳，地气位于下而属阴。天阳之气为何能降，地阴之气为何能升？设若天气不降，地气不升，天地阴阳二气又如何能交感合和而化生宇宙间之万物呢？对天地阴阳二气交感合和而化生宇宙万物的内在机制，古代哲学家是从气含阴阳、阴阳互寓互化来认识的。天地阴阳二气本于一气（元气）之划分。气之运动，分为阴阳二气，在阳气薄靡为天之时，阴气已含其中；在阴气凝滞成地之时，阳气已寓其内。故《素问·天元纪大论》说："天有阴阳，地亦有阴阳……故阳中有阴，阴中有阳。"《周易·系辞下》说："阳卦多阴，阴卦多阳。"《淮南子·天文训》说："天地以设，分而为阴阳。阳生于阴，阴生于阳。阴阳相错，四维乃通，或生或死，万物乃成。"天地万物相反相成、对立统一的属性来源于气本体自身具有的阴阳对立属性，由于本体有阴阳，所以所化之万物亦有阴阳。明代吴廷翰《吉斋漫录》说"盖太极始生阴阳，阳轻清而上浮为天，阴重浊而下凝为地，是为两仪，盖一气之所分也""阴阳既分为天地，天地又各自为阴阳"，因而天地之气各有阴阳。天气居上，但内含地之阴气，即阳中有阴，有"亲下"之势，故天气在其所含地之阴气的作用下下降于地；地气虽在下，但内含天之阳气，有"亲上"之势，故地气在其所含天之阳气的鼓动下上升于天。如此则"动静相召，上下相临，阴阳相错，而变由生也"（《素问·天元纪大论》）。故《周易·乾·文言》说："本乎天者亲上，本乎地者亲下，则各从其类也。"可见天地阴阳二气交感合和的内在机制在于天地阴阳之气的互寓互化。天地阴阳二气升降交感，氤氲相错而化生万物，必须在"和"的状态下进行。《老子·第四十二章》强调"万物负阴而抱阳，冲气以为和"。冲气即阴阳谐和之气，阴阳二气协调、有序，是宇宙万物化生的基本保证。《淮南子·本经训》说："阴阳者，承天地之和，形万物之体，含气化物。"阴阳之气的变化幽深莫测，无穷无尽，但必须达到"和"的状态，"和"是阴阳二气运动的根本趋向和达到的最佳境界。《淮南子·氾论训》说："天地之气，莫大于和。和者，阴阳调。日夜分而生物，春分而生，秋分而成，生之与成，必得和之精……积阴则沉，积阳则飞，阴阳相接，乃能成和。"阴阳二气既不偏盛，又不偏衰，协调平衡，方能化生宇宙间万物，促进万物的发展与变化。故《淮南子·泰族训》说："阴阳和则万物生矣。"《春秋繁露》认为，阴阳中"和"是天地之气和人体之气运行的最佳状态和法则。如《春秋繁露·循天之道》说："阳者天之宽也，阴者天之急也，中者天之用也，和者天之功也。举天地之道而美于和，是故物生。"宇宙万物的生长变化必须遵循阴阳之气这一"和"的法则和固有机制。故该书该篇又说："起之不至于和之所不能生，养长之不至于和之所不能成。成于和，生必和也；始于中，止必中也。中者，天地之终始也，而和者，天地之所成也。夫德莫大于和，而道莫正于中。中者，天地之美达理……和者，天地之正也，阴阳之平也，其气最良，物之所生也。"若阴阳之气不"和"，便会出现灾害，如《春秋繁露·精华》说"大旱者，阳灭阴也""大水者，阴灭阳也"。《论衡》也认为阴阳交感，二气合和，才能化物生人。如《论衡·宣汉》说："阴阳和则万物育，万物育则奇瑞出。"《论衡·感类》说："阴阳不和，灾变发起。"明清时期的王夫之《张子正蒙注》指出："太和之气，阴阳浑合，互相容保其精，得太和之纯粹，故阳非孤阳，阴非寡阴，相函而成质，乃不失其和而久安。"在气化生万物的过程中，阴阳相互渗透而成质。《张子正蒙注》曰："阴阳异撰，而其氤氲于太虚之中，合同而不相悖害，混沦无间，和之至矣。"阴阳二气的和调共济，稳定有序，是气生宇宙万物的最佳状态。

4. 五行之气掺杂合和

精气运动，别为阴阳，化为六气，列为五行。《管子》认为"天地精气有五"，即精气化分为五行之气，五行之气相互掺和而成宇宙万物。《国语·郑语》说："以土与金木水火杂，以成百物。"《白虎通·五行》说："五行……金木水火土也。言行者，欲为天行气之义也。"金、木、水、火、土五气是由气运动变化而生成的，也是阴阳之气的表现。水位北方，阴气在黄泉之下，妊养万物；木在东方，阳气始动，万物始生；火在南方，阳气用事，万物变化；金在西方，阴气始起，万物禁止；土在中央，主吐含万物。五行之气随阴阳二气的变化而变化。如《白虎通·五行》又说："五行之性，或上或下，何？火者，阳也，尊，故上；水者，阴也，卑，故下。木者少阳，金者少阴，有中和之性，故可曲直从革。土者最大，苞含物，将生者出，将归者入，不嫌清浊为万物。"因而五行之气内涵阴阳之气，其在天实为随四时五方而变化的风、寒、暑、湿、燥、火六气，在地为木、火、土、金、水五行。天之六气与地之五行相感合和，则化生宇宙间之万物。故《素问·天元纪大论》说："天有五行，御五位，以生寒暑燥湿风……神在天为风，在地为木；在天为热，在地为火；在天为湿，在地为土；在天为燥，在地为金；在天为寒，在地为水。故在天为气，在地成形，形气相感而化生万物矣。"宋代王安石认为，"冲气"由宇宙之本体的元气产生，是阴阳冲和之气，此"冲和之气鼓动于天地之间，而生养万物"。冲气化为五行之气，而五行之气中又内寓阴阳二气，故五行之气化生的宇宙万物之中也寓含阴阳两个对立的方面。如《洪范传》说："盖五行之为物……皆各有耦，推而散之，无所不通……耦之中又有耦焉，而万物之变遂至于无穷。"冲气化生五行，五行化生万物，万物之中寓含阴阳，阴阳之中又各有对立的两个方面，因而推动着宇宙万物的无穷变化。

（三）精气的存在形式

从精（精气）学说的生成来看，精概念源于"水地说"及中医学对生殖之精的认识。水、地和生殖之精虽皆为有形之物，但古代哲学家将精抽象为无形可见的极细微物质，是构成宇宙万物及人类的本原。故精的概念与气的概念类同，精学说也就被元气说所同化。因此，精（精气）是以无形而运动的状态存在于宇宙之中的。但在医学范畴中，精以有形而呈液态的形式存在于人体的脏腑之中，是化气以推动和调控人体各种功能的基本物质，是构成人体的最根本物质。从气学说的生成来看，气的基本概念源于自然界中的云气、风气和大气。古代哲学家正是在观察此云气、风气和人体呼吸的大气的过程中，抽象出了气的一般概念，即气是存在于宇宙中的无形可见的、运动不息的极细微物质，是宇宙间万物（包括人类）的共同构成本原。因此，宇宙之气是抽象的、无形的。此无形之气能化生有形之物，即所谓"有形生于无形"，因而形成了宇宙中的各种有形事物。所谓"无形"，是指精气处于弥散而运动的状态，它不占有固定的空间，不具备稳定的形态，松散、弥漫、活跃、多变，充塞于无垠的宇宙空间。此乃气的基本存在形式。由于用肉眼看不见，故称其"无形"。所谓"有形"，是指精气处于凝聚而稳定的状态，即无形之气以凝聚的方式形成各种各样占有相对固定空间、具备并保持相对稳定形质特点的物体。它们结构紧凑、相对稳定、不甚活跃，一般用肉眼就可以看清其性状或推测其具体形状。有形之物为气凝聚而成。故《素问·六节脏象论》说："气合而有形。"

按照"气本体论"的观点，"有形"与"无形"皆为气之本体状态，故说气有两种存在形式，一是以弥散而运动的状态存在，二是以凝聚而成形质的状态存在。前者称为"无"，后者称为"有"。如《正蒙·太和》说："太虚无形，气之本体。"又说："知虚空即气，则有无、隐显、神化、性命通一无二。顾聚散、出入、形不形，能推本所从来，则深于《易》也。"可见有无、隐显、聚散、形或不形是本体气的两种表现形态。《横渠易说·系辞上》说："气聚则离明得施而有形，气不聚则离明不得施而无形。方其聚也，安得不谓之有？方其散也，安得遽谓之无？……自无而有，故显而为物；自有而无，故隐而为变……大意不越有无而已，物虽是实，本自虚来。"此即是说，当气散时，它是无形的太虚，表现为无、隐、虚；当气聚时，它是有形的万物，表现为有、显、实。但有形之物生于无形之太虚，故无形之太虚是本，正如《正蒙·太和》所说"气本之虚，则湛一无形"。虽然"气本体论"者持上述观点，但习惯上仍然将弥散状态的气称为"气"，而将有形质的实体称为"形"。当代哲学家张岱年先生指出："气是未成形质之有，而为形质所由成者。"

据现代物理学的认识，自然界不仅有空间上分离的基本粒子、原子、分子及由它们构成的基本物质形态，即实物，称为"非连续性或粒子性物质"，而且还有空间上连续分布的电场、磁场、引力场之类的不是由原子、分子组成的物质形态，称为"非粒子性或连续性物质"。精气的"有形"形态类似于前者，其"无形"形态类似于后者。我国著名物理学家何祚庥先生指出，元气论者所谓的"元气"是连续性物质,它"接近于现代科学所说的场";"元气学说……是现代量子场论的滥觞"。英国著名自然科学史学家李约瑟认为,气"可以是气体或水汽,但也可以是一种感应力,像现代人心目中的以太波或辐射线一样精微"。

第二节 气与血的关系

一、血的概念

血,即血液,是循行于脉中富有营养的红色液态物质,是构成人体和维持人体生命活动的基本物质之一。《医宗必读》曰"气血者,人之所赖以生者也",《景岳全书》曰"人有阴阳,即为血气。阳主气,故气全则神旺;阴主血,故血盛则形强。人生所赖,惟斯而已",《妇人大全良方》说"夫人之生,以气血为本;人之病,未有不先伤其气血者"。脉是血液循行的管道,又称"血府"。在某些因素的作用下,血液不能在脉内循行而溢出脉外时,称为"出血",即"离经之血"。由于离经之血离开了脉道,失去了其发挥作用的条件,所以,就丧失了血的生理功能。

二、血的生成

(一)血液化生的物质基础

1. 水谷精微

水谷精微是生成血液的最基本物质,故《灵枢·决气》曰"中焦受气取汁,变化而赤,是谓血"。《妇人大全良方》曰:"血者水谷之精气也……故虽心主血,肝藏血,亦皆统摄于脾,补脾和胃,血自生矣。"由于脾胃化生的水谷精微是血液生成的最基本物质,所以有脾胃为"气血生化之源"的说法。饮食营养的优劣,脾胃运化功能的强弱,直接影响着血液的化生。《医门法律》曰:"盖饮食多自能生血,饮食少则血不生。"因此,长期饮食营养摄入不足,或脾胃的运化功能长期失调,均可导致血液的生成不足而形成血虚的病理变化。

2. 营气

营气是血液的组成部分。《读医随笔·气能生血血能藏气》曰:"夫生血之气,荣气也。荣盛即血盛,荣衰即血衰,相依为命,不可离也。"

3. 精髓

《景岳全书》曰:"血即精之属也。"《侣山堂类辩》曰:"肾为水脏,主藏精而化血。"《诸病源候论》曰:"肾藏精,精者,血之所成也。"由上观之,精髓也是化生血液的基本物质。

4. 津液

《灵枢·邪客》曰:"营气者,泌其津液,注之于脉,化以为血。"《灵枢·痈疽》曰:"中焦出气如露,上注溪谷,而渗孙脉,津液和调,变化而赤为血。"津液可以化生为血,不断补充血液量,以使血液满盈。《读医随笔·气血精神论》曰:"津亦水谷所化,其浊者为血,清者为津,以润脏腑、肌肉、脉络,使气血得以周行通利而不滞者此也。凡气血中,不可无此,无此则槁涩不行矣。"所以,血液的盈亏与津液有着密切关系。综上所述,水谷精微、营气、津液、精髓均为生成血液的物质基础。但津液和营气都来自饮食物经脾和胃的消化吸收而生成的水谷精微。所以就物质来源而言,水谷精微和精髓是血液生成的主要物质基础。

(二)血液生成与脏腑的关系

1. 心

心主血脉,一则行血以输送营养物质,使全身各脏腑获得充足的营养,维持其正常的功能活动,从而也促进血液的生成。二则水谷精微通过脾的转输升清作用,上输于心肺,在肺吐故纳新之后,复注于心脉化赤而变成新鲜血液。所以《侣山堂类辩》说:"血乃中焦之汁,流溢于中以为精,奉心化赤而为血。""奉心化赤而为血",是说心也参与血液的生成。《医碥》说:"血为心火所成,故《经》谓心生血,又云血属于心。"

2. 肺

肺主一身之气,参与宗气之生成和运行。气能生血,气旺则生血功能强,气虚则生血功能弱。气虚不能生血,常可导致血液衰少。肺通过主一身之气的作用,使脏腑之功能旺盛,从而促进血液的生成。肺在血液生成中的作用,主要是通过肺朝百脉、主治节的作用来实现的。《灵枢·营卫生会》曰:"中焦亦并胃中,出上焦之后,此所受气者,泌糟粕,蒸津液,化其精微,上注于肺脉,乃化而为血。"脾胃消化吸收的水谷精微，化生为营气和津液等营养物质，通过经脉而汇聚于肺，赖肺的呼吸，在肺内进行气体交换之后方化而为血。

3. 脾

脾为后天之本，气血生化之源。脾所吸收的水谷精微是化生血液的基本物质。《景岳全书》言："血者水谷之精也，源源而来，而实生化于脾。"《医碥》曰："胃中水谷之清气，借脾运化成血，故曰化生于脾。"若中焦脾胃虚弱，不能运化水谷精微，化源不足，往往导致血虚。可见，中医学已认识到血液与营养物质的关系。

4. 肝

肝主疏泄而藏血。肝脏是一个贮血器官，肝血充足，因精血同源，故肾亦有所藏，精有所资，精充则血足。另外，肝脏也是一个造血器官，所以《素问·六节脏象论》云："其充在筋，以生血气。"

5. 肾

肾藏精，精生髓。精髓也是化生血液的基本物质。血之源头在肾。中医学不仅认识到骨髓是造血器官，肾对血液的生成有调节作用，而且认识到肾精是通过肝脏的作用而生成血液的。所以《张氏医通》说："《经》言血之与气，异名同类，虽有阴阳清浊之分，总由水谷精微所化。其始也混然一区，未分清浊，得脾气之鼓运，如雾上蒸于肺而为气；气不耗，归精于肾而为精；精不泄，归精于肝而化清血。"

综上所述，血液是以水谷精微和精髓为主要物质基础，在脾、心、肺、肝、肾的共同作用下生成的。故临床上常用补养心血、补益心脾、滋养肝血和补肾益髓等法治疗血虚之候。

三、血的循行

（一）血液循行的方向

脉为血之府，脉管是一个相对密闭、如环无端、自我衔接的管道系统。血液在脉管中运行不息，流布于全身，环周不休，以营养人体的周身内外上下。血液循行的方式为"阴阳相贯，如环无端""营周不休"。故《灵枢·营卫生会》曰："营在脉中，卫在脉外，营周不休，五十而复大会，阴阳相贯，如环无端。"李中梓《医宗必读》则更明确地指出："脉者血脉也，血脉之中气道行焉。五脏六腑以及奇经，各有经脉，气血流而复始，循环无端，百骸之间，莫不贯通。"

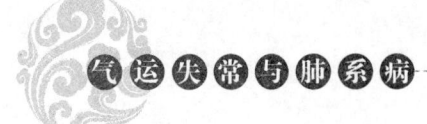

血液循环的具体方向如下所述。《素问·经脉别论》曰:"食气入胃,散精于肝……食气入胃,浊气归心,淫精于脉,脉气流经,经气归于肺。肺朝百脉,输精于皮毛。毛脉合精,行气于腑。腑精神明,留于四脏,气归于权衡。"《素灵微蕴》曰:"将此雾气由脏而经,由经而络,由络而播宣皮腠,熏肤充血泽毛……阴性亲内,自皮而络,自络而经,自经而归趋脏腑。"这段论述说明了水谷精气的走行方向,并明确地指出了水谷精气是进入血液循环的。故从中可以了解血液离心性和向心性的具体循行方向。这个方向虽与现代生理学对血液循环的认识有所不同,但已明确提出了心、肺和脉构成了血液的循环系统。

(二)血液循行的机制

血液正常循行必须具备两个条件:一是脉管系统的完整性,二是全身各脏腑发挥正常生理功能,特别是与心、肺、肝、脾四脏的关系尤为密切。

1. 心主血脉

《医学入门》曰:"人身动,则血行于诸经。"心为血液循行的动力,脉是血液循行的通路,血在心的推动下循行于脉管之中。心脏、脉管和血液构成了一个相对独立的系统。心主血脉,心气是维持心的正常搏动,从而推动血液循行的根本动力。全身的血液,依赖心气的推动,通过经脉而输送到全身,发挥其濡养作用。心气充沛与否,心脏的搏动是否正常,在血液循行中起着十分关键的作用。

2. 肺朝百脉

心脏的搏动是血液运行的基本动力,而血非气不运,血的运行,又依赖气的推动,随着气的升降而运至全身。肺司呼吸而主一身之气,调节着全身的气机,辅助心脏,推动和调节血液的运行。《医易一理》曰:"肺主气,心主血。肺之一呼一吸,以行脏腑之气;心因之一舒一缩,以行经络之血。肺金清肃,其气下行,肾则纳之,归于中宫,助真火,蒸饮食,化精微,以为生元气之根本。呼吸由此而起,声音由此而出,人之强弱寿夭,悉本于此。心脏舒出紫血之浊气,缩入赤血之清气。赤血即受肺吸入清气,生气由心运行血脉管,滋养周身之精血也;紫血即受脏腑经脉浊气,毒气改变之血由回血管复运行肺内,待呼出浊气,得吸入之清气,则紫血复变为赤血,仍流布周身之内,以养身命。人身之血脉运行,周而复始也。"

3. 脾主统血

五脏六腑之血全赖脾气统摄。《济阴纲目》曰:"大抵血生于脾土,故云脾统血。"脾之所以统血，与脾为气血生化之源密切相关。脾气健旺，气血旺盛，则气之固摄作用也就健全，而血液就不会溢出脉外，以致各种出血。

4. 肝主藏血

肝具有贮藏血液和调节血流量的功能。根据人体动静的不同情况，调节脉管中的血液流量，使脉中循环血液维持在一个恒定水平上。此外，肝的疏泄功能能调畅气机，一方面保障着肝本身的藏血功能，另一方面对血液通畅地循行也起着一定的作用。从上述可以看出，血液正常地循行需要两种力量，即推动力和固摄力。推动力是血液循行的动力，具体体现在心主血脉、肺助心行血及肝的疏泄功能方面。固摄力是保障血液不致外溢的因素，具体地体现在脾的统血和肝的藏血功能方面。这两种力量的协调平衡维持着血液的正常循行。若推动力量不足，则可出现血液流速缓慢，出现滞涩、血瘀等改变；若固摄力量不足，则可导致血液外溢，出现出血证。综上所述，血液循行是在心、肺、肝、脾等脏器相互配合下进行的。因此，其中任何一个脏器生理功能失调，都会引起血行失常。中医学认为，血液的生理与心、肺、脾、肝、肾皆有关。《景岳全书》曰："盖其源源而来，生化于脾，总统于心，藏受于肝，宣布于肺，施泄于肾，灌溉一身，无所不及。"所以临床上治疗血液疾病也是从整体入手的。血行失常不外乎出血和血瘀两端。治疗出血，不重在止血而重在分清出血的原因和性质，治法诸如清热止血、益气止血、平肝止血、清肺止血、祛瘀止血等。血瘀则行血，总以活血祛瘀为要。无论活血或祛瘀，多在和血基础上进行，一般不宜猛峻，如欲逐瘀，常与理气、攻下等法同用，如理气活血、温经活络、攻逐瘀血等。

四、血的生理功能

血的功能可以概括为如下两个方面。

（一）营养滋润全身

血的营养作用是由其成分所决定的。血循行于脉内，是其发挥营养作用的前提和条件。血沿脉管循行于全身，为全身各脏腑组织的功能活动提供营养。《难经·二十二难》将血的这一作用概括为"血主濡之"。全身各部（内脏、五官、九窍、四肢、百骸）无一不是在血的濡养作用下发挥功能的。如鼻能嗅、眼能视、耳能听、喉能发音、手能摄物等，都是在血的濡养作用下完成的。所以，《金匮钩玄》曰："目得之而能视，耳得之而能听，手得之而能摄，掌得之而能握，足得之而能步，脏得之而能液，腑得之而能气。是以出入升降，濡润宣通者，由此使然也。"血的濡养作用可以从面色、肌肉、皮肤、毛发等方面反映出来，表现为面色红润、肌肉丰满壮实、肌肤和毛发光滑等。当血的濡养作用减弱时，机体除脏腑功能低下外，还可见到面色不华或萎黄，肌肤干燥，肢体或肢端麻木、运动不灵活等临床表现。《景岳全书》曰："故凡为七窍之灵，为四肢之用，为筋骨之和柔，为肌肉之丰盛，以至滋脏腑，安神魂，润颜色，充营卫，津液得以通行，二阴得以调畅，凡形质之所在，无非血之用也。"

（二）血是神志活动的物质基础

血的濡养作用是古人通过大量的临床观察而认识到的。无论何种原因形成的血虚或血液运行失常，均可以出现不同程度的神志方面的症状。心血虚、肝血虚，常有惊悸、失眠、多梦等神志不安的表现，失血甚者还可出现烦躁、恍惚、癫狂、昏迷等神志失常的改变。可见血液与神志活动有着密切关系。所以《灵枢·营卫生会》说"血者，神气也"，血液供给充足，神志活动才正常。

五、气与血的关系

气属阳，主动，主煦之；血属阴，主静，主濡之。这是气与血在属性和生理功能上的区别。但二者都源于脾胃化生的水谷精微和肾中精气，在生成、输布（运行）等方面关系密切。故《难经本义》曰："气中有血，血中有气。气与血不可须臾之相离，乃阴阳互根，自然之理也。"《医学真传》曰："人之一身，皆气血之所循行，气非血不和，血非气不运，故曰：气主煦之，血主濡之。"这种关系可概括为"气为血之帅""血为气之母"。

（一）气对血的作用

"气为血帅"包含着三个方面的意义，即气能生血、气能行血、气能摄血。

1. 气能生血

气能生血是指气的运动变化是血液生成的动力。从摄入的饮食物转化成水谷精微，从水谷精微转化成营气和津液，从营气和津液转化成赤色的血，其中每一个转化过程都离不开气的运动变化，而气的运动变化又是通过脏腑的功能活动表现出来的。气的运动变化能力旺盛，则脏腑的功能活动旺盛，化生血液的功能亦强；气的运动变化能力减弱，则脏腑功能活动衰退，化生血液的功能亦弱。气旺则血充，气虚则血少。故在临床治疗血虚疾病时，常配合补气药，目的是增强补益生血的能力。所以周学海《读医随笔·气能生血血能藏气》说:"前贤谓气能生血者……人身有一种气,其性情功力能鼓动人身之血,由一丝一缕化至十百千万,气之力止而后血之数亦止焉。常见人之少气者,及因病伤气者,面色络色必淡,未尝有失血之症也,以其气力已怯,不能鼓化血汁耳。此一种气,即荣气也,发源于心,取资于脾胃,故曰心生血,脾统血,非心脾之体能生血统血也,以其脏气之化力能如此也。"

2. 气能行血

气能行血指气的推动作用是血液循行的动力。气(如宗气)一方面可以直接推动血行,另一方面又可促进脏腑的功能活动,通过脏腑的功能活动推动血液运行。"运血者即是气"(《血证论》),"气行乃血流"(《素问·五脏生成》王冰注)。气生成于血中而固护于血外,气为血之帅,血在脉中流行,实赖于气之率领和推动。故气之正常运动,对保证血液的运行有着重要意义。总之,气行则血行,气止则血止,气有一息之不运,则血有一息之不行。所以临床上治疗血行失常,常以调气为上,调血次之。如气虚不能行血则面色㿠白,补气行血则面色润泽;气滞则血瘀,妇女月经闭止,行气活血则月经通。

3. 气能摄血

气能摄血即气对血的统摄作用,使其正常循行于脉管之中而不溢于脉外。《血证论》曰"人身之生,总是以气统血""血之运行上下,全赖乎脾"。《张聿青医案》曰:"血所以丽气,气所以统血。非血之足以丽气也,营血所到之处,则气无不丽焉;非气之足以统血也,卫气所到之处,则血无不统焉。气为血帅故也。"气摄血,实际上是脾统血的作用。脾为气血运行上下之总枢,"其气上输心肺,下达肝肾,外灌溉四旁,充溢肌肤,所谓居中央畅四方者如是;血即随之运行不息,所谓脾统血者,亦既如是"(《血证论》)。若脾虚不能统血,则血无所主,因而脱陷妄行。气不摄血则可见出血之候,故治疗时必须用补气摄血之法,方能达到止血的目的。如临床上每见血脱之危候,治本"血脱者固气"之法,用大剂独参汤补气摄血而气充血止。

(二)**血对气的作用**

血对气的作用,是"血为气之母"。"血为气母"是指气在生成和运行中始终离不开血。其一,血能生气。气存血中,血不断地为气的生成和功能活动提供水谷精微。水谷精微是全身之气生成和维持其生理功能的主要物质基础。而水谷

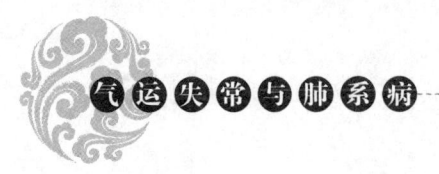

精微又赖血以运之，借以为脏腑的功能活动不断地供给营养，使气的生成与运行正常进行。所以，血盛则气旺，血衰则气少。其二，血能载气。《血证论》云"守气者即是血""载气者，血也"。《杂病证治准绳》云："血气之常，阴从乎阳，随气运行于内，苟无阴以羁束，则气何以树立。"气存于血中，赖血之运载而达全身。血为气之守，气必依附于血而静谧。故《医论三十篇》云："气阳而血阴，血不独生，赖气以生之；气无所附，赖血以附之。"否则，血不载气，则气将飘浮不定，无所归附。因为人身之血用以载气，故气不得血，则散而无所附。所以在临床上，每见大出血之时，气亦随之涣散，形成气随血脱之候。

综上所述，气与血，一阴一阳，互相维系，气为血之帅，血为气之母。《不居集》云："然人之一身气血，不能相离，气中有血，血中有气，气血相依，循环不已。"若血气不和，则百病丛生。

第三节　气与津液的关系

一、津液的概念

津液是人体一切正常水液的总称，包括各脏腑组织的内在体液和正常的分泌液，如胃液、肠液、唾液、关节液等，习惯上也包括代谢产物中的尿、汗、泪等，故《读医随笔·痰饮分治说》曰"汗与小便，皆可谓之津液，其实皆水也"。津液以水分为主体，含有大量营养物质，是构成人体和维持人体生命活动的基本物质。《罗氏会约医镜》曰："人禀阴阳二气以生，有清有浊。阳之清者为元气，阳之浊者为火；阴之清者为津液，阴之浊者即为痰。"在体内，除血液外，其他所有正常的水液均属于津液范畴。津液广泛地存在于脏腑、形体、官窍等器官组织之内和组织之间，起着滋润营养作用。同时，津能载气，人身之气以津液为载体而运行全身并发挥其生理作用。津液又是化生血液的物质基础之一，与血液的生成和运行也有密切关系。所以，津液不但是组成人体的基本物质，也是维持人体生命活动的基本物质。津与液虽同属水液，但在性状、功能及其分布部位等方面又有一定的区别。一般来说，性质清稀，流动性大，主要布散于体表皮肤、肌肉和孔窍等部位,并渗入血脉,侧重于滋润作用者,称为"津";其性较为稠厚,流动性较小,灌注于骨节、脏腑、脑、髓等组织器官,侧重于濡养作用者,称为"液"。《灵枢·五癃津液别》曰:"津液各走其道,故三焦出气,以温肌肉,充皮肤,为其津;其流而不行者为液。"

二、津液的代谢

(一)津液的生成

津液的生成、输布和排泄,是一个涉及多个脏腑一系列生理活动的复杂过程。《素问·经脉别论》所说"饮入于胃,游溢精气,上输于脾,脾气散精,上归于肺,通调水道,下输膀胱,水精四布,五经并行",是对津液代谢过程的简要概括。津液来源于饮食,通过脾、胃、小肠和大肠消化吸收饮食中的水分和营养生成。具体过程如下。

脾胃腐熟运化:胃为水谷之海,主受纳腐熟,赖游溢精气而吸收水谷中部分精微。《读医随笔·燥湿同形同病》曰"水之入胃,其精微洒陈于脏腑经脉,而为津液"。脾主运化,赖脾气之升清,将胃肠吸收的津液上输于心肺,而后输布全身。故《脾胃论》曰"津液与气入于心,贯于肺,充实皮毛,散于百脉"。

小肠主液:小肠泌别清浊,吸收饮食物中大部分营养物质和水分,上输于脾,而布散全身;并将水液代谢产物经肾输入膀胱,把糟粕下输于大肠。

大肠主津:大肠接受小肠下注的饮食物残渣和剩余水分后,将其中部分水液重新吸收,使残渣形成粪便而排出体外。大肠通过其主津功能参与人体内津液的生成。津液的生成是在脾的主导下,由胃、小肠、大肠的参与而共同完成的,但与其他脏腑也不无关系。

总之,津液的生成取决于如下两方面的因素:其一是充足的水饮类食物,这是生成津液的物质基础;其二是脏腑功能正常,特别是脾胃、大小肠的功能正常。其中任何一方面因素异常,均可导致津液生成不足,引起津液亏乏的病理变化。

(二)津液的输布

津液的输布主要依靠脾、肺、肾、肝、心和三焦等脏腑生理功能的综合作用来完成。

1. 心主血脉

《侣山堂类辩·辩血》曰:"中焦蒸水谷之津液,化而为血,独行于经隧。"

《灵枢·痈疽》曰："津液和调，变化而赤为血。"心属火，为阳中之太阳，主一身之血脉。津液和血液赖心阳之动力方能正常运行，环周不休。

2. 脾气散精

脾主运化水谷精微，通过其转输作用，一方面将津液上输于肺，由肺的宣发和肃降，使津液输布全身而灌溉脏腑、形体和诸窍。另一方面，又可直接将津液向四周布散至全身，即脾有"灌溉四旁"之功能，即《素问·厥论》所说的脾主"为胃行其津液"的作用。

3. 肺主行水

肺主行水，通调水道，为水之上源。肺接受从脾转输而来的津液之后，一方面通过宣发作用将津液输布至人体上部和体表，另一方面通过肃降作用将津液输布至肾和膀胱及人体下部形体。

4. 肾主津液

《素问·逆调论》曰："肾者水脏，主津液。"肾对津液输布起着主宰作用，主要表现在两个方面。一是肾中阳气的蒸腾气化作用，是胃"游溢精气"，脾的散精，肺的通调水道，以及小肠的分别清浊等作用的动力，推动着津液的输布。二是由肺下输至肾的津液，在肾的气化作用下，清者蒸腾，经三焦上输于肺而布散于全身，浊者化为尿液注入膀胱。

5. 肝主疏泄

肝主疏泄，使气机调畅，三焦气治，气行则津行，促进了津液的输布流注。

6. 三焦决渎

三焦为"决渎之官"，气为水母，气能化水布津，三焦对水液有通调决渎之功，是津液在体内流注输布的通道。津液的输布虽与五脏皆有密切关系，但主要是由脾、肺、肾和三焦来完成的。脾将胃肠转来的津液上输于肺，肺通过宣发肃降功能，经三焦通道，使津液外达皮毛，内灌脏腑，输布全身。肾主水，使水液中之清者上升，复归于心肺。

（三）津液的排泄

津液的排泄与津液的输布一样，主要依赖于肺、脾、肾等脏腑的综合作用。其具体排泄途径包括以下方面。

1. 汗

肺气宣发，将津液输布到体表皮毛，被阳气蒸腾而形成汗液，由汗孔排出体外。肺主呼吸，肺在呼气时也带走部分津液（水分）。

2. 尿

尿液为津液代谢的最终产物，其形成虽与肺、脾、肾等脏腑密切相关，但尤以肾为最。肾之气化作用与膀胱的气化作用相配合，共同形成尿液并排出体外。肾在维持人体津液代谢平衡中起着关键作用。所以说："水为至阴，其本在肾。"

3. 粪

大肠排出的水谷糟粕所形成的粪便亦带走一些津液。泄泻时，大便中含水多，带走大量津液，易引起伤津。

综上所述，津液代谢的生理过程需要多个脏腑的综合调节，其中尤以肺、脾、肾三脏为要，故《景岳全书·肿胀》曰"盖水为至阴，故其本在肾；水化于气，故其标在肺；水惟畏土，故其制在脾"。若三脏功能失调，则可影响津液的生成、输布和排泄等过程，破坏津液代谢的平衡，从而导致津液生成不足，或环流障碍，水液停滞，或津液大量丢失等病理改变。津液生成不足或大量丢失而伤津化燥，甚则阴液亏虚，乃至脱液亡阴。其治宜滋液生津、滋补阴液、敛液救阴。津液停聚则为湿、为饮、为水、为痰。其治当以发汗、化湿、利湿（尿）、逐水、祛痰为法。

三、津液的功能

津液的功能主要包括滋润营养、化生血液、调节阴阳和排泄废物等。

（一）滋润营养

津液以水为主体，具有很强的滋润作用；富含多种营养物质，而有营养功能。津与液，"津之质最轻清，而液者清而晶莹，厚而凝结""（精、血、津、液）四者之在人身也，血为最多，精为最重，而津之用为最大也。内之脏腑筋骨，外之皮肤毫毛，即夫精也、血也、液也，莫不赖津以濡之，乃能各成其体而不敝""津亦水谷所化，其浊者为血，清者为津，以润脏腑、肌肉、脉络，使气血得以周行通利而不滞者此也。凡气血中不可无此，无此则槁涩不行矣……液者，淖而极厚，不与气同奔逸者也。亦水谷所化，藏于骨节筋会之间，以利屈伸者。其外出孔窍，曰涕、曰涎，皆其类也"（《读医随笔·气血精神论》）。分布于体表的津液能滋润皮肤，温养肌肉，使肌肉丰润，毛发光泽；体内的津液能滋养脏腑，维持各脏腑的正常功能；注入孔窍的津液，可使口、眼、鼻等九窍滋润；流入关节的津液，能温利关节；渗入骨髓的津液，能充养骨髓和脑髓。

（二）化生血液

津液经孙络渗入血脉之中，成为化生血液的基本成分之一，使血液充足，并濡养和滑利血脉，使血液环流不息。故《灵枢·痈疽》曰："中焦出气如露，上注溪谷，而渗孙脉，津液和调，变化而赤为血。"《脾胃论·仲景引内经所说脾胃》曰："水入于经，其血乃成。"

（三）调节阴阳

在正常情况下，人体阴阳之间处于相对的平衡状态。津液作为阴精的一部分，对调节人体的阴阳平衡起着重要作用。脏腑之阴的正常与否，与津液的盛衰是分不开的。人体根据体内的生理状况和外界环境的变化，通过津液的自我调节使机体保持正常状态，以适应外界的变化。如寒冷的时候，皮肤汗孔闭合，津液不能借汗液排出体外，而下降入膀胱，使小便增多；夏暑季节，汗多则津液减少下行，使小便减少。当体内丢失水液后，则多饮水以增加体内的津液。《灵枢·五癃津液别》曰："水谷入于口，输于肠胃，其液别为五，天寒衣薄则为溺与气，天热衣厚则为汗。"由此进行体液调节，以维持人体的正常生命活动。

（四）排泄废物

津液在其自身的代谢过程中，能把机体的代谢产物通过汗、尿等方式不断地排出体外，使机体各脏腑的气化活动正常。若这一作用受到损害和发生障碍，就会使代谢产物潴留于体内，而产生痰、饮、水、湿等多种病理变化。

四、五脏化液

（一）五脏化液的概念

汗、涕、泪、涎、唾五种分泌物或排泄物称为"五液"。五液由五脏所化生，即心为汗，肺为涕，肝为泪，脾为涎，肾为唾。五液由五脏所化生并分属于五脏，故称"五脏化液"，又称"五脏化五液"。

（二）五脏与五液的关系

五液属津液范畴，皆由津液所化生，分布于五脏所属官窍之中，起着濡养、滋润及调节津液代谢的作用。五液的化生、输布和排泄是在津液的化生、输布和排泄的气化过程中完成的，是多个脏腑，特别是肺、脾、肾等综合作用的结果。但五脏是脏象学说的核心，故又将汗、涕、泪、涎、唾分属于五脏。故《质疑录·论在内为血在外为汗》曰:"人之一身,有涕、泪、涎、唾、便、溺,皆属一水之化,而发于九窍之中。"《读医随笔·气血精神论》曰:"汗与小便,皆可谓之津液。"五脏与五液的关系,是津液代谢过程中整体调节与局部调节的统一。

1. 汗为心之液

什么是汗?《素问·阴阳别论》曰:"阳加于阴谓之汗。""阳"是指体内的阳气;"阴"是指体内的阴液。所谓"阳加于阴谓之汗",是说汗液乃津液通过阳气的蒸腾气化后,从玄府(汗孔)排出之液体。汗液的分泌和排泄,还有赖于卫气对腠理的开阖作用。腠理开,则汗液排泄;腠理闭,则无汗。因为汗为津液所化,血与津液又同出一源,因此有"汗血同源"之说。而血又为心所主,汗为血之液,气化而为汗,故有"汗为心之液"之称。正如李中梓《医宗必读》所说:"心之所藏,在内者为血,在外者为汗。汗者,心之液也。"由于汗与血液在生理上有密切联系,故它们在病理上也互相影响。就汗与血液关系而言,汗出过多,可耗血伤津。反之,津亏血少,汗源不足,就不宜发汗。"夺血者无汗,夺汗者无血"的道理就在于此。就汗与心的关系而言,汗出过多耗伤心的气血,则见心悸、怔忡等。由于汗出是阳气蒸发津液的结果,故大汗淋漓也会伤及人的阳气,导致大汗亡阳的危候。反之,当心的气血不足时,也会引起病理性的出汗,如心气虚,表卫不固而自汗;心阴虚,阳不敛阴而盗汗。

2. 涕为肺之液

涕是鼻内分泌的黏液,有润泽鼻窍的功能。鼻为肺窍,故五脏化液,肺为涕。在肺的生理功能正常时,鼻涕润泽鼻窍而不外流;若肺感风寒,则鼻流清涕;肺感风热,则鼻流浊涕;如肺燥,则鼻干涕少或无涕。

3. 涎为脾之液

涎为口津,唾液中较清稀的称作"涎",它具有保护和清洁口腔的作用,在进食时分泌较多,还可湿润和溶解食物,使之易于吞咽和消化。在正常情况下,涎液上行于口但不溢于口外。若脾胃不和,则往往导致涎液分泌急剧增加,而发生口涎自出等现象,故说脾在液为涎。

4. 泪为肝之液

肝开窍于目,泪从目出。泪有濡润、保护眼的功能。在正常情况下,泪液的分泌是濡润而不外溢,但在异物侵入目中时,泪液即可大量分泌,起到清洁眼目和排除异物的作用。在病理情况下,则可见泪液分泌异常。如肝的阴血不足,泪液分泌减少，常见两目干涩；如风火赤眼，肝经湿热，可见目眵增多、迎风流泪等。此外，在极度悲哀的情况下，泪液的分泌也可大量增多。

5. 唾为肾之液

唾与涎同为口津，即唾液，较稠者为唾，较稀薄者为涎。脾之液为涎，而肾之液为唾。唾液除了具有湿润与溶解食物，使之易于吞咽，以及清洁和保护口腔的作用外，还有滋养肾精之功。因唾为肾精所化，多唾或久唾，则易耗肾精。

五、气与津液的关系

气属阳，津液属阴，这是气和津液在属性上的区别，但二者均源于脾胃所运化的水谷精微，在其生成和输布过程中有着密切的关系。在病理上病气即病水，病水即病气。所以在治疗上，治气即治水，治水即治气。

（一）气对津液的作用

气对津液的作用表现为气能生津、气能行津、气能摄津三个方面。

1. 气能生津

气是津液生成与输布的物质基础和动力。津液源于水谷精气，而水谷精气赖脾胃之腐熟运化而生成。气推动和激发脾胃的功能活动，使中焦之气机旺盛。运化正常，则津液充足。"水化于气"（《血证论》），"气可化水"（《杏轩医案》）。所以，津液的生成、输布和排泄均离不开气的作用。"元气足则运化有常，水道自利"（《类经》），故三焦之气失职，则津液停聚而为湿、为水、为肿。如太阳蓄水证，水热互结于膀胱，气化不行，津液不布，则口渴而小便不利，治以五苓散助气化而散水邪，膀胱津液得以化气，升腾于上，敷布于脏腑而还为津液，不生津而渴自止。所以，气旺则津充，气弱则津亏。

2. 气能行津

气能行津指气的运动变化是津液输布排泄的动力。气的升降出入运动作用于脏腑，表现为脏腑的升降出入运动。而脾、肺、肾、肝等脏腑的升降出入运动完成了津液在体内的输布、排泄过程，所谓"气行水亦行"。当气的升降出入运动异常时，津液输布、排泄过程也随之受阻。反之，由于某种原因，津液的输布和排泄受阻而发生停聚时，则气的升降出入运动亦随之而不利。由气虚、气滞导致的津液停滞，称作"气不行水"；由津液停聚导致的气机不利，称作"水停气滞"。二者互为因果，可形成内生之水湿、痰饮，甚则形成水肿等病理变化。这是在临床上治疗水肿行气与利水法常常并用的理论依据之一。

3. 气能摄津

气的固摄作用控制着津液的排泄。体内的津液在气的固摄作用控制下维持着一定的量。若气的固摄作用减弱，则体内津液过多，经汗、尿等途径外流，出现多汗、漏汗、多尿、遗尿的病理现象，临床治疗时应注意补气固津。

（二）津液对气的作用

"水可化气"（《杏轩医案》），"气生于水"（《血证论》）。水谷化生的津液，通过脾气升清散精，上输于肺，再经肺之宣降，通调水道，下输于肾和膀胱，在肾阳的蒸动下，化而为气，升腾敷布于脏腑，发挥其滋养作用，以保证脏腑组织的正常生理活动。故《素问·经脉别论》云："水精四布，五经并行。"此外，津液是气的载体，气必须依附于津液而存在，否则就会涣散不定而无所归。因此，津液的丢失，必导致气的耗损。如暑病伤津耗液，不仅口渴喜饮，且津液虚少无以化气，而见少气懒言、肢倦乏力等气虚之候。若因汗、吐太过，津液大量丢失，则气亦随之外脱，形成"气随液脱"之危候，故《金匮要略心典》曰"吐下之余，定无完气"。

第五章

肺气与气运失常

肺气以宣发肃降的基本运动形式存在，肺之功能是在肺气的推动下完成的。也就是说，只有在肺气能够正常宣发肃降的情况下，肺之功能才能够正常地进行，可以说宣发肃降是肺之一切功能正常进行的基础。肺病者，指在外感或内伤等因素影响下，肺之生理功能失常，不能正常发挥主气、司呼吸、主宣降、主通调水道等功能而出现的一系列疾病。

第一节 肺气的生理功能

一、肺主气

肺主气是肺主呼吸之气和肺主一身之气的总称。《周氏医学丛书·脏腑标本药式》曰："肺藏魄，属金，总摄一身之气。"人身之气均为肺所主，所以说"诸气者，皆属于肺""肺主一身之气"。肺主气，包括主呼吸之气和主一身之气两个方面。

（一）肺主呼吸之气

肺主呼吸之气是指肺通过呼吸运动，吸入自然界的清气，呼出体内的浊气，实现体内外气体交换的功能。《医原》曰："肺……一呼一吸，与天气相通。"肺为呼吸器官，具有呼吸功能。"天气至清，全凭呼吸为吐纳，其呼吸之枢则以肺为主。"

肺为体内外气体交换的场所。肺吸入自然界的清气，呼出体内的浊气，实现了体内外气体的交换。通过不断地呼浊吸清，吐故纳新，促进气的生成，调节着气的升降出入运动，从而保证了人体新陈代谢的正常进行。所以《医宗必读·行方智圆心小胆大论》说："肺叶白莹，谓之华盖，以覆诸脏。虚如蜂窠，下无透窍，吸之则满，呼之则虚，一呼一吸，消息自然。司清浊之运化，为人身之橐籥"。橐籥，古代冶炼用以鼓风吹火的装备，犹今之风箱。橐，外面的箱子；籥，里面的送风管，以此来类比肺的呼吸运动。总之，"肺为呼吸器官，一吸氧气纳入，一呼碳气吐出，肺予以换气转血，实司人身重要功能"（《中国医药汇海·论肺之功用》）。中医学认为，呼吸运动不仅靠肺来完成，还有赖于肾的协作。肺为气之主，肾为气之根，肺主呼，肾主纳，一呼一纳，一出一入，才能完成呼吸运动。肺司呼吸的功能正常，则气道通畅，呼吸调匀。若病邪犯肺，影响其呼吸功能，则会出现胸闷、咳嗽、喘促、呼吸不利等症状。

（二）肺主一身之气

肺主一身之气是指肺有主持、调节全身各脏腑之气的作用，即肺通过呼吸而参与气的生成和调节气机的作用。《医门法律·肺痈肺痿门》曰："人身之气，禀命于肺，肺气清肃，则周身之气莫不服从而顺行。"肺主一身之气的生理功能具体体现在以下两个方面。

1. 气的生成方面

肺参与一身之气的生成，特别是宗气的生成。人体通过呼吸运动，把自然界的清气吸入肺，又通过胃肠的消化吸收功能，把饮食物变成水谷精气，由脾气升清，上输于肺。自然界的清气和水谷精气在肺内结合，积聚于胸中的上气海（指膻中，位于胸中两乳之间，为宗气汇聚发源之处），便称为"宗气"。宗气上出喉咙，以促进肺的呼吸运动；贯通心脉，行血气而布散全身，以温养各脏腑组织和维持它们的正常功能活动，在生命活动中占有重要地位，故起到主一身之气的作用。因此，肺呼吸功能不健全，不仅影响宗气的生成，而且影响全身之气的生成。

2. 对全身气机的调节方面

所谓气机，泛指气的运动，升降出入为其基本形式。肺的呼吸运动，是气的升降出入运动的具体体现。肺有节律地一呼一吸，对全身之气的升降出入运动起着重要的调节作用。故曰"肺为四脏之上盖，通行诸脏之精气，气则为阳，流行脏腑，宣发腠理，而气者皆肺之所主也"（《太平圣惠方》），"肺为相傅之官，治节出焉。统辖一身之气，无经不达，无脏不转，是肺乃气主"（《辨证奇闻·痹证门》）。肺主一身之气的功能正常，则各脏腑之气旺盛。反之，肺主一身之气的功能失常，会影响宗气的生成和全身之气的升降出入运动，表现为少气不足以息、声低气怯、肢倦乏力等气虚之候。

（三）肺主一身之气与肺主呼吸之气的关系

肺主一身之气和呼吸之气，实际上都隶属于肺的呼吸功能。肺的呼吸调匀是气的生成和气机调畅的根本条件。如果肺的呼吸功能失常，势必影响宗气的生成和气的运动，那么肺主一身之气和呼吸之气的作用也会减弱，甚则肺丧失呼吸功能，清气不能入，浊气不能出，新陈代谢停止，人的生命活动也就终结了。所以说，肺主一身之气的作用，主要取决于肺的呼吸功能。但是，气的不足和升降出入运动异常，以及血液运行和津液的输布、排泄异常，亦可影响肺的呼吸运动，而出现呼吸异常。

肺朝百脉是指全身的血液都通过经脉而聚会于肺，通过肺的呼吸，进行体内外清浊之气的交换，然后将富含清气的血液输送至全身的作用，即肺协助心脏推动血液在脉管内运行的作用。全身的血液，都要通过经脉而流经于肺，通过肺的呼吸进行气体交换，然后再输布全身。《素问·经脉别论》曰："食气入胃，浊气归心，淫精于脉，脉气流经，经气归于肺。肺朝百脉，输精于皮毛。"

二、肺气与其他气的关系

（一）肺与宗气的关系

肺与宗气的关系主要包括三个方面。①宗气的形成依赖肺气的推动：宗气乃肺所吸入的天之清气和经脾胃转输而来的精微物质，在肺气的推动作用下所形成的人体之气。其形成于肺中，积聚于胸中。②宗气的布散依赖肺气的推动：宗气积于胸中气海，经肺气的宣发肃降而上行息道行呼吸、贯注心脉行气血、下蓄丹田资元气。所以肺气不仅是宗气形成的基础，也是其运行的动力所在。③宗气参与"肺主呼吸"之功能：肺为空虚之脏，吸之则满，呼之则空，在呼吸的过程中完成内外清浊气体的交换。宗气可上行息道行呼吸者，所以宗气的强弱及量的多少与声音、语言、呼吸的正常与否有密切关系。

（二）肺与营卫之气的关系

肺与营卫之气的关系主要包括两个方面。①肺气为营卫之气生成的动力之源：水谷入胃，分而为水谷精微及糟粕，水谷精微上传及肺，在肺气的作用下与天之清气相合而生成宗气，宗气之中上行能够行呼吸者为卫气也，灌注心脉能够助心行血者营气也，故黄元御《伤寒悬解》言"心主营，肺主卫。宗气，乃营卫之根本也"。②肺气为营卫之气布散的动力之源：肺气通过正常的宣发肃降功能，将营卫之气布散于全身内外。依靠肺气正常的宣降，卫气才能上行而布散于体表，而肺气正常宣降，才使得营气能够注之于心，故《类经·脏象类》言"肺主气，气调则营卫脏腑无所不治"。

（三）肺阳与肺气的关系

气是人体脏腑功能能够正常进行的最基本的物质基础，其可以分为阴、阳两个方面，故《素问·宝命全形论》言"人生有形，不离阴阳"。肺气者，乃一身之气布散于肺的部分，是肺之功能能够正常进行的基础。气分阴阳，所以肺阳者，乃肺气中具有宣发、温煦、推动等属阳成分的合称；而肺阴者，乃肺气中具有宁静、抑制、凉润等属阴成分的合称。肾阳者，五脏阳气之根，肺阳亦不除外，而肺阳又依赖于脾阳的不断充养，故肺阳只有在脾肾之阳的帮助下，才能正常发挥其功能。肺气分为肺阴气和肺阳气，肺阳气简称为"肺阳"。在生理方面，肺阳的功能主要包括温煦肺脏、卫外抗邪、助肺宣发、化气行水等；在病理方面，肺阳虚证是肺气虚证的重症状态，所以当肺气虚损到一定程度时可引起肺之阴阳平衡状态的偏斜，如当偏于阳气不足时，则称为"肺阳虚"。肺阳不足时，不仅可引起肺之气功能的失常，还可导致津液敷布与卫阳的温煦作用不能正常发挥，从而可见一系列病变，如咳喘等呼吸不利的症状、短气汗出等气虚不养不摄的症状，以及恶寒肢冷等阳气不能正常温阳的症状。

（四）肺与水液代谢的关系

肺与水液的关系可概括为"肺主行水"，肺主行水又称肺能"通调水道"。肺主行水主要包括三个方面。①津液通过肺气的宣降而布散于全身：津液经脾上输于肺，通过肺阳的温化和肺气的宣降，将其外输于皮毛，同时内布于诸脏诸腑。外输于皮毛者，在肺卫之气的调控下调节汗液的排泄和保持人体体温的稳定。②肺阳在水液代谢的过程中起着重要作用：水性属阴，得阳乃化，肺阳足则水液方得运化，阴得阳乃化故也。水液入胃，必须经脾胃之阳的温化后方可上传于肺，再经肺阳的温化方能在肺气的宣肃下布达于全身。③肺气通过肃降作用将脏腑代谢后的浊液下输于膀胱：肺通过宣发作用布散于诸脏腑的水液经脏腑代谢后的浊液，经过肺气的肃降作用，通过三焦而下输于膀胱，故张志聪《黄帝内经素问集注·经脉别论》言"肺……能通调水道而下输膀胱"。

三、肺气宣降

（一）肺气宣发

宣发者，言肺气的运动形式以向上向外为特点，如果从气机运动方面而言则属于升和出。肺气的宣发主要包括以下几点。①宣发卫气：卫气在肺气的宣发作用下从目内眦出，而后循六阳经布散于体表，所以言肺气为卫气升布的动力之源。故在肺气正常的升宣作用下，卫气才能正常升散而发挥其相应的功能；而卫气在外正常的运行，则有助于肺气正常的宣发外布。②布散津液：肺将脾胃转输而来的津液和精微物质布散于上部及外周，以濡养鼻孔、咽喉、腠理、皮毛。③呼出浊气：肺是人体内外之气的交换场所，人体的一部分浊气在肺中与肺吸入的自然界清气相交换后，这些浊气在肺气宣发作用下经息道排出体外，而在肺呼出浊气的过程中，也将肺系中的污浊异物排出体外，从而保持呼吸的畅通和清洁。故若肺气宣散不畅，则见咳嗽、胸闷、呼吸不利、喷嚏、鼻塞、无汗等症。

（二）肺气肃降

肃降者，清肃下降也，言肺气向下向内的特点，就气机运动方面而言属于降和入。《内经》不明言肺之肃降功能，乃采用《素问·示从容论》之"援物比类"法，从五行之"金"的特性推导之。肺气的肃降主要包括以下几点。①通调水道：从脾转输而来的津液及水谷精微物质正是在肺气肃降下行作用的推动下输布于五脏六腑，以作为其功能能够正常进行的物质基础；也是在肺气的肃降作用下，人体内外各个脏腑器官代谢后的浊液下输于膀胱，并经肾气和膀胱之气的气化，将"浊中之浊"排出体外。正是因为肺气具有通调水道的作用，而且又因肺位最高，所以将肺称作"水之上源"。②通导大便：大肠之气的正常通降是大便能够外排的动力之源，而大肠之气的通降是在肺气肃降的作用下进行的，所以大便的外排需要肺气肃降作用的调控；只有津液充足，大肠滑润，大便才能通畅下行，而大肠所需之津液，是在肺气肃降的作用下由脾转输而来，故肺气正常肃降，是大肠滑润、大便通畅的必要条件之一。③吸纳清气：吸者言从外而入，即肺气通过肃降作用吸入天之清气；纳者言纳气归肾，即天之清气在肺中经过清浊之气的交换后，部分清气在肺气肃降的作用下下达于肾，从而保持着呼吸的深度。

第二节　气运失常的病因在肺病中的表达

中医学认为，气是构成人体和维持人体生命活动最基本的物质。气的正常运动称为"气机"。气的运动失常为"气运失常"，一般是指气的生化不足，或耗散过多所致的气虚，或气的功能及运动不畅所致的气机失调。气虚是指元气不足，脏腑功能减退，抗病能力下降的病理状态；气机失调是指气的升降出入运动之间失去平衡，包括气滞、气逆、气陷、气闭、气脱五种形式。中医学认为，肺脏实现主气司呼吸、通调水道、朝百脉等生理活动，离不开其宣发肃降功能，而宣发和肃降属于两种相反的运动，其运动平衡依赖于肺气的升降出入平衡，一旦气运失常，将会影响到肺的宣降功能，从而产生咳、痰、喘等症状。中医学亦认为，正气亏损是导致疾病发生的内在因素，气虚不仅是致病之本，还是导致气运失常的重要原因。肺居于华盖之位，主行水，主通调水道，肺气亏损则无力推动人体津液的运行和输布，致津液凝聚，生成痰湿。气为血之帅，血为气之母，肺气虚则无力推动血液在脉管内运行，血液瘀阻凝滞于脉道，而痰瘀互生，阻于脉道，二者作为病理产物又可加重气虚症状。肺为娇脏，不耐外邪侵袭，因而易受外感之毒的侵袭而进一步转化。如肺痿之证缠绵难愈，日久耗伤人体正气，肺气愈虚，致肺叶失去濡润呈气阴两虚之状。肺痹、肺痿之发生，或因禀赋不足及饮食劳倦内伤，先有肺肾两虚或肺脾两虚之基础，而复感外邪或邪毒，宣解不彻，伤及肺之气血，邪毒稽留于肺，渐致肺气虚损，津聚为痰，血阻气道，终成肺虚痰瘀闭阻之证。纵观肺病病机，气运失常始终贯穿病机之中，并随着病势的加重而表达增强；而由此产生了痰、毒、瘀等病理产物，并在肺病的发生、发展中占重要地位。下面对气运失常的病因在肺病病程中的表达进行探讨。

一、因于风热

《金匮要略》记载："风中于卫，呼气不入，热过于营，吸而不出。"风热袭肺，肺气不利，肺失宣降，发为咳嗽；热为阳邪，消灼煎熬阴津，炼液为痰，痰

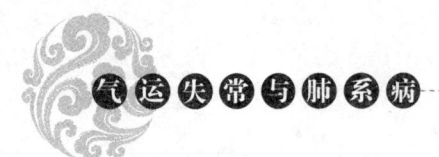

阻气道,肺失清肃,肺气上逆,则见咳喘。《金匮要略》又云:"风伤皮毛,热伤血脉……热之所过,血为之凝滞。"虽然肺瘀血表现缺乏特异性,但《血证论》已指出"内有瘀血,则阻碍气道,不得升降,是以壅而为咳……是以倚息不得卧也"。血阻肺络,气机运行不畅,肺气郁滞,肺失宣降,发为咳喘。

二、因于燥热

肺喜润恶燥,燥易伤肺。燥邪犯肺,肺气不利,津液易伤,津干液炼,灼津为痰,痰阻气道,肺失肃降,肺气上逆,发为干咳无痰,或痰少难咯。

三、因于痰热

平素嗜烟好酒,烟酒辛温燥烈,熏灼肺胃,炼液为痰。或因过食肥甘辛辣炙煿,酿湿蒸热生痰;或素体脾虚湿盛,寒饮内停,痰浊内生,复因阳邪引动,上干于肺;或由情志不遂,郁怒伤肝,肝失条达,气机不畅,日久气郁化火,因肝脉布胁而上注于肺,故气火循经犯肺,火邪灼津蒸液成痰;或日久接触有毒物质,耗伤肺气,熏灼肺津,炼液成痰。痰盛则壅塞气道,气机出入不畅,肺气壅滞,发为胸闷、咳喘、痰多;痰少则痰阻气道,肺失清肃,肺气上逆,发为咳嗽。间质性肺病肺泡炎期病理性质多属本虚标实,且以标实为急,病位主要在肺。或因失治、误治,或正虚祛邪不尽,或邪盛稽留,肺气耗伤,累及脾肾,痰瘀闭阻,脉络失养,终成虚实夹杂,脏腑功能逐渐衰败,进入肺纤维化期。其气运失常的基本病机可以概括为以下两点:痰瘀闭阻,阻碍气机,肺气郁滞;肺肾气虚,失于摄纳,气逆于上。

四、因于痰瘀

痰瘀为有形之病理产物,痰性黏滞,瘀积势深,痰瘀闭阻易致胶着难除,病势缠绵。承袭间质性肺病肺泡炎期,虽已有痰瘀阻肺之候,但纤维化期痰瘀致病更为广泛。因于痰,此期肺气亏耗,累及脾肾,痰的产生与脏腑功能失调关系密切。"脾为生痰之源,肺为贮痰之器",肺脏自病,宣降失常,气不布津,津聚为痰;脾为肺之母,子病及母,脾虚气弱,水湿不行,聚而为痰;久病及肾,肾气不足,阴精暗耗,阴不制阳,虚火内生,灼津为痰。因于瘀,《素问·痹论》说"病久入深,荣卫之行涩",久病顽疾,病程缠绵,日久难愈,耗伤肺气,肺气虚损，致肺脏气虚无力运行血液，则瘀血内停而成瘀。如周学海《读医随笔》所言："气虚不足以推血，则血必有瘀。"叶天士（叶桂）明确指出："久发频发之恙，必伤及络，络乃聚血之所，久病必瘀闭。"痰、瘀均是气血津液运行障碍形成的有形病理产物，易阻滞气机，阻碍气血，二者常相互转化。盖痰乃津液所化，随气升降，无处不到，若痰浊壅阻于气道，气机阻滞，气滞导致血瘀，瘀血内生。瘀阻脉络，气机郁滞，津液停滞，气不行水凝聚为痰。《诸病源候论·痰饮诸病·诸痰候》明确指出："诸痰者，此由血脉壅塞，饮水积聚而不消散，故成痰也。"《诸病源候论·痰饮诸病·痰饮候》指出："痰饮者，由血脉闭塞，津液不通，水饮气停在胸腑，结而成痰。"痰瘀互结，闭阻肺络，阻碍气机，肺气郁滞，宣降失常，临床常见胸闷、憋气、咳嗽、喘息，伴有唇甲发绀、杵状指等。正如明代李梴《医学入门》所言："痰与瘀血碍气，所以动则喘急。"

五、因于虚

《素问·评热病论》曰："邪之所凑，其气必虚。"机体禀赋不足或正气亏虚往往是各种疾病的内在病因。但对于间质性肺病纤维化期而言，虚不仅是致病之本，更是导致气运失常的主要因素。肺主呼吸，肾主纳气，肺的呼吸能保持一定的深度，有赖于肾的纳气功能。肾气充盛，吸入的清气方能经肺之肃降而下纳于肾，故有"肺为气之主，肾为气之根"之说。肺气久虚，必伤及肾，肾气虚弱，不能纳气归元，气浮逆于上，发为气喘息促，呼吸浅表，动则尤甚。机体气的产生，主要依赖于肺的呼吸功能和脾的运化功能，肺所吸入的清气和脾胃所运化的水谷精气是组成气的主要物质基础。肺病日久，子盗母气，病及脾，脾为后天气血生化之源，脾虚气弱，反过来影响肺的主气功能，常可导致肺气的不足，称为"土不生金"，肺气更虚，则肃降无力，气逆于上，发则咳逆、气喘。甚者，肺病日久，肺、脾、肾三脏功能衰败，正气衰竭，以致气不内守而外散脱失，形成气脱危候。

综上所述，纵观肺病，其发病机制与气的运动失常密切相关，或因邪壅肺络，肺气郁滞；或显性之痰阻碍气道，肺失肃降，肺气上逆；或隐性之痰瘀闭阻肺络，肺气出入受阻，气机郁滞；或因虚致逆，气浮于上。由此可见，气运失常贯穿肺病的发生、发展过程，提示我们在治疗肺病时，应在补气、活血、祛痰治疗的基础上，兼顾应用宣肺或降肺之品，以调畅气机，提高临床疗效，正如《证治汇补》

中所指出的"人之气道，贵乎清顺，则津液流通，何痰之有"。

第三节　肺气与肺阳的关系

历代医籍在论述肺之生理病理或肺病的辨证论治时多言肺气、肺津或肺阴，很少提及肺阳。究其原因，可能是以肺气代替肺阳而将肺气虚与肺阳虚混同。"肺在病理上有其一定的特殊性，如肺阳的升散作用，概括于肺气的宣发功能，肺的阳气不足，即指肺气虚，而不再单论肺阳虚"。有人认为这种解释并未切中要害，指出历代文献少提甚至不提肺阳实出于前贤的自觉选择，并认为因肺脾同属太阴，肺为人体后天之"天"，脾为人体后天之"地"，脾土生肺金，二者关系密切，以脾阳即可概言肺阳。笔者认为，肺阳是客观存在的，阴阳是相对而言的，有肺阴必然有肺阳。肺脏仅言肺气、肺津、肺阴而不言肺阳，有失脏腑精气阴阳理论体系的完整性。《素问·宝命全形论》曰："人身有形，不离阴阳。"阴阳学说认为，任何事物都具有阴和阳两种不同属性，阴阳是对立统一的，任何一方都不能脱离另一方而单独存在。李中梓说："无阳则阴无以生，无阴则阳无以化。"阴为阳之基，阳为阴之统，阳生阴长，生生不息，从而保持着阴阳的动态平衡，即"阴平阳秘"。肺脏的阴阳关系也是如此，肺阴与肺阳对立制约、互根互用、协调平衡，才能维持肺脏正常的生理功能。《素问·经脉别论》曰"合于四时五脏阴阳，揆度以为常也"，指出五脏皆有阴阳。五脏之阳除常见的心阳、肝阳、脾阳、肾阳外，还应有肺阳。肺阳概念有必要明确提出予以正名。

一、肺阳概念源流

纵观历代文献，虽然很少明确提出"肺阳"，但在有关的生理病理论述中已经蕴含了肺阳的概念。如《素问·汤液醪醴论》在论述水肿病机时云："其有不从毫毛而生，五脏阳以竭也，津液充郭……五阳已布，疏涤五脏，故精自生，形自盛，骨肉相保，巨气乃平。"其中"五脏阳以竭"明确指出五脏阳气都有郁遏受阻的阶段，当然内寓肺阳之病理；而"五阳已布"则指五脏阳气的输布宣达，说明了包括肺阳生理在内的五脏阳气之生理。又如《灵枢·邪气脏腑病形》云："形寒寒饮则伤肺。"《素问·宣明五气》曰："肺恶寒。"《灵枢·百病始生》谓：

"重寒伤肺。"《素问·咳论》说："其寒饮食入胃，从肺脉上至于肺，则肺寒，肺寒则外内合邪，因而客之，则为肺咳。"这些论述都讲到了阴寒之邪损伤肺脏的问题，因阴寒之邪最易损伤阳气，如果损伤肺脏，必致肺阳不同程度的损伤，诚如张景岳言"寒气在脏者，以阳气虚也"。《金匮要略·肺痿肺痈咳嗽上气病脉证治》云："肺痿吐涎沫而不咳者，其人不渴，必遗尿，小便数。所以然者，以上虚不能制下故也。此为肺中冷，必眩，多涎唾，甘草干姜汤以温之。"其中"肺中冷"已露肺阳虚之端倪。如《医宗金鉴》注云："所以然者，以上焦阳虚，不能约制下焦阴水，下焦之水泛上而唾涎沫，用甘草干姜汤以温散肺之寒饮也。"其他如程门雪、李克光、刘渡舟、王渭川、李克绍等均认为肺中冷是肺虚寒或肺虚冷。《备急千金要方》说"病苦少气不足以息，嗌干不津液，名曰肺虚冷也""治肺劳虚寒……半夏汤方"，其中"肺虚冷""肺劳虚寒"均属肺阳虚。唐容川《血证论》指出"心肺之阳一宣，如日月一出""肺阳布护，阴翳自消，一切寒怯虚悸之症自除"。近代医家对肺阳的病理、生理、证治论述渐趋成熟。张锡纯《医学衷中参西录》认为"周身之热力，借心肺之阳，为之宣通""心肺阳旺，则阴分之火自然潜伏……心肺之阳下济，大能温暖脾胃消化痰饮"。蒲辅周先生说"五脏皆有阳虚阴虚之别，肺阳虚，则易感冒"，并常用温肺法治疗肺阳虚。柯新桥进一步阐明了肺阳及肺阳虚的概念。

二、中国古代哲学的气分阴阳观

以上仅对肺阳概念进行源流考镜，但对肺阳概念如何界定，这就涉及肺阳与肺气的关系问题。肺阳、肺气属中医学概念范畴，要明确二者的关系，必须对中国古代哲学的气分阴阳观加以认识。在中国古代哲学中，气是一个抽象的概念，是指存在于宇宙中的运行不息且无形可见的极精微物质，是构成宇宙万物的本原或本体；气自身的运动变化推动着宇宙万物的发生、发展与变化。当代哲学家张岱年先生认为，气"是最细微最流动的物质，以气解释宇宙，即以最细微最流动的物质为一切之根本"；"要而言之，中国古典哲学中所谓气，是指占空间、能运动的客观存在"。阴阳是一个相对的概念，是对宇宙中既相互关联又相互对立的某些事物和现象及其属性的概括。阴与阳既可以表示自然界及人体内的一对相关联而对立相反的事物或现象，也可表示一事物或现象内部一对相关联而对立相反的属性。古代哲学家为了更好地阐释气的概念，说明气的两种不同运动趋势和作用，揭示宇宙万物发生、发展、变化的终极原因和规律，于是将阴阳的概念引入并与气的概念相结合，逐渐形成"气分阴阳"的观念，进而以阴阳二气的升降聚散运动来阐释宇宙万物生成和变化的终极原因。如《国语》称气为"天地阴阳之气"，认为气所分的阴阳二气的运动具有一定的规律，并用其来解释风、雨、地震等自然现象的发生。老子称气为"冲气"，冲气为阴阳二气协调冲和之气，推动着万物的发生、发展和变化。如《老子·第四十二章》说："道生一，一生二，二生三，三生万物。万物负阴而抱阳，冲气以为和。"庄子继承和发展了老子的哲学思想，明确以阴阳论气。如《庄子·则阳》说："阴阳者，气之大者也。"荀子认为气为自然之气，是天地万物与人类生灵共同含有的物质元素；天地万物的生灭变化是由阴阳二气交感运动形成的。如《荀子·礼论》曰："天地合而万物生，阴阳接而变化起。"《周易·系辞上》说："易有太极，是生两仪，两仪生四象，四象生八卦。"太极即阴阳二气，由太极产生，以阴阳阐释自然界和社会的各种事物和现象。《管子》称气为"精"，精又称为"精气"，精气具有运动变化的特性。精气动而分为阴阳二气，阴阳二气对立而交感，从而化生万物，包括有生命智慧的人类。阴阳二气在化生具体事物时寓含于其体，成为事物变化和生命运动的动力。如《管子·形势解》说："春者，阳气始上，故万物生；夏者，阳气毕上，故万物长；秋者，阴气始下，故万物收；冬者，阴气毕下，故万物藏，四时之节也。"万物随四时变化而出现的生、长、收、藏变化是阴阳二气对立运动的结果。

《淮南子·天文训》说"宇宙生气，气有涯垠，清阳者薄靡而为天，重浊者凝滞而为地"，认为气分阴阳是构成天地的本始，即《素问·阴阳应象大论》所说"积阳为天，积阴为地"。《春秋繁露·五行相生》说"天地之气，合而为一，分为阴阳"，认为阴阳二气合而为一即是宇宙之本原之气；此本原之气一分为二则为阴阳之气。至此气分阴阳观基本形成。

三、肺阳概念的界定及其与肺气的关系

古代哲学中的气分阴阳以成天地，天地阴阳之气升降交感而生养万物的观点渗透到中医学里，对中医学气学理论中关于人气分阴阳、脏腑之气分阴阳理论的形成产生了巨大的影响。中医学的气指的是一身之气。《内经》将一身之气称为"人气"，其是人体内活力很强、不断运动且无形可见的极精微物质，既是人体的

重要组成部分，又是机体生命活动的动力。根据气分阴阳的哲学思维，中医学的气也应分为阴阳两个方面。阴气主凉润、宁静、抑制、肃降，阳气主温煦、推动、兴奋、升发。如《灵枢·决气》曰："上焦开发，宣五谷味，熏肤、充身、泽毛，若雾露之溉，是谓气。"其中"熏肤"即气中之阳的温煦作用，"泽毛""雾露之溉"则指气中之阴的濡润滋养作用。《难经·三十七难》云："人气内温于脏腑，外濡于腠理。"其中的"温""濡"实际上就是气之阴阳两个方面的功能。《灵枢·终始》曰"少气者……则阴阳俱不足"，也说明气分阴阳。人体阴阳二气运动有序和谐、平衡稳定，则健康无病。如《素问·调经论》说："阴阳匀平，以充其形，九候若一，命曰平人。"《素问·生气通天论》说："阴平阳秘，精神乃治。"脏腑之气是一身之气分布于各脏腑者。脏腑之气的运行不息，推动和调控着脏腑的功能活动。脏腑之气既推动其脏腑的功能得以发挥，又调控之防其太过；既可使之兴奋，又可使之抑制。故脏腑之气也可分为阴气和阳气两部分：脏腑之阴气是指脏腑之气中具有凉润、宁静、沉降、抑制作用的部分；脏腑之阳气是指脏腑之气中具有温煦、推动、升发、兴奋作用的部分。在正常情况下，脏腑之阴气与阳气维持着协调平衡关系，因而脏腑之气冲和畅达，运行有序，各自发挥其应有的功能。

综上，肺气作为一种脏腑之气，也应分为阴气和阳气两部分，即肺阴和肺阳。肺阴、肺阳是肺气中两种不同属性的成分。肺阴主凉润、沉降；肺阳主温煦、宣发。肺阴与肺阳运行协调，则宣发与肃降相反相成，呼吸均匀和缓有度，"水精四布，五经并行"。故肺气是推动和调控肺的呼吸出入和水液输布等生理功能的一类细微物质（包括能量），而肺阳则是肺气中具有温煦、宣发、推动、兴奋等作用的部分。肺气与肺津可分称阴阳但不可与肺阴相对而言。肺阳与肺阴相对但不与肺津构成阴阳关系。肺阳不等同于肺气，仅是肺气中的一部分，即肺之阳气。

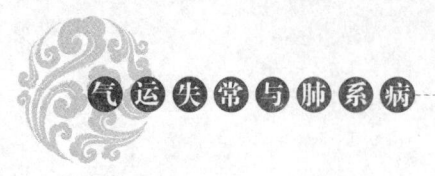

第四节 五行气运失常与疾病的关系

《素问·六节脏象论》曰:"苍天之气,不得无常也。气之不袭,是谓非常,非常则变矣。帝曰:非常而变奈何?岐伯曰:变至则病,所胜则微,所不胜则甚,因而重感于邪,则死矣。故非其时则微,当其时则甚也。"机体内在的五脏是相通的,因为五脏之间都有经脉相互联络,气血相互贯注,它们在生理上是一个不可分割的统一的整体。

由于五脏相通,病气的传变都有一定的次序。五脏有了病变,就会各自传给其所克之脏,如肺病可传于肝,肝病不愈,又可传于脾,脾病不愈,又可传于肾等。但这种传变次序不是绝对的,因为病气的传与不传及传变的所在部位主要取决于邪正双方力量的对比,如果正气胜于邪气,则病势不会向前发展而引起传变。何况病邪的传变次序又往往要受治疗、护理等因素的影响,所以不能将传变局限在五行相克的次序上。

一、理论阐发

(一)运气学说的历法基础

运气学说组合时间周期的方法可以称为"五运六气历",以春分为岁首,以甲子岁为纪元,虽没有闰年、闰月的调整,但有"五六相合"的协调周期,有五运五方空间气候模型、五运岁候模型、六气季候模型、六气岁候模型等。

(二)运气学说重视环境变化

1. 空间环境在运气学说中的地位

运气学说确立了中医的时间规律理念,参照天文现象,联系自然环境变化,对应人体的生理特征、疾病的发展规律,设计了不同的时间节段划分标准,并通过胜复、郁发来对不同时间规律的偏差进行校正。运气学说反映了中医的时间空间证治理念,程彦杰、黄铁银、杨宝琴等对《内经》中关于地理、地貌的记载加以分析,验证了运气学说理论最为适合黄河中下游流域的观点。

2. 运气学说与季节气候

气候具有周期性和时序性,在天人相应整体观的指导下,人体会随主运、主气的变化做出生理性的调节，激烈的气候变化会导致疾病的发生，不同的客气亦可见不同的常见证候。这种对自然气候气象变化规律及其对人体疾病影响的研究被称为古代的"医学气象学"。苏颖将五运、六气对应的物候、病候分别加以归纳总结，提出运气学说的"医学气象学"的思想对于研究生命节律、总结发病规律、指导临床养生防病及治疗均有重要的指导意义。

3. 气候变化与疾病发生

瘟疫作为人类健康的大敌，受到气候变化、致病物质、社会因素等多方面因素的作用，现代医学从致病物质角度分析疫病（流行病），而运气学说从生态大系统的角度出发，探讨与年支、客气的关系，并指出一般在气化失常或初之气、二之气、五之气、六之气时发病率较高，一般以人体的正气不足、神气失守作为内因。运气学说是我国古代的灾害预测学，如果对运气变化，尤其是三年以内的运气规律加以注意的话，可以帮助我们预测疫病的发生和流行，以利于防疫治疫。

（三）运气学说的概念阐释

1. "亢害承制"

《素问·六微旨大论》有"亢则害，承乃制，制则生化，外列盛衰，害则败乱，生化大病"一句，后世称为"亢害承制"理论。邵雷和烟建华认为，此为蕴含于五行、阴阳乃至一切能够存在与演化发展的系统中的普遍规律。通过"亢害承制"进行的系统控制，其目的是实现稳定，而非平衡。

2. "五郁"与"郁发"

《素问·六元正纪大论》中对"五郁"的自然界变化、人体病理表现、治疗原则等有详尽的叙述。五郁的治疗强调"因势利导"，总的治疗原则就是"时必顺之"，即顺应四时的气候变化，"无翼其胜，无赞其复"。甄智还专门撰文列举五郁在"时必顺之"治则下的病证、治法与方药，如在"木郁证治"一节中，介绍治则"木郁达之"，即疏肝解郁，常用药物有柴胡、香附、枳壳等。"五郁"之中，尤以"火郁"引人关注，"火郁"就是阳热之气郁滞不达或有失温养，是多种疾病的基本病理。《内经》记载的治法为"火郁发之"，具体来说包括透邪外出的宣表透热、清气透热、清营透热、凉血透热，祛邪畅气的豁痰透热、祛湿透热、消积透热、化瘀透热，以及和谐阴阳的补气除热、养血散热、滋阴散火、温阳退热等。

3. "六气"

历史上最早提出"六气"概念的当为《史记》记载的医和,他认为六气为"阴、阳、风、雨、晦、明"六种不同的致病因素。徐宁在对《内经》中全部"六气"二字联文,总结得出六气有三种含义:自然界风、寒、暑、湿、燥、火六种不同性质的气候变化;构成人体的精、气、津、液、血、脉六种物质;六个节气。运气学说中所谓的"六气"当为第一种,再通过取象比类的方法,以此六种气候模式命名六种病因、病变类型和病变机制。中医基础理论中十分重要的六经辨证也与"六气"密切相关,五运六气的时空方位角度可以帮助理解六经辨证,六经辨证的实质在于对"三阴三阳"的理解,三阴三阳辨证即对人体内外环境时空变化特征的观察与判定,既包括人体六种不同生理状态,也指自然界阴阳离合的变化情况。

4. "六淫"

六种病因,即六淫学说,是古今医家审因论治的基础。李璐旸对六淫的气候特征、淫邪特点、易犯疾病及常用治法进行了总结。吴又可的《温疫论》提出"戾气"学说以解释瘟疫的传染、流行。现代蒲晓东提出戾气虽然有着强烈的流行性和传染性,以及起病快、传变快、致死率高等特点,但仍与六淫有密切的联系。六淫为六气之太过或不及,而戾气则为六气变化之极。六气病证是疾病过程中基本的证候类型,在临床实践中要注意区分六气病因与六气病机,以提高治疗的准确性和疗效。标本中气理论将六气病机与六经脏腑经络病证联系起来,从"标本同气,皆从本化""标本异气,从本从标""阳明、厥阴,从乎中气"三个方面将其应用于临床,发展了运气学说。

5. "君火"与"相火"

六气中对"君火""相火"的争论历来较多,吴鞠通在《温病条辨》中强调少阴、少阳,即君火、相火对温疫发生的重要影响,而杨威、于峥对《素问》进行整理后也发现温疫多发在少阴、少阳之时。也有医家多联系二者之体用及人身脏腑进行讨论,如陈无择、刘完素、朱丹溪等。而杨威等认为应联系自然、社会、人身的多种变化规律,以人身之三焦肌腠、心火肾水等为重点辨证论治,方为妥当。云刚、李晓光认为二者分别概括暮春、盛夏的气候特点和物候现象,所谓"相火以位"指的就是统岁的火运为相火,而非君火。温热学派的王士雄将暑、风、火统为阳,同时承认风寒、温燥、湿热的存在,是为阴阳之中各有阴阳,并对暑邪的认识较深刻,将其与湿热邪气区分,称其为"纯阳"。

(四)运气学说的格局

"六气大司天"理论的形成标志着运气学说的成熟,"大司天"是指每气各主三十年,以六十年为一大气,三百六十年为一周。"六气大司天"在《素问》对自然生命时间周期规律的探究基础上,吸纳宋代邵雍"元会运世说"的部分内容,经汪石山、王肯堂、费启泰、王朴庄等的整理、加工,丰富、完善了自然、生命、疾病的变化规律。杨威等认为中医学术流派的倾向暗合"六气大司天"的周期,故可借此揭示中医学术创新的规律,并需联系实际吸取前人用药经验。但邢玉瑞将历代医家学术特点、历史气候变迁与"六气大司天"对照来看,并不能得出类似结论,他认为无论是"六气大司天",还是气候寒温变化,都不能是中医学术流派演变的决定因素。

(五)根据运气学说来研究脏象

中医的脏象不同于现代解剖学意义的脏腑器官。现代多用病理模型,通过以药测证的方法反推五脏六腑的实质,但受到一定的质疑。中医学的脏腑具有鲜明的时空特性,正如《群经见智录》所说"《内经》之五脏,非血肉之五脏,乃四时之脏"。通过"以时测脏"的思路对五脏实质进行研究,符合中医学的整体观念,使用的是自然生理模型,体现的是五脏的本来面目。

二、临床实践

(一)岁运、岁气与发病

岁运与发病多见于岁运太过。如木运太过,临证多见肝气偏盛的掉眩、头痛、胁痛、善怒,以及肝盛乘脾的纳呆、呕吐、泄泻等,治疗可相应采用清热泻肝、扶土抑木之法,方用白芍酸以泻肝、陈皮理气和中、防风散肝胆之湿、白术补脾健运等。火运太过,肺金受火热灼伤,症见肺气上逆、喘咳、咯血、胸闷、胸痛等,冠心病等心血管疾病、神经系统疾病的发病及死亡率也会相应增多。

(二)"病机十九条"指导临床

《素问·至真要大论》的"病机十九条"是中医病机学说的根源,自刘完素《素问病机原病式》以来,不少医家都专注于此,明广奇和冯俊志从临床病案的角度,对六气病机进行分析,每条原文下都有疏通文义、常见症状、方药及相应的病例。如"诸暴强直皆属于风"条下,解释强直亦可由火、湿引起,一般急骤的强直性痉挛为风邪引发，可用九味羌活汤治疗外风之关节、肌肉僵直，用羚角钩藤汤治疗内风之抽搐、口眼歪斜。以患儿不自主甩头、摇头、全身晃动之症为例，病机为邪传厥阴、肝风内动，治法为凉肝镇惊息风，方用羚角钩藤汤加减而愈。

（三）"火郁发之"指导临床

"火郁发之"是"五郁"治法之一，历来较受医家重视。张新渝用此法治疗外感高热、五脏实热、内伤虚热、情志不舒（痛经、月经不调、乳腺增生等妇科疾病）、湿热毒气（痤疮、荨麻疹）及其他火郁杂病（重症肌无力、陈年偏头痛、慢性口腔溃疡），都取得了满意的疗效。还有用麻杏石甘汤发散肺热、清泻肺火，普济消毒饮疏散上焦风热、清热解毒，泻黄散清降胃火、发散郁火，清胃散清胃火、宣火邪。诸方均有辛散、寒凉之品，通畅气机、清散郁火，但不可过于清凉，以免郁热内陷。唐伟、李里用拔罐、针刺与升降散、四逆散结合的方法治疗带状疱疹后遗神经痛，并与口服消炎药进行对照，结果发现采取"火郁发之"的治疗方法疗效较好。

（四）运气方药

运气学说对临床中药学的理论形成也有一定促进作用。张元素根据五运气机变化状态，将药物分为五类；根据五行生克之理，发展五类制方之法。

（五）推演术数

一些学者认为运气学说的根本特点在于，以干支相配作为推算工具，对未来气候、物候、病候变化进行推测，可见推演术数（如干支推算方法等）在运气学说中的重要地位。

三、气的相关学说

（一）气化学说

气化学说被认为是中医理论的核心思想，不少论文对气化学说的思想内涵、主要内容等进行研究、阐释，有学者还认为其为运气学说的核心理论，故气化学说是运气学说相关学科中最为重要的一部分。

1. 气的概念、发展

气被认为是构成人体、维持生命活动的基本物质，其本身克制与反克制的能力可以使事物发生变化，气是一种不断运动着的精微物质。在哲学领域，气的理论经历了精气理论、元气理论、"太虚即气"等阶段，又被称为"气一元论"，作为一种宇宙观和方法论，阐释了宇宙间万物的产生及其相互关系。这一哲学理论移植到中医学领域，贯穿基础理论及临床实践始终。

2. 气化学说的发展

中医学领域气化理论的来源除气的哲学思想外，还有天人相应的观念，以及对观察和实践资料的整理提升。"气化"一词最早见于《内经》，在《内经》中，气化思想主要体现在说明人体的生理功能，生命精微物质与生命形体的代谢转化，自然万物的发生、发展与演化。人体内部各种气化作用、生理代谢过程，无一不与气化相关。《内经》的气化思想深刻体现了"天人相应"的整体观。

隋唐时期，"气化"的含义逐渐扩展。宋元金时期，刘完素创"六气兼化"之说，李东垣创脾胃元气说，朱丹溪指出相火为气化之本。明代命门学说的提出大大促进了气化学说的发展。清代有唐容川提出"水气互化"理论，赵献可提出"三焦气化"理论，张志聪提出"六经气化"理论，中西汇通派提出的"泛气化"，将气化学说视作中西医理论体系的主要差异。其中，"六经气化"理论是张志聪和张令韶运用标本中气理论，在天人相应思想的指导下形成的。以"太过与不及，正气即变邪气"为原则，以标本中气分配规律、标本中气从化规律为核心，系统地分析六经的生理病理，并可以有效地指导临床，对《伤寒论》的理论研究和临床实践有很好的促进作用。王孝先等对六经气化学说中关于六经主气间的关系、六经证治规律进行总结，指出六经气化学说是对运气学说的继承与发展。郑钦安发展了"六经气化"学说，认为其内涵在于扶阳气、存津液，并据此创立了火神派。黄竹斋创立了"三阳三阴钤百病"之说，用生理学理论解释三阴三阳，用八纲揭示六经性质。祝世讷结合现代物理学进展，指出气具有量子场的特征，是物质、能量、信息运动的流，气化，即获得负熵的过程，是维持人体这一耗散结构稳定的前提，气化理论还可以解释中药功效的原理。

3. 气化学说与辨证、诊治

在狭义的中医学领域，气化学说限定在精、气、血、津液等的生成、代谢及转化。以阴阳的循环交叠、时聚时散、升降相因、相互推荡为气化的根源，以机体的脏腑、经络等为气化的主体，以天地精气气化充养脏腑、脏腑气化推动功能活动作为气化作用的主要形式，具有双向性（同化与异化）、自平衡、连续性、不可逆等特点。气化还对气机的运行、水液的代谢、精神的活动、对病邪的抵抗等有调控作用，气化失常可能引起脏腑经络损伤、外感六邪侵害，治疗上也是以气化正常为主要目标。以气化为内伤脏腑气血、外感伤寒温病及脏腑辨证、六经辨证、三焦辨证、卫气营血辨证等的主要线索，可以构建中医完整开放的理论体系，便于学习和运用。

（二）运气学说的哲学根基——医易学

1. 医易学的概念、发展

在哲学范畴内，尤以周易之学的影响最为深远。易学包含易理和象数两个派别，主要有阴阳观、太极说、变易说（圆道观）、交易说、三才统一论、象数模型等内容，对中医学产生了种种影响，奠定了中医理论发展的基础。这种从易学角度研究医学的学科被称为"医易学"，历代大批医学家、易学家都投入于此，明代达到了极盛，明确提出了"医易同源"理论。相当多的医家有深厚的易学根底，使用易学原理阐发运气、脏腑等内容，突破了金元医家易理比附医理的方法，深入辩论金元时期的学术问题，最终使医易学成为成熟的交叉学科。

2. 医易学的阴阳观

中医学继承了《周易》阴阳对立统一、共存互根、消长转化的思想，并将其应用于医学领域，加入"三阴三阳""开阖枢"等理论。哲学家对易学阴阳思想的发挥也影响了医学家。如宋明时期理学家推崇"阳尊阴卑"的思想，医家则有朱震亨提出"阳有余而阴不足"、张景岳提出"阳升为主，阴降为次""阳非有余"的观点，直接促使"滋阴派"和"温补派"的形成。当然，"易理"作为"治世之道"，有政治伦理方面的考量，与人体生理意义上的阴阳学说有着很大不同，不可一概而论。

3. 医易学的太极说

太极说初见于《易传》，周敦颐的《太极图》和《太极图说》初步发展，后世邵雍、张载、朱熹等易学大家受其影响，建立了理学太极论，包含宇宙生成论、本体论等方面的内容，即太极是宇宙化生本源，太极的变动衍生阴阳五行，进而产生宇宙万物。这些内容对医学理论的完善、创新有很大的促进作用，如朱震亨的"相火论"以太极宇宙生成论为理论基础、吴鞠通以太极本体论解释草木药性、张志聪以太极说解释胚胎发育、赵献可根据太极"无中生有"的思想创立"命门学说"等。而运气学说的宇宙生成论更是明显受到太极说的影响。

4. 医易学的变易说与重时观

易学以变易为核心，认为自然界万物依照生化节律运动不息，且往复循环，故又称这种观点为"圆道观"。中医理论切实贯彻这一观点，发现"生、长、化、收、藏"的变化规律和"生、长、壮、老、已"的生命进程，并将二者有机结合，发展出"气化学说"。"气化学说"认为，气是宇宙的本源、构成生命的基本物质，气的升降出入是万物存在的基本条件，气机紊乱是脏腑病变的直接原因；确立周而复始的循环运动模式，如运气的制化、经络气血的流注、营卫之气的循行等。

5. 医易学的交易说与三才统一论

在对卦爻的分析中，易学强调事物之间互相渗透、彼此联系，认为只有天地交易交通，万物才能化生。而中医理论也强调天地自然、人体的"交通"过程，并将其发挥为"天人相应"的整体观，强调天人之间、运气之间的相互作用，指出若交感过程不协调或受到阻碍，就会导致人体生发疾病。《周易》还将卦爻分为天、地、人三组，强调"三才"之道，关注天地自然与社会的内在联系。中医据此形成了"三因制宜""三部九候诊法"等内容，以此来关注天地自然对生理、病理的影响。

6. 医易学的象数模型

在易学领域，"象"的概念很重要，包含自然象、卦爻象、意象几层含义。易学的"数"包括大衍数、卦爻数、五行之数、河图洛书之数等，是推演"象"的数理模型。中医吸取其五行之数，与五脏结合，形成"四时五脏阴阳"的系统；根据河洛之数对"五"的推崇，强调脾土功能的重要性；采纳洛书之数，创立九宫八风图，结合气象变化与人体疾病的关系，创立了疾病预测模式。易学的象数对中医来说，有思维方法、思维模式的启迪，在临床上，还是要从症状着手，避免拘泥于象数本身，倾向于占卦问卜。

（三）运气学说的天文学背景

古天文学认为，气是宇宙形成之本源，提出了"宣夜说""盖天说""浑天说"的宇宙结构论；通过对日月运行的观察，发现日节律、月节律和年节律；根据恒星的位置判断行星的轨迹，发现了十二年一周的岁星节律；设计包含闰月、二十四节气、朔望等内容的历法系统，并以干支为符号来纪日、纪月、纪年。运气学充分借鉴了古天文学的学术观点，并根据二十八宿的位置、气色天象确立了"十干统运"原则,根据行星的运行状态判断岁运的太过、不及,支持了运气理论的形成。中国古代天文学的最大特点就是人文与科学的高度交融,产生"天人相应"的自然观念,运气学说则是在这样的背景下形成的。古代天文学还包含一些星占、望气的内容,历史上曾作为运气学的重要方法使用,但在中医学的发展过程中,这些与临床实践关系较远的内容逐渐被排斥,中医运气学追求实际疗效的传统值得继续发扬。

(四)运气学说的历法根据

有人认为中国古天文学史就是古历法学的改革史。所谓历法,就是指根据天文学规律计量测算编排出各个天体的位置,并制定出为人类生活生产服务的年、月、日的法则。历法有阴历、阳历、阴阳历 3 种,阴历是以月相的圆缺变化周期为准,一年 354.3546 天,是为农历年;阳历以地球公转周期为准,一年 365.2422 天,是为回归年;阴阳历则兼顾日、月两套周期体系,是为我国传统历法。中国的历法代有变迁,载于史册的就有 100 多种,其中以汤若望的改历最为特殊,是对中西方历法的融合,影响直至今日,但对运气学说的影响不大。传统历法根据地球公转的角度,每年安排 24 个节气,以便与物候现象相配;为了协调回归年、农历年的矛盾,阴阳历设置了闰月,现在的置闰法是"十九年七闰",与二十四节气的安置有一定关系。有人将二十四节气与八卦先天图相结合,根据八卦卦象的特点及节气对应的物候、气象,探讨各节气的养生大法。

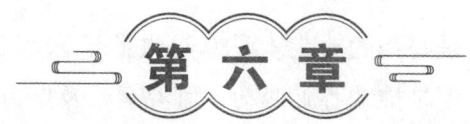

气与脏腑、经络的关系

人体五脏的气机各有升降,心肺在上,在上者其气机宜降;肝肾在下,在下者其气机宜升;脾胃居中,脾气宜升,胃气宜降,为气机上下升降之枢纽。五脏之气机升降相互为用、相互制约,维持人体气机升降出入的整体协调。

第一节 气与心

心在五脏中是一个最重要的器官,它具有主宰一身上下、统管五脏六腑的特殊功能。

心的主要生理功能是主血脉、主藏神。由于心主血和主藏神功能起着主宰人体整个生命活动的作用,故称心为"君主之官""五脏六腑之大主",心的生理特性是为阳脏,主通明。

心在体合脉,其华在面,开窍于舌,在志为喜,在液为汗。手少阴心经与手太阳小肠经相互络属于心与小肠,相为表里。心位于胸中,心在五行中属火,为阳中之阳,与自然界夏气相通应。

一、心与气相关的生理功能

心精,即藏于心中的精,由于心主血,心精常常溶于心血之中,故心精主要以心血的形式存在。如《素问·五脏生成》说:"诸血者,皆属于心。"心血由心精及其津液（称心液）所化，故《素问·经脉别论》有"浊气归心，淫精于脉"之说。

心气由心精所化，是心精的功能体现（或功能态），与宗气中贯心脉而行血气的部分相合而成。心气是推动心脏搏动、血液运行及振奋精神的动力。故心气充沛则心脏搏动有力，血运通畅，精神振奋，思维敏捷。若心气虚衰则心搏无力，血运失常，精神委顿，可见心悸、气短、自汗、乏力，活动时尤甚，脉弱或结代等症状，当用补心气药（如黄芪、人参、党参、大枣等）治之。

（一）心主血脉需心气充沛

心主血脉，即指心气推动血液在脉管中运行，流注全身，发挥营养和滋润作用。心主血脉包括心主血和心主脉两个方面。

心主血的作用有二。其一，行血，主要是指心气能推动血液运行，以输送营养物质于全身五脏六腑、四肢百骸。人体的五脏六腑、四肢百骸、肌肉皮毛皆有赖于血液的濡养，才能发挥它们正常的生理功能，以维持生命活动。血液的运行与五脏功能密切相关，其中心的搏动泵血作用尤为重要。而心脏的搏动，主要是依赖心气的推动和调控作用。心气充沛，心脏搏动有力，频率适中，节律一致，血液才能正常地输布全身，发挥其濡养作用。其二，心有生血作用，即所谓"奉心化赤"之说。主要指饮食水谷经脾胃之气的作用，化为水谷之精，水谷之精再化为营气和津液，营气和津液入脉，经心火（即心阳）的作用，化而为赤色血液。

心主脉是指脉为血之府，容纳血液，是运输血液的通道。血液能正常运行，发挥其濡养作用，除心气充沛外，还有赖于血液本身对脉管的充盈和脉道通利。中医学认为，脉管的舒缩与心气的推动和调控作用有关。心之阳气和阴气协调共济，则脉管舒缩有度，血流通畅，既不过速而致妄行，又不过缓而致迟缓。如此则血液方能在经脉中流行不止，循环往复，人体各脏腑组织器官才能源源不断地获得血液供给的营养。只有心气充沛，血液才能在脉管中正常运行，周流不息，营养全身，呈现面色红润光泽、脉象和缓有力等征象。若心气不充或阴阳失调，经脉壅塞不通，舒缩失常，不能正常地输送血液，人体得不到血液濡养，可见心悸怔忡或心胸憋闷疼痛、唇舌青紫、脉细涩或结代等症。心、脉、血三者密切相连，构成一个血液循环系统。血液在脉中正常运行，必须以心气充沛、血液充盈、脉管通利为基本条件。其中，心脏的正常搏动对血液循环系统生理功能的正常发挥起着主导作用，故《素问·痿论》说"心主身之血脉"。

（二）心藏"神气"

心藏神，又称"主神明"或"主神志"，是指心有统帅全身脏腑、形体、官窍的生理活动和人体精神、意识、思维心理活动的功能。故《素问·灵兰秘典论》说："心者，君主之官也，神明出焉。""人身之神"有广义、狭义之分。从广义上来说，是指整个人体生命活动的总括，也就是对以精、气、津液为物质基础的脏腑全部功能活动外在表现的高度概括，反映人体生命活动的情况，就是通常所说的"神气"，如《灵枢·小针解》所说的"神者，正气也"。人体的五脏六腑、四肢百骸、形体官窍，各有不同的功能，但它们都必须在心神的主宰和调节下分工合作，共同完成整体生命活动。心神正常，则人体各器官的功能互相协调，彼此合作，全身安泰。中医学认为，神能驭气，神能控精，神能调节血液和津液的运行输布，而精藏于五脏之中而为五脏之精，五脏之精化生的气为五脏之气，五脏之气推动和调控五脏的功能。因此，心神通过协调各脏腑之气来达到调控各脏腑功能的目的。由于心所藏的神有如此大而广的作用，故称心为"五脏六腑之大主"（《灵枢·邪客》）。同时心为神明之脏，主宰精神思维和情志活动。如《灵枢·本神》说："所以任物者谓之心。"由于心为藏神之官，为五脏六腑之大主，故情志过激所伤，当首伤心神，次及相应脏腑，导致脏腑气机紊乱。此外，心之所以称为"五脏六腑之大主"，还与心之主血脉功能，即生血和运血的功能也有一定关系。人体各脏腑组织器官各自的生理功能，包括神志活动，都离不开气血的充养，而气血通过脉管到达全身各处，是以心脏搏动为动力的。只有当心主血脉的功能正常，全身各脏腑组织器官才能发挥其正常的生理功能，使生命活动得以继续。若心主血脉的功能发生障碍，就可影响到其他脏腑组织器官。一旦心脏搏动停止，五脏六腑的功能也即丧失，生命活动也随之结束。

（三）心为阳脏，以阳气为用

心位于胸中，在五行属火，为阳中之阳，故称为"阳脏"，又称"火脏"。火性光明，烛照万物。心喻为阳脏、火脏，其意义在于说明心以阳气为用，心之阳气有推动心脏搏动，温通全身血脉，兴奋精神，以使生机不息的作用。若心的阳气不足，失于温煦鼓动，既可导致血液运行迟缓，瘀滞不畅，又可引起精神委顿，神志恍惚；心阴不足，失于凉润宁静，可致血行加速，精神虚性亢奋。

（四）心阴、心阳合化心气，以降为顺

心阴与心阳是心气的两种不同阴阳属性。心阴是心气的滋养、宁静、沉降等

功能的表达，由心精中属阴的部分所化；心阳是心气的温煦、推动、升发等功能的表达，由心精中属阳的部分所生。心阴能制约心火，防止心火过亢；心阳能制约心阴，防止阴寒过盛。如此则心之阴阳协调平衡，各种功能得以正常发挥。若心阴不足，则凉润、宁静、沉降等功能减退，虚火上炎，可见心悸而烦、手足心热、潮热盗汗、少寐多梦、舌红少苔、脉细数等症，治用生地黄、麦冬等药。若心阳虚衰，则温煦、推动、升发等功能减退，阴寒内生，可见心悸、胸闷、身寒肢冷、精神困倦、气喘自汗、面浮肢肿，或心痛暴作、面色㿠白、舌淡润、脉迟弱等症，治用附子、肉桂、桂枝等药。

心气宜降，是说位居上焦的心火当与心阴合化为心气，以下降为顺。心之阳气，即心之生理之火，又称"心火""君火"；相对于心火，其他脏腑之火皆称为"相火"，在生理状态下即是各脏腑的阳气。相火以其所在脏腑不同而有不同的称谓，肝之相火称为"雷火"，肾之相火称为"龙火"。君火与相火的关系是"君火以明，相火以位"（《素问·天元纪大论》）。君火在心，主发神明，以明著为要；相火在肝肾，禀命行令，以潜藏守位为要，即所谓"龙潜海底，雷寄泽中"（肝之相火寓于肝阴中，肾之相火藏于肾阴中）。古人将人身类比为一个小天地，将人身之气与天地之气的升降运行规律相类比，认为在上之气当降，位下之气当升，以合天气下降、地气上升之理。心位于胸中，居上焦，故心之阳气当降。但心在五行属火，为阳中之阳脏，阳气又主升，如何使之下降？依据阴阳互藏互寓之理，阴中有阳，阳中藏阴，心火之中藏有真阴。故心之阳气在其所藏阴气的制约和牵制下，化为冲和之心气而下行降于肾，以助肾之阳气。若心阴不足，则不能牵制心火下降，而致心火亢炎于上，出现上热下寒之证，治当滋养心阴以制心火。如《吴医汇讲》言："水不升为病者，调肾之阳，阳气足，水气随之而升；火不降为病者，滋心之阴，阴气足，火气随之而降。则知水本阳，火本阴，坎中阳能引升，离中阴能降故也。"

二、气与心的哲学关系

心与气的关系对心学家而言始终是一个重要的议题。儒家学者均否认佛教将山河大地看作虚幻的世界观，他们需对世界的实存性做出合理的解释，为儒家伦理提供坚实的理论基础。故而他们在建构理论时，不可避免地将"气"这一中国哲学的传统范畴纳入思想体系，以气说明世界的实存性。明代心学家强调"心"

的第一性、能动性、主宰性，常被认为与禅学接近，如何使心学摆脱佛、道的色彩，这是明代心学家共同的关切，于是，他们主动将"气"引入心学，说明宇宙的实存性，同时亦为心（良知）学提供客观性支撑，使之不流于脱离实际的臆断。在明代心学大师王阳明、湛若水与刘宗周的思想里，其本体论、工夫论、心性论都具有"气"的面向，这使得明代心学呈现出不同于宋代心学的特征——气被引入心学理论建构中，甚至成为重要的一环。

（一）王阳明的气之至灵至明而为心

气是构成天地万物的基质，具体存在物皆由气凝聚而成，生成次序为，无生命且恒久不变的自然物—有生命且变化迅速之物—有生命且有意识的动物—有生命且有道德的人—至灵至明的心（良知）。气的精粗程度决定物质能动性、创造性的程度，良知为气之至精，故而能作能知。王阳明以气凝的精粗之别划分天地存在之物的等级次序，在此序列中，具有知是非、好善恶能力的道德良知，亦是由构成万物基质之气凝聚而成，前者为自然物质化生之过程，至最精微处，思想、精神诞生。在气化过程中，气内在地蕴含着精神的向度是其贯通物质与意识的前提。物质与精神均为同一气化而成，在同此一气的基础上，王阳明心学中价值世界与物质世界通而为一。

（二）湛若水的气之精灵中正处即心

在湛若水看来，心得中正天地之气才合乎秩序，由此天地万物才能安然生长，正是如此，人能"参赞位育，与天地配"，他高度赞扬了人的主体精神，对《中庸》参天地之化育做了诠释。当然，湛若水所论之"心"指为受习气熏染的人之本心，因此人要做的就是"煎销习心"，恢复受后天影响而遭到蒙蔽的本心。

（三）刘宗周的心即气之聚于人者

刘宗周基于对王阳明末流狂放不羁、恣情肆意的乱象，并未承继王阳明与湛若水均言心是至精、至灵之气而突出心的玄妙性、主宰性，以高度赞扬主体精神价值的径路。刘宗周提出"意"字，纠正王龙溪一脉言"无善无恶"之心体，而导致的心学流于私意的弊端。在刘宗周的哲学系统中，"意"才是主宰。刘宗周认为，学者始终于实在的"气"上立定脚跟立论，在高度赞扬超越意识时则不会堕入虚无，在指向现实的关怀时，不会沦为专言器物而忽视了超越理想的追求，如此"道术始归于一"。

三、心气与夏气相通应

脏和自然界的四时阴阳相通应,心主夏。心与夏气相通应,是因为自然界在夏季以炎热为主,在人体则心为火脏而阳气最盛,同气相求,故夏季与心相应。人体的阳气随着自然界阴阳之升降而发生周期性变化。夏季则人体阳气隆盛,生机最旺。从五脏来说,心为阳中之阳,属火,故心之阳气在夏季最旺盛。一般来说,心脏疾病,特别是心阳虚衰的患者,其病情往往在夏季缓解,其自觉症状也有所减轻。而阴虚阳盛之体的心脏病和情志病,在夏季又往往加重,即《素问·阴阳应象大论》所说的"阳胜则身热……能冬不能夏"。从预防角度来看,中医养生理论重视根据时令来调摄身心,在夏三月应当"夜卧早起,无厌于日",尽量延长户外活动时间,使人的身心符合阳气隆盛状态,这样可使心的功能达到最大限度的扩展,发挥生命的潜能。从治疗角度看,中医学提出了"冬病夏治"的理论。如阳虚性心脏病在"水旺"的冬季易于发作,而"旺气"是不易治疗的,故到夏季心之用事,内外阳气隆盛之时给以适当调理,借内外阳气之盛,可收到事半功倍之效。

第二节 气与脾胃

脾的主要生理功能是主运化、主生血和统血、主升。因此脾是五脏中极其重要的一个脏器。脾胃同居中焦,是人体对饮食物进行消化、吸收并输布其精微的主要脏器。人出生之后,生命活动的继续和精、气、血、津液的化生和充实,均赖于脾胃运化的水谷精微,故称脾胃为"后天之本"。脾气的运动特点是主升举。脾为太阴湿土,又主运化水液,故喜燥恶湿。脾在体合肌肉而主四肢,在窍为口,其华在唇,在志为思,在液为涎。脾在五行属土,为阴中之至阴,与长夏之气相通应,旺于四时。

胃的经脉(足阳明经)与脾的经脉相互络属,构成表里关系。故《灵枢·本输》说:"脾合胃。"胃的外形为弯曲状,有大弯、小弯。胃的主要生理功能是受纳和腐熟水谷,运动特点是主通降,特性是喜润恶燥。

一、脾胃与气相关的生理功能

（一）胃司受纳、脾司运化与气密切相关

运，即转运、输送；化，即消化、吸收。脾主运化是指脾具有将水谷化为精微，并将精微物质吸收、转输至全身各脏腑组织的作用。脾的运化功能主要依赖于脾气的气化和升清及脾阳的温煦作用。脾主运化包括运化水谷和运化水液两个方面，这两个方面同时进行并且相互联系、相互影响。

《灵枢·平人绝谷》说胃"受水谷"。胃为"水谷之海""太仓""仓廪之官"，胃之所以能主动摄纳，是依赖于胃气的作用，胃气主通降，使饮食下行，食下则胃空，胃空则能受饮食，故使人产生食欲。胃主受纳腐熟水谷的功能，必须和脾的运化功能相配合，才能使水谷化为精微，以化生气、血、津液，供养全身，维持机体的生命活动，如《景岳全书·饮食门》所说"胃司受纳，脾司运化，一纳一运，化生精气"。故脾胃合称为"后天之本""气血生化之源"。

1. 运化水谷

水谷泛指各种饮食。运化水谷是指脾对饮食的消化吸收和对水谷精微的转输作用。脾主运化水谷可分为两个方面。其一是通过脾气的气化和脾阳的温煦作用，使饮食化为水谷精微，这一过程称为"化"。饮食入胃，经胃的受纳和腐熟作用，使其初步消化并下达于小肠，经小肠受盛化物作用，使之进一步消化，分解成水谷精微和糟粕两部分。但胃和小肠的作用必须依赖于脾气的气化和脾阳的温煦作用，才能将水谷化为精微。其二是将水谷精微吸收并向全身转输，这一过程称为"运"。被消化的水谷精微经小肠的泌别清浊作用与糟粕分别开来，脾将其吸收，在脾气的升清作用下，一方面将水谷精微向上输送至心肺，成为气血等生命物质化生的来源，另一方面"散精"至全身，供机体需要。正如《素问·玉机真脏论》所谓"脾为孤脏，中央土以灌四旁"；《素问·厥论》所谓"脾主为胃行其津液者也"。饮食物在体内的消化吸收，水谷精微的转输主要由脾的运化功能来完成；而水谷精微又是人体出生之后生长、发育和维持生命活动所必需的营养物质的主要来源，也是生成气血的主要物质基础。人以水谷为本，而"脾主运化，胃司受纳，通主水谷"（《类经·脏象类》）。脾的运化功能正常，称为"脾气健运"。只有脾气健运，机体的消化功能才能健全，水谷精微才能源源不断地化生，气血生化有源，全身脏腑组织器官才能得其充分的营养，从而维持正常生理功能。

脾的运化功能失常，称为"脾失健运"。若脾失健运，则机体的消化吸收功能便因之而失常，就会出现腹胀、便溏、食欲不振及倦怠、消瘦等症状。

胃的受纳腐熟，是小肠的受盛化物和脾主运化的前提条件。人体精、气、血、津液的产生，直接源于饮食物，而作为水谷之海的胃，也就成了气血生化之源。故《灵枢·玉版》说："人之所受气者，谷也。谷之所注者，胃也。胃者，水谷气血之海也。"《素问·五脏别论》说："胃者，水谷之海，六腑之大源也。五味入口，藏于胃，以养五脏气……是以五脏六腑之气味，皆出于胃。"以上所述说明胃受纳腐熟水谷，是机体营养之源。因此，胃的受纳腐熟功能强健，则机体气血的化源充足；反之，则化源匮乏。《灵枢·五味》说："谷不入，半日则气衰，一日则气少矣。"

2. 运化水液

运化水液又称"运化水湿"，是指脾对水液代谢的调节作用。脾通过对水液的吸收、转输作用，与肺、肾、三焦、膀胱等脏腑共同调节和维持人体水液代谢的平衡。脾位居中焦，在人体水液代谢中起着重要的枢纽作用。因此，脾运化水液的功能健旺，既能使体内各种组织器官得其水液的充分滋润和濡养，又不致水湿潴留。反之，如果脾运化水液的功能失常，必然导致水液在体内停滞，从而产生水湿、痰饮等病理产物，甚则出现水肿。

（二）脾生血、统血有赖于脾气健运

脾主生血，指脾具有生血的功能。统是统摄、控制的意思。脾主统血，是指脾具有统摄血液，控制其在脉内运行而防止溢出脉外的作用。

1. 脾主生血

脾为后天之本，气血生化之源。脾运化的水谷精微是生成血液的主要物质基础。脾的运化功能健旺，水谷精微则源源不断地化生，由脾上输于心肺，成为血液化生的主要物质基础，经心肺的气化作用生成血液。故《景岳全书·血证》曰："盖其源源而来，生化于脾。"因此，脾气健运，化源充足，则气血生化旺盛而血液充足。若脾失健运，水谷精微乏源，则气血化生减少而血液亏虚，出现头晕眼花，面色㿠白或萎黄，唇、舌、爪甲淡白无华等血虚征象。

2. 脾主统血

脾统血的作用是通过气的固摄作用来实现的，实际上是气对血的统摄作用的具体体现。脾主运化，为气血生化之源；气为血之帅，血随气行，气能摄血。因为脾运化水谷精微主要靠脾气的气化和升清作用及脾阳的温煦作用,所以,脾的统血作用是否正常主要和脾气的旺盛与否密切相关,和脾阳的旺盛与否也密切相关。脾的阳气充盛,脾气健运,则水谷精微化源充足,气血充盈;气旺则气的固摄作用亦强,气能摄血,血液能正常在脉内循行而不会溢于脉外发生出血现象。反之,脾的阳气不足,脾失健运、运化水谷精微的功能减退,则气血化源不足而气血亏虚;气虚则气的固摄作用减弱,统摄无权,则会发生血溢脉外而导致出血,称为"脾不统血"。由于脾气有升举的特性,并与肌肉有密切的关系,所以习惯上把下部和肌肉、皮下出血,如便血、尿血、崩漏及肌衄等,称为"脾不统血",寓含血随气陷而下溢出血的病机在内。脾不统血由气虚所致,属虚性出血。一般出血色淡质稀,如为便血,可呈黑色柏油样,并有气虚见症。脾具有生血和统血两个方面的功能,实际上都和脾主运化有关。脾为后天之本,气血生化之源,既能促进生血,又能促进生气,而生气能使气旺,气旺则能统血。所以脾主生血和统血是密切相关的。

(三)脾气升则健,胃气降则和

升,即上升和升举之意,脾气主升,是指脾气的运动特点以上升为主,具体表现为升清和升举内脏两个方面的生理作用。脾主升清,是指脾气的升动转输作用,将胃肠道吸收的水谷精微和水液上输于心、肺等脏,通过心、肺的作用化生气血,以营养濡润全身。若脾气虚衰或被湿浊所困,升动转输功能失常,则致水谷精微和水液的输布运行失常,气血的化生和输布障碍,各脏腑、经络、形体、官窍得不到精、气、血、津液的滋润、濡养而使激发、推动功能不能正常发挥,出现各种各样的代谢失常的病变。

通,就是通畅;降,就是下降。饮食物经食管进入胃中,经胃受纳腐熟后再下传至小肠,在这一过程中,胃必须保持畅通状态,才能使饮食物的运行畅通无阻。保持"通"的状态,有赖于胃气的推动作用。胃气的运动特点是"降",降功能正常才能使饮食物经腐熟后向下传送到小肠。浊,此指饮食水谷,如《灵枢·阴阳清浊》说"受谷者浊""浊者下走于胃"。胃主降浊,主要是指胃中初步消化的食糜,在胃气的推动下下降肠道。胃失通降,即为病理状态。若胃气虚弱,传送无力,致饮食停滞胃中,则会产生胃脘胀满疼痛、食少等症;若胃气不降,甚则上逆,则会产生胃脘胀满、嗳气、呃逆、呕吐等症。

脾主升清是与胃主降浊相对而言的。清代叶桂《临证指南医案·脾胃》曰:

"脾宜升则健，胃宜降则和。"脾气主升和胃气主降构成了升清和降浊的一对矛盾，它们既对立又统一，相互制约，相互为用，相反相成，共同完成对饮食物的消化吸收、水谷精微向上输布和糟粕的向下排泄。若脾气虚弱而不能升清，浊气亦不得下降，则上不得精气之滋养而见头目眩晕、精神疲惫，中有浊气停滞而见腹胀满闷，下有精气下流而见便溏、泄泻。正如《素问·阴阳应象大论》所说："清气在下，则生飧泄，浊气在上，则生䐜胀。"脾主升举内脏，是指脾气上升能起到维持内脏位置的相对稳定，防止其下垂的作用。脾气上升而胃气下降，升降相因，协调平衡，是维持脏器位置恒定不移的重要因素。由于脾气是主升的，因而脾气上升是防止内脏下垂的重要保证。若脾气虚弱，无力升举，反而下陷，可导致某些内脏下垂，如胃下垂、肾下垂、子宫脱垂（阴挺）、脱肛（直肠脱垂）等。临床治疗内脏下垂病证，常采用健脾升陷的补中益气汤。"中气"是脾、胃二气的合称，是升降协调的冲和之气，其气下陷主要责之脾气不升，故中气下陷也称为"脾气下陷"。

（四）脾喜燥恶湿、胃喜润恶燥与脾胃之气的特性相关

脾喜燥恶湿。喜燥恶湿是脾的生理特性之一，与其运化水液的生理功能是分不开的。脾气健旺，运化水液功能发挥正常，水精四布，自然无痰饮水湿的停聚。脾气升动，才能将水液上输于肺，即所谓"脾气散精，上归于肺"，而脾气升运的条件之一就是脾体干燥而不被痰饮水湿所困，如清代吴达《医学求是》所说"脾燥则升"。若脾气虚衰，运化水液的功能障碍，痰饮水湿内生，即所谓"脾生湿"；水湿产生之后，又反过来困遏脾气，致使脾气不升，脾阳不振，称为"湿困脾"。外在湿邪侵入人体，困遏脾气，致脾气不得上升，也称为"湿困脾"。内湿、外湿皆易困遏脾气，致使脾气不升，影响其正常功能的发挥，故脾欲求干燥清爽，即所谓"脾喜燥而恶湿"。脾气虚衰，即脾的运化水谷、转输精微、统摄血液的功能减退，可见食少腹胀、少气懒言、四肢乏力、面色㿠白、形体消瘦或水肿、舌淡苔白、脉弱等症，还可出现内脏下垂及各种出血症状。治当补益脾气，药用黄芪、人参、党参、白术、茯苓、扁豆等甘温补气及健脾渗湿之品。

《临证指南医案·脾胃》说："太阴湿土，得阳始运；阳明阳土，得阴自安。以脾喜刚燥，胃喜柔润也。"其指出了胃喜润恶燥的特性。胃主受纳腐熟水谷的生理功能，除胃气的推动、温煦作用外，还需要胃液（阴）的濡润滋养，其功能才能正常。根据胃喜柔润的特点，对胃病的治疗，《临证指南医案·脾胃》指出

"所谓胃宜降则和者，非用辛开苦降，亦非苦寒下夺，以损胃气，不过甘平，或甘凉濡润，以养胃阴，则津液来复，使之通降而已矣"，以甘凉柔润或甘寒生津的药物作为生津养胃的基本方法。

二、胃气

"胃气"一词，始见于《内经》。《素问·平人气象论》云："平人之常气禀于胃。胃者，平人之常气也。人无胃气曰逆，逆者死。"又云："人以水谷为本，故人绝水谷则死，脉无胃气亦死。"历代医家都非常重视胃气，李杲在《脾胃论·饮食劳倦所伤始为热中论》中提出"人以胃气为本"，强调胃气在人体生命活动中的重要作用。

（一）胃气的基本概念

关于胃气的内涵，众说纷纭，概括为以下5种含义。

1. 胃气指脾胃的生理功能和生理特性

胃有受纳腐熟水谷的功能，又有以降为顺、以通为用的特性。这些功能和特性统称为"胃气"。《景岳全书·脾胃》云："正以人之胃气，即土气也。"因脾与胃同居中焦属土，一纳一运，一升一降，二者配合，共同完成饮食物的消化吸收和水谷精微的输布，可以认为，胃气是脾胃共同生理功能和生理特性的概括。

2. 胃气指胃生理活动的物质基础

胃气属脏腑之气的范畴，是元气分布于胃的部分，是胃功能活动的基本物质，具有维持胃生理功能正常进行的重要作用。生理情况下，胃气充足，则胃消磨、腐熟水谷的功能活动健旺；反之，胃气耗损而不足，其功能活动就会减退。临床治疗胃气虚证所采用的补益胃气之法，实际就是将耗损的胃气通过治疗使其得到补充，以保证胃的功能活动恢复正常。

3. 胃气泛指人体的精气

《脾胃论》云："胃气者，谷气也，荣气也，运气也，生气也，清气也，卫气也，阳气也。"人以胃气为本，意即消化吸收功能在一定程度上代表了人体的一般抗病能力。故《脾胃论·脾胃虚实传变论》云："元气之充足，皆由脾胃之气无所伤，而后能滋养元气。"

4. 胃气指脾胃功能在脉象上的反映

脉以胃气为本，即脉有从容和缓之象。《素问·玉机真脏论》云："脉弱以滑,是有胃气。"《素问·平人气象论》亦云:"所谓无胃气者,但得真脏脉,不得胃气也。"

5. 胃气专指胃中阳气

程文囿《医述·医学溯源·脏腑》说:"胃之有阳气,又何气也?曰:阳气之与胃气,一而二,二而一者也……阳气即胃中所禀之性,犹夫火之云热也。"

(二)胃气的生理意义

人以水谷为本,胃为五脏之本。《灵枢·营卫生会》说:"人受气于谷,谷入于胃,以传与肺,五脏六腑,皆以受气。"《素问·痿论》说:"阳明者,五脏六腑之海。"《素问·玉机真脏论》又说:"五脏者,皆禀气于胃。胃者,五脏之本也。"以上所述明确指出了胃在五脏六腑中居重要地位。《素问·五脏别论》强调:"胃者,水谷之海,六腑之大源也。五味入口,藏于胃,以养五脏气,气口亦太阴也。是以五脏六腑之气味,皆出于胃。"五脏主藏精气,其功能活动的物质基础也是其所藏的精气,而精气化生于脾胃,靠脾胃的纳运功能化生水谷精微和气血,故《素问·平人气象论》说"人以水谷为本"。胃气为奉养生身之大源。《中藏经·论胃虚实寒热生死逆顺脉证之法》亦说:"胃者,人之根本也,胃气壮,则五脏六腑皆壮。"脾胃的消化功能和饮食的营养,对人体生命和健康至关重要,故言"人以胃气为本"。脾胃为脏腑之本,还表现在脾胃转枢气机,为全身气机升降的枢纽。脾与胃同居中焦,脾主升清,胃主降浊,通连上下。脾胃枢机畅达,人体的气机才能正常地升降运动,以维持"清阳出上窍,浊阴出下窍,清阳发腠理,浊阴走五脏,清阳实四肢,浊阴归六腑"的生理状态,因此,脾胃乃脏腑气机之本。

(三)胃气失常的病理意义

胃气属于正气范畴,胃气不足,则易生百病,并影响疾病的预后转归。正如《医门法律》概括说:"胃气强,则五脏俱盛;胃气弱,则五脏俱衰。"张介宾也说:"盖胃气者,正气也。"正气产生的重要来源是水谷之气,故胃气充盛则气的化生充足,一身之气充盈即可发挥正气的御邪作用。故《灵枢·五味》说:"水谷皆入于胃,五脏六腑皆禀气于胃。……故谷不入,半日则气衰,一日则气少矣。"李中梓在《医宗必读》中说:"若胃气之本弱,饮食自倍,则脾胃之气既伤,而元气亦不能充。"李中梓在《医宗必读·肾为先天本脾为后天本论》中作了一个比喻,说水谷、胃气"犹兵家之饷道也,饷道一绝,万众立散"。李杲提出了

"内伤脾胃,百病由生"的内伤学说。因此,胃气的盛衰是疾病发生与否的重要因素之一。胃气不足,则胃不能纳,脾不能运,消化吸收功能障碍,继则气血化生无源,形体消瘦,脏腑皆衰,正气不足,易感邪而生病。正如《王旭高医案》所说:"盖胃气一虚,百病丛生矣。"《景岳全书·脾胃》说:"胃气之关于人者,无所不至,即脏腑、声色、脉候、形体,无不皆有胃气。胃气若失,便是凶候。"《吴医汇讲》说:"脾胃伤则出纳之机失其常度,而后天之生气已息,鲜不夭札生民者已。"以上各家论说,说明胃气盛衰对疾病的发生及发展变化有着密切关系。

(四)胃气在疾病诊断中的意义

《内经》在诊察疾病、推测预后时,常以胃气的盛衰存亡作为判断善逆的重要依据。如《素问·平人气象论》说:"平人之常气禀于胃,胃者平人之常气也,人无胃气曰逆,逆者死。"又曰:"人以水谷为本,故人绝水谷则死,脉无胃气亦死。"谨察胃气的盛衰,在脉诊中尤为重要,如《素问·平人气象论》曰:"春胃微弦曰平,弦多胃少曰肝病,但弦无胃曰死;夏胃微钩曰平,钩多胃少曰心病,但钩无胃曰死……长夏胃微软弱曰平,弱多胃少曰脾病,但代无胃曰死……秋胃微毛曰平,毛多胃少曰肺病,但毛无胃曰死……冬胃微石曰平,石多胃少曰肾病,但石无胃曰死。"可见,四时五脏平脉为应时之脉中兼见胃气充足之象,四时五脏病脉为应时之脉多而胃气少,死脉为只有应时脏脉而无胃气。临证时,无论脉象如何变化,只要脉中有和缓之象,便是脉有胃气,虽病无害。在望诊中,望神色察胃气,《素问·六节脏象论》说"五味入口,藏于肠胃,味有所藏,以养五气。气和而生,津液相成,神乃自生"。通过观察面色光泽和两目的神气,可以测知胃气的盛衰。故《灵枢·平人绝谷》说:"神者,水谷之精气也。"《素问·五脏生成》又说:"凡相五色之奇脉,面黄目青、面黄目赤、面黄目白、面黄目黑者,皆不死也。面青目赤、面赤目白、面青目黑、面黑目白、面赤目青,皆死也。"胃气强则精气充,形神俱旺,目光精采,虽有病多为轻浅,预后亦佳,反之,胃气衰则精气虚,体弱神疲,目无神采,有病多重。望舌苔亦察胃气,舌苔乃胃气所熏蒸,舌苔的有无,可反映胃气的存亡。舌苔薄白而润泽,是胃气旺盛的表现;舌光无苔,为胃气虚,或胃阴损伤的表现。问饮食察胃气,在疾病过程中,患者饮食量的变化是胃气盛衰的直接反映。若食量不减,则气血生化有源,提示病轻,尚未损及胃气;食量由少渐增,则表明胃气渐复,疾病趋向好转,预后较好;若食欲减退,食量渐减,表示胃气衰退,病情日趋严重,预后多差;若患者水浆不入，表示胃气衰败，预后多较凶险。故《素问·热论》指出，伤寒热病，"水浆不入，不知人，六日死""水浆不入"，即胃气匮乏，化源竭绝，故病危。张锡纯在《医学衷中参西录》中说"无论何病，凡服药后饮食渐增者易治，饮食渐减者难治"，并提出"后天资生，纳谷为宝"的观点。叶桂在《临证指南医案·不食》中说："有胃气则生，无胃气则死，此百病之大纲也。故诸病若能食者，势虽重而尚可挽救；不能食者，势虽轻而必致延剧。此理亦人所易晓也。"能食与不能食，反映了胃气的存亡，以此可以推断疾病的预后。张介宾《景岳全书·脾胃》指出"胃气之关于人者，无所不至，即脏腑、声色、脉候、形体，无不皆有胃气"，明确提出"欲察病之进退吉凶者，但当以胃气为主"的观点。

（五）胃气在疾病治疗中的意义

固护胃气的原则应贯穿疾病治疗的始终。胃气强弱影响疾病的治疗，如《慎斋遗书·辨证施治》说："诸病不愈，必寻到脾胃之中，方无一失。何以言之？脾胃一伤，四脏皆无生气，故疾病日多矣。万物从土而生，亦从土而归，补肾不若补脾，此之谓也。治病不愈，寻到脾胃而愈者甚众。"《医宗必读·肾为先天本脾为后天本论》说："胃气一败，百药难施。"《景岳全书·脾胃》说："故凡欲察病者，必须先察胃气；凡欲治病者，必须常顾胃气。胃气无损，诸可无虑。"因此，用药治疗疾病，还必须注意保护胃气。在标本缓急的治则中，《素问·标本病传论》提出了诸病皆先治本，而惟中满者先治其标的观点。因胃满则药食之气不能行，而脏腑皆失其所禀，故宜先调理胃气。此后，历代医家重视脾胃，保护胃气。张仲景在治疗疾病时，无论外感、内伤，均时刻固护胃气，主张扶正祛邪当健脾胃，峻攻之时忌伤脾胃，病后调理宜养脾胃。在《伤寒论》的许多方药中都用姜、枣、粳米等，并嘱啜热粥助药，即取意于此。"补土派"的代表医家李杲，系统地提出了脾胃学说，并创造性地提出"升发脾阳""甘温除热"的治疗大法。《中国医学大辞典·胃》说，胃气，"无论治何疾病，皆宜首先保护，而虚证尤甚，故益阴宜远苦寒，益阳宜防泄气，驱风勿过燥散，消暑勿轻通下，泻利勿加消导，其他内外诸病，应投药物之中，凡与胃气相违者，概宜慎用"。保护胃气已成为中医治疗学中的重要特色之一。

（六）胃气在养生中的意义

《内经》十分重视保护胃气在养生方面的作用，强调使用药物易损正气，而养生保健应以调补胃气为上。如《素问·五常政大论》说："大毒治病，十去其六；常毒治病，十去其七；小毒治病，十去其八；无毒治病，十去其九。谷肉果菜，食养尽之，无使过之，伤其正也。"关于具体的养生方法，《素问·上古天真论》提出了"食饮有节"的养生长寿之法。《素问·生气通天论》又曰："是故谨和五味，骨正筋柔，气血以流，腠理以密，如是则骨气以精。谨道如法，长有天命。"以"谨和五味"为前提，才能达到"长有天命"的目的，进一步阐明了"食饮有节"调脾胃对于养生长寿的重要性。孙思邈继承了《内经》的养生思想，在《备急千金要方》中详细介绍了调理脾胃以养生的措施，还提出"若要身体安，三里常不干"的自我保健方法。李杲在《脾胃论》中亦提倡养生保健以调养脾胃为主。肾藏精，为先天之本，主人体的生、长、壮、老、已，因此，补肾填精是中医养生的基本方法。按照先后天相互资生理论，肾精之充足，有赖于后天脾胃化生水谷精微的不断充养，才能使其充分发挥生理效应。故脾胃强健，化源充足，肾精盈满，先后天之本稳固，则生命力旺盛，才能长寿延年。因此，扶持胃气以维护元气，是中医养生防病的精髓。故《景岳全书·脾胃》在论先后天之气关系时说："脾胃为水谷之海，得后天之气也。何也？盖人之生，本乎精血之源；人之既生，由乎水谷之养。非精血，无以立形体之基；非水谷，无以成形体之壮。……是以水谷之海，本赖先天为之主，而精血之海又必赖后天为之资。故人之自生至老，凡先天之有不足者，但得后天培养之力，则补天之功，亦可居其强半。此脾胃之气所关于人体者不小。"

三、脾气与长夏之气相通应

五脏应四时，脾与四时之外的长夏（夏至至处暑）相通应。长夏之季，气候炎热，雨水较多，天阳下迫，地气上腾，湿为热蒸，蕴酿生化，万物华实，合于土生万物之象，而人体的脾主运化，化生精、气、血、津液，以奉生身，类于"土爰稼穑"之理，故脾与长夏，同气相求而相通应。长夏之湿虽主生化，而湿之太过反困其脾，使脾运不展。故至夏秋之交，脾弱者易为湿伤，诸多湿病由此而起。又因时逢炎夏，湿与热兼，湿热交相为病，多见身热不扬、肢体困重、脘闷不舒、纳呆泄泻等湿热交结不解的症状。治疗应因时制宜，除湿而热自退，所谓"湿去热孤"之法。此外，又有"脾主四时"之说。如《素问·太阴阳明论》说"脾者土也，治中央，常以四时长四脏，各十八日寄治，不得独主于时也"，指出脾主四季之末的各十八日，表明四时之中皆有土气，而脾不独主一时。人体

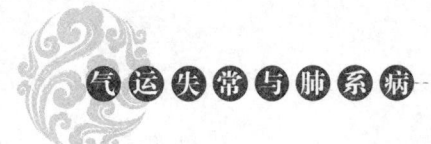

生命活动的维持，依赖脾胃所化生的水谷精微和津液的充养；心、肺、肝、肾的生理功能，皆赖脾气及其化生的精微物质的支撑。脾气的运化功能正常，则四脏得养，功能正常发挥，人体康健，不易得病，有病也易于康复。这即是脾主四时的意义所在。

第三节　气与肝

肝为五脏之一，是人体的重要器官。早在《内经》中对肝脏的生理、病理已有了较为系统的论述。以后经历代医家不断补充和发展，逐渐形成了肝系统的完整理论。肝位于胁下，其主要生理功能为主藏血和主疏泄。肝为刚脏，主升主动，体阴而用阳。肝与形体志窍的关系表现在肝藏魂，主谋虑，在体合筋，其华在爪，在志为怒，在液为泪，开窍于目。《素问·六节脏象论》说："肝者，罢极之本，魂之居也。其华在爪，其充在筋，以生血气。"此外，足厥阴肝经属肝络胆，足少阳胆经属胆络肝，肝胆解剖位置邻近，生理上相互联系，病理上相互影响，故肝与胆互为表里。肝的阴阳属性，根据其生理特点及所居位置有不同的说法。如《灵枢·顺气一日分为四时》称其为"牝脏。"《灵枢·阴阳系日月》和《素问·金匮真言论》分别认为肝属"阴中之少阳"和"阴中之阳"。《素问·六节脏象论》则认为肝是"阳中之少阳"。肝在五行属木，通于春气。

一、肝与气相关的生理功能

（一）肝主疏泄，即疏通、调畅全身的气

疏，《说文解字》释为"通"，即疏导、开通之义。泄，有发泄、发散之义。肝主疏泄，是指肝具有疏通、调畅全身的气，使之通而不滞，散而不郁的作用。肝主疏泄的理论渊源最早可追溯到《礼记·月令》，其曰"孟春之月，祭先脾……其器疏以达……盛德在木"。"其器疏以达"意为所用器物上镂刻的花纹粗疏而通达，是古人用阴阳五行观念规范天地万物思想的体现，蕴含着春木舒畅、条达的思想。肝气是推动肝进行各种生理活动的物质基础，主疏泄是肝气功能的具体体现。

气、血、津液的流通有赖于气机的调畅，而通畅气机是肝主疏泄最基本的生理作用。肝主疏泄功能正常，则气机调畅，气血和调，经络通利，脏腑器官的生理活动就能保持协调。如沈金鳌《杂病源流犀烛·肝病源流》所说："故一阳发生之气，起于厥阴，而一身上下，其气无所不乘。肝和则生气，发育万物，为诸脏之生化。"若肝疏泄功能失常，往往表现为两种情况。一是疏泄不及，气机郁滞，称为"肝气郁结"，表现为情志抑郁，胸胁、两乳、少腹等部位胀痛不舒，脘腹痞满等症。二是肝郁化火，升泄太过，表现为一派气火上逆之象，称为"肝气上逆"或"肝火上炎"，症见头胀头痛、面红目赤、胁肋胀满、烦躁易怒等；也可横逆犯脾胃，而见嗳气、呕吐、腹痛泄泻等症。中医学认为，人的精神情志活动除了由心主宰外，与肝也有密切联系。这是因为人的正常精神情志活动是以气机调畅、气血和平为基本条件的。肝主疏泄，调畅气机，可使血行畅通，对保持心情开朗舒畅起着重要作用，所以肝疏泄功能失常，多有情志异常的表现。如肝失疏泄，肝气郁结，常表现为情志抑郁、多疑善虑、胸闷、喜叹息等；如气郁化火，肝气升发太过，常表现为性情急躁易怒，情绪易于激动。故《灵枢·本神》说："肝气虚则恐，实则怒。"反之，外界因素导致的情志异常，尤其是大怒或情绪过度压抑等，也常常使肝主疏泄功能失常，引起肝的病变。

（二）肝主藏血与气密切相关

"肝藏血"一说始于《内经》。《灵枢·本神》曰："肝藏血，血舍魂。"《素问·五脏生成》曰："故人卧血归于肝，肝受血而能视，足受血而能步，掌受血而能握，指受血而能摄。"其已认识到肝具有藏血的功能，肝中所藏血液具有养魂、柔筋、充目、华爪，维持人体视觉、运动、精神情志的作用。后世关于肝贮藏血液、调节血量的认识即来源于此。此外，肝藏血还有收摄血液、防止出血之义，可见肝藏血的生理作用可概括为贮存血液、调节血量、收摄血液三个方面。

血的运行无不受气的影响，气行则血行，气滞则血瘀。人体气机之畅达直接关系到血的运行。《明医杂著·医论》薛己注"肝气通则心气和，肝气滞则心气乏"，指出肝能辅助心气的发动，使血行有力。

（三）肝主升，喜条达而恶抑郁

主动升发为肝的生理特性之一。肝在五行属木，通于春气。《素问·四气调神大论》说："春三月，此谓发陈，天地俱生，万物以荣。"春为四季之始，阳气始发，内孕生升之机，生气和则五化皆平。春气内应于肝，肝气升发能启迪诸脏，诸脏之气生升有由，化育既施则气血冲和，五脏安定而生机不息。《杂病源流犀

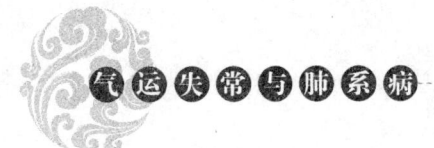

烛·肝病源流》也指出:"一阳发生之气,起于厥阴,而一身上下,其气无所不乘。肝和则生气,发育万物,为诸脏之生化。"此外,肝主升发尚有升举阳气、调畅气机的作用。人体生命活动的正常进行有赖气机升降出入运动的推动和激发。《素问·六微旨大论》曰:"故非出入,则无以生长壮老已,非升降,则无以生长化收藏。"气的升降出入运动在脏腑、经络等组织器官的生理活动中得到具体体现。肝对气机的影响主要表现为升举、宣通作用。肝升肺降,气的升降出入运动才能协调平衡,脏腑经络之气始能调畅而不病。肝内寄相火,其性刚烈。肝气易郁,易逆,肝阳易亢,易化火生风。《素问·灵兰秘典论》以"将军之官"形容其勇猛顽强、性急好动的特点。如果各种原因导致肝气血失调,则肝之刚柔就会失济,表现出肝气上逆,肝阳亢奋,化火生风的证候。

肝喜条达,是指肝木具有喜舒展宣畅的特性。《神农本草经疏·五脏苦欲补泻论》说:"扶苏条达,木之象也,升发开展,魂之用也。"肝在五行属木,功善升发阳气,宣散郁滞。肝调畅气机、通利气血,促进脾胃升降等生理作用,尤不由乎肝木条达的本性。

二、肝气与春之气相通应

肝与春气相通应,五脏与自然界四时阴阳相通应。肝主春,肝与春气相通应,是因为春季为一年之始,阳气始升,自然界生机勃发,一派欣欣向荣的景象。而在人体,肝则主疏泄,恶抑郁而喜条达,为"阴中之少阳",故肝与春气相通应。如《素问·诊要经终论》曰:"正月二月,天气始方,地气始发,人气在肝。"因此春季养生,在精神、饮食、起居诸方面,都必须顺应春气的升发和肝气的畅达之性,保持情志舒畅,力戒暴怒忧郁,夜卧早起,免冠披发,松缓衣带,广庭信步,舒展形体。春季天气转暖而风气偏胜,人体之肝气应之而旺,故素体肝气偏旺、肝阳偏亢或脾胃虚弱之人在春季易发病,可见眩晕、烦躁易怒、中风昏厥,或情志抑郁、焦虑,或两胁肋部疼痛、胃脘痞闷、嗳气泛恶、腹痛泄泻等症状。

第四节 气与肾

肾是一个功能极其广泛的重要脏器。中医学认为肾的功能表现在三个方面。一主藏精，促进人体生长发育生殖，《素问·六节脏象论》称之为"封藏之本"。二主水液代谢，故又有"水脏"之称。三主纳气，为"气之根"。明代随着命门学说的兴起，肾在人体中的重要作用日益受到重视。张介宾《类经附翼·求正录·三焦包络命门辨》认为"命门总乎两肾，两肾皆属命门"，并强调肾内寓真阴、真阳，为五脏六腑阴阳的根本，故肾又有"阴阳之本"之称。李中梓《医宗必读·肾为先天本脾为后天本论》提出"先天之本在肾……后天之本在脾"的观点，认为肾为生命的关键所在。肾在体合骨，其华在发，在志为恐，在液为唾，开窍于耳及前后二阴。《素问·六节脏象论》曰："肾者，主蛰，封藏之本……其华在发，其充在骨。"肾与膀胱气化相通，经脉相互络属，故互为表里。此外，在《内经》中以肾主水液为依据，认为肾与膀胱、三焦皆为表里。如《灵枢·本脏》曰："肾合三焦、膀胱。"《灵枢·本输》曰："肾合膀胱，膀胱者，津液之腑也。少阳属肾，肾上连肺，故将两脏。三焦者，中渎之腑也，水道出焉，属膀胱，是孤之腑也。"肾的阴阳属性，《内经》有多种提法。《素问·金匮真言论》谓其"阴中之阴"。《素问·六节脏象论》称为"阴中之少阴"。一般而言，肾为五脏之一，主藏精气而不泄，与六腑相较，其性属阴。五脏之中，肾居膈下，故称为"阴中之阴"。肾在五行中属水，通于冬气。

一、肾与气相关的生理功能

（一）肾藏精气，主生长发育与生殖

肾藏精是指肾有摄纳、贮存精气的生理功能。《素问·六节脏象论》说："肾者，主蛰，封藏之本，精之处也。"肾主闭藏的主要生理作用在于将精气藏于肾，使肾中精气不断充盈，防止其无故流失，为精气在体内充分发挥正常的生理效应创造必要条件。精是构成人体、维持人体生命活动的基本物质。《素问·金匮真言论》强调："夫精者，身之本也。"精有广义、狭义之分。广义的精，泛指一切精微物质，机体气、血、津液及饮食水谷精微皆属"精"的范畴；狭义之精，仅

指生殖之精。生殖之精的一部分直接禀受于父母，与生俱来，属于"先天之精"。《灵枢·决气》所说"两神相搏，合而成形，常先身生，是谓精"及《灵枢·本神》所说"生之来谓之精"中的"精"，即指先天之精而言。生殖之精还包括机体发育成熟后自身形成的精子和卵子。如《素问·上古天真论》所说"二八，肾气盛，天癸至，精气溢泻，阴阳和，故能有子"，即指机体自身形成的生殖之精。肾所藏的精气有先、后天之分。"先天之精"禀受于父母，是构成人体胚胎的原初物质。"后天之精"是出生后机体摄取的水谷精气及脏腑生理活动过程中所化生的精微物质。后者又称"脏腑之精。"《素问·上古天真论》曰："肾者主水，受五脏六腑之精而藏之。"先、后天之精相互为用，相辅相成。一方面，后天之精的化生有赖于先天之精的支持；另一方面，先天之精也需依赖后天之精的培补。脏腑精气充盈，经脾之运化输布全身，其剩余部分通过肾气的作用与先天之精相结合，闭藏于肾。当机体发育到一定阶段，生殖功能成熟时，肾之精气又可化为生殖之精。可见，先、后天之精亦可相互资生、相互转化。

肾中精气的主要生理作用在于促进机体的生长、发育和增强生殖能力。因为肾所藏"先天之精"是人体生长、发育的根本；所藏"后天之精"是维持生命的物质基础。人体生、长、壮、老、已过程和肾中精气盛衰有关。《素问·上古天真论》记述了肾中精气由未盛到逐渐充盛，由充盛到逐渐衰少继而耗竭的演变过程。其曰："女子七岁，肾气盛，齿更发长。二七而天癸至，任脉通，太冲脉盛，月事以时下，故有子。三七，肾气平均，故真牙生而长极。四七，筋骨坚，发长极，身体盛壮。五七，阳明脉衰，面始焦，发始堕。六七，三阳脉衰于上，面皆焦，发始白。七七，任脉虚，太冲脉衰少，天癸竭，地道不通，故形坏而无子也。丈夫八岁，肾气实，发长齿更。二八，肾气盛，天癸至，精气溢泻，阴阳和，故能有子。三八，肾气平均，筋骨劲强，故真牙生而长极。四八，筋骨隆盛，肌肉满壮。五八，肾气衰，发堕齿槁。六八，阳气衰竭于上，面焦，发鬓颁白。七八，肝气衰，筋不能动，天癸竭，精少，肾脏衰，形体皆极。八八，则齿发去。"《素问》认识到随着肾中精气的逐渐充盛，人体出现"齿更""发长"等生长发育的现象。当精气充盈到一定程度，又产生了一种名为"天癸"的精微物质，促进机体性腺发育，性器官成熟进而具备生殖能力，在女子表现为"月事以时下"，在男子则出现"精气溢泻"。中年之后，随着肾中精气的逐渐衰少，"天癸"也随之衰少而至枯竭，性功能及生殖能力逐渐衰退，形体日趋衰老，步入老年阶段。

一般来说，女性的发育成熟和衰老较男性为早，但总体来说"男不过尽八八，女不过尽七七"。亦有年老而仍具有生殖能力的，《素问·上古天真论》称此为"天寿过度，气脉常通，而肾气有余也"。这段原文明确提出"肾气"盛衰是机体生、长、壮、老、已之根本，齿、骨、发的生长状态及生殖能力是观察"肾气"盛衰、判断生长发育状况及衰老程度的客观标志。临床上补肾精、益肾气作为祛病延年的重要途径被广泛应用。天癸是肾中精气充盈到一定阶段而产生的一种促进生殖功能成熟的物质。古人认为，肾属水，癸在天干中也属水，所以叫作"天癸"。王冰曰："癸为壬癸，北方水，干名也。任脉、冲脉皆奇经脉也。肾气全盛，冲任流通，精气渐盈，应时而下，天真之气降与之从事，故云天癸也。"王冰此处以女子月事为天癸，引起后世医家的争议。万全《保命歌括》认为"在男子则为精，女子则为血"。《女科经纶》言"王冰以月事为天癸者，非也。男女之精，皆可以天癸称，今王注以女子之天癸为血，则男子之天癸亦为血耶？男女当交媾之时，各有精，而行经之际，方有其血"。张介宾提出"天癸非精血论"，认为"天癸之义，诸家俱以精血为解，是不详《内经》之旨也。玩本经云：女子二七天癸至，月事以时下，男子二八天癸至，精气溢泻。则是天癸在先，而后精血继之，天癸非即精血之谓明矣"（《质疑录·论天癸非精血》）。王士雄提出"天癸"与女子性欲有关，天癸至则产生欲念，天癸竭则欲念浅薄。《女科辑要·经水》按语曰："孩提能悲、能喜、能怒、能思，而绝无欲念。其有情窦早开者，亦在肾气将盛，天癸将至之年。可见肾气未盛，癸水未足，则不生欲念也；迨肾气衰，癸水绝，则欲念自除矣。"天癸与肾的关系，《内经》早已明确，肾气盛方能天癸至。天癸是肾精充盛的产物，男精与女血又是天癸至的结果。张介宾谓："故天癸者，言天一之阴气耳，气化为水，因名天癸……其在人身，是为元阴，亦曰元气。"《医宗金鉴》说："天癸乃父母所赋，先天生身之真气也；精血乃水谷所化，后天成形之本也。男子二八，先天肾气盛，天癸至，与后天所生之精会合而盈……女子二七，先天肾气实，天癸至，与后天所生之血会合而盛。"《景岳全书·阴阳》更明确地指出："元阴者，即无形之水，以长以立，天癸是也，强弱系之，故亦曰元精。"古人认为"天癸"即"天水"，意为"先天之水"。肾为先天之本，主司元气，天癸必须得到肾气及其他脏腑精气的温煦、滋养才能不断充盛，并随着肾气衰弱而竭止。因此，天癸由肾精充盈衍生而来，而肾精的发育乃至充盈是一个渐进的、由量到质的积累过程。天癸虽属于肾气的范畴，但又不全等同于肾气。正如马莳所说，天癸是"由先天之气蓄积而生"。总之，可以认为"天癸"是古人提出的一个性生理概念。古人通过宏观观察，抓住"男精""女血"这一明显生理特征，抽象出了"天癸"的概念。

（二）肾的气化作用实现肾主水功能

"肾主水"是指肾有主持和调节人体水液代谢的功能。《素问·上古天真论》曰："肾者主水。"《素问·逆调论》曰："肾者水脏，主津液。"机体水液代谢是一个复杂的生理过程，它在肺、脾、胃、肾、肠、膀胱、三焦等的综合作用下完成，其中肾起着主宰作用。肾主水的功能通过肾的气化作用来实现，具体表现在三个方面。其一，肾的气化功能是津液代谢的动力。《素问·水热穴论》曰："肾者牝脏也，地气上者属于肾，而生水液也。"肾位于下焦，接纳肺通调水道输送来的津液，将清者蒸腾于上，再输送到肺及全身，发挥其滋养濡润作用；浊者下输至膀胱，化为尿液排出体外。其二，肾为肺脾气化之根。肾藏精，为元气化生之源。元气具有激发、促进各脏腑功能的作用。其中肺对津液的宣肃，脾对津液的转输，其动力皆源于肾。其三，肾是调节尿液排泄、维持机体津液代谢平衡的重要器官。正常情况下，机体津液排泄正常与否是决定津液代谢是否平衡、协调的关键因素。津液排泄有呼吸、汗液分泌、排尿三条途径，与肺、肾相关。《灵枢·五癃津液别》曰："天暑衣厚则腠理开，故汗出……天寒则腠理闭，气湿不行，水下留于膀胱，则为溺与气。"尿液排泄作为机体津液排泄的主要途径，在维持津液代谢平衡中起着极其关键的作用。尿液生成与排泄均有赖肾的气化作用调控。人体排尿，一是排除机体必须清除的废浊之液，二是排除人体剩余水液，后者是肾调节、维持体内津液平衡的功能体现。当机体摄水量多或天冷无汗、少汗致体内剩余津液增加时，肾通过气化作用，将多余的水分输注膀胱，与废浊之液一道排出体外，此时尿多色淡；当机体摄水减少或天暑多汗时，肾有效地控制津液排泄，故此时表现为尿少色浓。肾的这一作用不仅能维持体内津液的代谢平衡，而且在一定程度上能够有效缓解因汗、吐、泻等因素造成津液丧失过多所致的不良影响。由此，前人有"肾主津液""肾主开阖"之说。病理情况下，肾中精气虚衰，气化功能失常，不仅可影响肺、脾、三焦等脏腑的气化功能，而且可直接导致肾对津液调控功能发生障碍或紊乱，表现为开阖失调。如既可出现尿少、尿闭，又可出现尿多、尿清长。故《素问·水热穴论》指出："肾者，胃之关也，关闭不利，故聚水而从其类也。"

(三)肾主纳气

肾主纳气是指肾有摄纳肺气,促进其吸清呼浊、防止呼吸表浅的作用。"肾主纳气"的理论渊源,最早可追溯到《内经》。《素问·逆调论》指出"肾者……主卧与喘",认为咳、喘等症与肾有关。《难经·四难》曰"呼出心与肺,吸入肝与肾",阐明呼吸功能与心、肺、肝、肾有关,而肾与气吸入有关。张仲景继承了这一学术思想,将补肾法用于呼吸异常的治疗。《金匮要略·痰饮咳嗽病脉证并治》指出:"夫短气有微饮,当从小便去之,苓桂术甘汤主之;肾气丸亦主之。"南宋杨士瀛在前人的基础上,明确提出"肾主纳气"一说。其《仁斋直指方·咳嗽》曰:"肺出气也,肾纳气也,肺为气之主,肾为气之藏。凡咳嗽暴重,动引百骸,自觉气从脐下逆奔而上者,此肾虚不能收气归元也,当以补骨脂、安肾丸主之,毋徒从事于宁肺。"杨士瀛此论一出,对明清医家影响颇大。林珮琴《类证治裁·喘》进一步阐发道:"肺为气之主,肾为气之根。肺主出气,肾主纳气,阴阳相交,呼吸乃和。若出纳升降失常,斯喘作焉。"肾主纳气的机制可从以下几个方面来认识。其一,人体气机升降运动与自然界天地上下交感相应。肺为脏腑之华盖,人体之精气借肺之肃降下纳于肾。肾为脏腑之基,肾之精气需上达于肺。所谓"盖肺统五脏六腑之气而主之,肾受五脏六腑之精而藏之。肾气原上际于肺,肺气亦下归于肾,一气自为升降者也"(《珍本医书集成·存存斋医话稿》)。其二,从肾与呼吸的关系来看,肾为元气之根,肾通过潜藏于内的元气对肺进行激发,推动和摄纳而参与呼吸过程,以保证肺能有效地呼浊吸清。明代孙一奎《医旨绪余·原呼吸》指出:"以是知呼吸者,根于原气,不可须臾离也。"因此,肾所纳之气也包括"肺气",而并非仅指通常所理解的"清气"。其三,从金水相生的关系来看,肾、肺为子母之脏,一主水,一主气,金水相生,水天一所,水气通调,百脉和调,呼吸乃得顺畅。

(四)肾性潜藏——藏精、藏血、纳气

《素问·六节脏象论》曰:"肾者,主蛰,封藏之本。"《格致余论》也强调"主闭藏者,肾也"。以上所述皆认为肾具有闭藏的特性。肾性潜藏的特点决定了人体一切潜藏、摄纳、封藏的生理活动皆由肾所主。具体表现在肾主藏精、藏血、纳气。《医学入门·脏腑条分》指出:"肾纳气、收血、化精为封藏之本。"此外,肾还有固水津、摄二便、固胞胎、封藏膏脂之功。如《景岳全书·泄泻》指出:"盖肾为胃关,开窍于二阴,所以二便之开闭,皆肾脏之所主。"肾闭藏精气,使

其不致无故流失而在体内发挥应有的生理效应，从而能够维持生命活动的正常进行。因此肾精宜藏而不宜泄，命火宜潜而不宜露。耗泄则为患，斯病作矣。肾封藏失司，可表现为肾不纳气的呼吸异常，或精关不固的滑精早泄，或冲任不固的崩漏滑胎，或二便失摄的遗尿、泄泻等，治疗多以补肾为大法，辅以固摄收敛之品。

二、肾气

肾气是肾精所化之气，是肾生理功能活动的物质基础。"肾气"一词，在《内经》中多次出现。《素问·上古天真论》描述了肾气由盛、实到平均、衰弱的自然变化过程及这一过程所引起的人体生、长、壮、老、已的生命现象，因此肾气可视作维持生命活动的基本动力。其生理作用可概括为推动胎儿形成发育、纳气助肺呼吸、充耳助听觉及气化水液形成小便并控制二阴开阖等。病理上，肾气虚可出现肾失闭藏、失固摄、不化水、不纳气等表现，如遗精、滑泄、大便滑脱、小便清长或遗尿或不利、动辄气喘等。治疗当于补肾剂之中加以收敛固涩之品。

肾的精、气、阴、阳为肾中不同种类的精微物质，仔细推敲肾的生理功能及其病证表现，可以看出肾中精气阴阳具有各自独立的生理特性及其不同的病理表现，然而四者又彼此相关，难以截然分开。肾精、肾气为人体生命活动最基本的物质，二者形态不同，精散而为气，气聚而为精，此即"精气相生"，故常"精气"并称。肾阴、肾阳是肾中具有不同功能状态的两种成分。肾阴、肾阳相对而言，前者对全身脏腑组织器官起滋润、濡养作用，后者起激发、温煦和推动作用。二者相互制约、相互协调，共同维持人体阴阳的相对平衡。从阴阳属性而论，肾精、肾阴同属于阴；肾气、肾阳同归于阳，由于属性相同的物质具有协同作用，所以肾阴与肾精有相似之处而易被混淆，肾阳、肾气也常被相提并论。按事物的阴阳属性对肾精、肾气、肾阴、肾阳进行归类，则肾阴、肾精属阴，而肾阳、肾气属阳，故肾阴、肾精可统称"肾中阴精"，肾阳、肾气可统称"肾中阳气"，但决不能以"阳"代气，以"阴"代精。从病理学角度而言，肾精亏和肾气虚均无明显的阴阳失调，故治疗当以补益肾中精气为大法。肾阴虚、肾阳虚则在肾中精气亏虚的基础上又有阴阳不足的表现，故其治疗在补益精气的同时应注意"益火之源以消阴翳，壮水之主以制阳光"。也有仅表现为单纯肾阴虚、肾阳虚者，治疗时只需滋肾阴或温肾阳，而不必涉及精气。

三、肾气与冬之气相通应

五脏与自然界四时阴阳相通应，肾主冬。冬季是一年中气候最寒冷的季节，一派霜雪严凝、冰凌凛冽之象。自然界的物类，则静谧闭藏以度冬时。人体中肾为水脏，有润下之性，藏精而为封藏之本。同气相求，故以肾应冬。《素问·诊要经终论》说："十一月十二月，冰复，地气合，人气在肾。"冬季养生，当早睡晚起，日出而作，以保证充足的睡眠时间，同时食用补阴潜阳的膳食，以利阳气潜藏，阴精积蓄。冬季气候寒冷，水气当旺，若素体阳虚，或久病阳虚，多在阴盛之冬季发病，即所谓"能夏不能冬"；若患阳虚性慢性疾病，如肺病、心脏病、胃肠病、骨关节病等，则易在冬季寒冷时复发。

此外，肾与北方、寒、水、黑色、咸味等有一定的内在联系。如《素问·阴阳应象大论》说："北方生寒，寒生水，水生咸，咸生肾，肾生骨髓，髓生肝，肾主耳。其在天为寒，在地为水，在体为骨，在脏为肾，在色为黑。"

第五节　气与经络

经络，是人体组织结构的重要组成部分，早在《内经》中，就指出经络是运行气血、联络脏腑肢节、沟通上下内外的通道。《灵枢·本脏》说："经脉者，所以行血气而营阴阳，濡筋骨，利关节者也。"《灵枢·海论》说："夫十二经脉者，内属于腑脏，外络于肢节。"以上所述是将经络作为人体的一种组织结构名称。

经络是经脉和络脉的总称。经脉的"经"，有路径、途径之意。正如《释名》中说："经，径也，如径路无所不通。"《辞海》中说："纵线，南北为经。"《医学入门》说："脉之直者为经。"可见，经脉是经络系统中的纵行主干，主要通路。络脉的"络"，有联络、网络之意。正如《说文解字》所解释的"络，絮也"，言其细密繁多。《灵枢·脉度》说："支而横者为络。"可见络脉是经脉的分支，错综联络，遍布全身。

经脉和络脉的区别，根据《灵枢·经脉》"经脉十二者，伏行分肉之间，深而不见……诸脉之浮而常见者，皆络脉也"及《灵枢·脉度》"经脉为里，支而横者为络，络之别者为孙"可知，经脉是主干，络脉是分支；经脉大多深而不见，行于分肉之间，络脉大多浮而常见，行于体表较浅部位；经脉较粗大，络脉较细小；经脉以纵行为主，络脉纵横交错，网络全身。

经脉和络脉共同构成人体经络系统，起着运行气血、联络沟通等作用，将体内五脏六腑、四肢百骸、五官九窍、皮肉筋脉等组织器官联结成一个有机的整体。关于经脉和络脉中运行的气血，《灵枢·营卫生会》有"营在脉中，卫在脉外"，《灵枢·痈疽》有"中焦出气如露，上注溪谷，而渗孙脉，津液和调，变化而赤为血。血和则孙脉先满溢，乃注于络脉，皆盈，乃注于经脉"的说法，指出经脉与络脉中运行的是营气和由营气和津液化生而成的血。但历代各家有不同见解，如元代滑寿在《十四经发挥》中提出"经为营气，络为卫气"的观点。清代喻昌在《医门法律》中，不但同意这一看法，还进一步加以剖析，他说："十二经生十二络，十二络生一百八十系络，系络生一百八十缠络，缠络生三万四千孙络。自内而生出者，愈多愈小。稍大者在俞穴肌肉间，营气所主；外廓由是出诸皮毛，方为小络，方为卫气所主。"其显然与《灵枢》记载的观点不符。孰是孰非，尚需进一步研讨。

经络不但是有机体内部相互联系的通路，也是机体和自然界相应，维持体内外环境统一的桥梁。《内经》中就有不少关于经络与天时相应、与水地相合的论述。如《灵枢·经别》说："人之合于天道也，内有五脏，以应五音……外有六腑，以应六律……十二经脉者，此五脏六腑之所以应天道。"此述说明机体与自然界"天人相应"是通过经络来实现的。又如《灵枢》说："腰以上为天，腰以下为地，故天为阳，地为阴；故足之十二经脉以应十二月，月生于水，故在下者为阴；手之十指以应十日，日主火，故在上者为阳。"其还按阴阳属性，把左右两手的十经与十天干相配，左右两足的十二经与十二地支相配，以说明人体经络与自然界季节时令及日月相对转移的阴阳盛衰消长有密切的相对应关系，而经络的三阴三阳命名亦与此有关。《灵枢·经水》还指出："经脉十二者，外合于十二经水，而内属于五脏六腑。"此述阐述了十二经脉与十二经水相对应的关系。

古人以十二经水的"受水而行之"比喻十二经脉的"受血而营之"，说明经脉中的气血流行与自然界的水流一样，互相贯通，有盈有亏。正如《灵枢·经水》所言："凡此五脏六腑十二经水者，外有源泉，而内有所禀，此皆内外相贯，如环无端，人经亦然。"

从上可知，经络作为人体的组织结构之一，与自然界和内在脏腑均有着极其密切的联系。机体脏腑组织通过经络时时刻刻都在与自然界进行着物质、能量、信息的交流，以确保人体生命活动的正常进行。《内经》阐述的经络与天时相应，与水地相合的内容，实际上都是中医整体观念在经络系统中的具体体现。

一、气阴阳五行学说与经络学说

经络系统由经脉、络脉及连属部分所组成。经脉是经络的主干，主要有正经和奇经两大类。正经有十二条，故又称"十二正经"或"十二经脉"。十二正经是气血在经脉中运行时，每一周次都必经的道路。此外，每一条正经各别出一条经脉，称为"十二经别"。奇经有八条，故称为"奇经八脉"，即冲脉、任脉、督脉、带脉、阳跷脉、阴跷脉、阳维脉、阴维脉。奇经具有统率、联络和调节十二经脉中气血的作用。络脉是经脉的小分支，有别络、浮络、孙络之分。别络是络脉中的较大者。之所以称为别络，有本经别走邻经之意。一般认为，别络有十五条，即十二正经、任督二脉各有一别络，加上脾之大络，合称"十五别络"。经筋，是十二经脉之气"结、聚、散、络"于筋肉、关节的体系，为十二经脉的附属部分，所以称为"十二经筋"。皮部是十二经脉功能活动反映于体表的部位，也是络脉之气散布之所在，十二皮部的分布区域是以十二经体表的分布范围为依据，把全身皮肤划分为十二部分，分属于十二经脉。

经络学说是研究人体经络系统的组成、循行分布、生理功能、病理变化等的一种基础理论。经络与脏腑理论共同构成中医理论体系的核心。经络学说贯穿中医生理、病理、诊断和防治各个方面，与阴阳五行、脏腑及精、气、血、津液等理论相互辅翼，深刻地阐释了人体的生理活动和病理变化，对临床各科，尤其是针灸、推拿等，都起到了极其有效的指导作用。历代医家高度重视经络学说在中医学中的重要地位，早在《内经》中就有"经脉者，所以能决死生，处百病，调虚实，不可不通""夫十二经脉者，人之所以生，病之所以成，人之所以治，病之所以起，学之所始，工之所止也"的记载，后人更有"学医不知经络，开口动手便错。盖经络不明，尤以识病证之根源，究阴阳之传变"之说。近四五十年来，中医经络学说备受国内外医学界的瞩目，对经络的研究方兴未艾，取得了显著进展。尽管目前对经络实质的看法还不太一致，但经络系统的客观存在已成为一个无可争辩的事实，普遍被人们所承认。随着经络研究的不断深入发展，相信对经络系统的认识将会更加全面，有可能出现重大突破。

气阴阳五行学说作为我国古代的一种哲学思想，当它渗透到中医学以后，必然会对中医学的各个领域产生深刻影响。经络学说是中医基础理论的重要组成部分，它的形成也同样离不开气阴阳五行学说的指导。如经络命名中的手足三阴三阳，奇经八脉中的阴维、阳维、阴跷、阳跷，络脉中的阴络、阳络，经络循行上的"阴内阳外"规律，十二经气血多少；经络中的阴阳表里配偶关系，经络的生理功能及"开阖枢"理论，经穴的命名及临床应用，等等，都有阴阳五行这一哲学思想贯穿其中。气阴阳五行学说已成为经络学说形成的世界观和方法论。

气是天生万物的本原，气分为阴阳二气，阳变阴合而产生木、火、土、金、水五行，阴阳五行之精凝合而产生人类和万物。在"一阴一阳"的基础上又形成"三阴三阳"说，即太阴、少阴、厥阴、太阳、少阳、阳明，建立了"六经"的概念。十二经脉中，六为阴、六为阳，分别行于人体阴部、阳部，维持阴阳的相对平衡，从而保持人体的协调统一。

依据阴阳的盛衰，即阴阳气的多少而将十二经脉确定为三阴三阳，其中阴气最盛的是太阴，其次为少阴，再次为厥阴；阳明的阳气最旺盛，其次为太阳，再次为少阳。其中，太阴、太阳的"太"，指的是大的意思；少阴、少阳的"少"，指的是小的意思；而阳明则指的是太阳、少阳两阳合而为明；厥阴则指的是太阴、少阴两阴交尽（厥，有尽之意）。十二经脉流注从手太阴经开始到足厥阴经为止，完成一个大回环，阳气、阴气相互交替，皆由盛渐至衰，从而维持经络系统的正常运行。

中医学将人体内脏分别归类于五行，以说明脏腑的生理功能、相互关系、病理影响。十二经脉在内属于脏腑，脏腑有五行属性，经脉也就相应有五行属性。如手太阴肺经、手阳明大肠经，属于金经；手少阴心经、手太阳小肠经，属于火经；手厥阴心包经、手少阳三焦经，属于相火，并属于火经；足阳明胃经、足太阴脾经，属于土经；足太阳膀胱经、足少阴肾经，属于水经；足少阳胆经、足厥阴肝经，属于木经。

二、经络学说的发展

经络学说自《内经》成书以后,历经了两千多年的历史,其间,历代医家在临床实践的基础上,不断充实发展了这一学说,可以说是代有发挥,从而使中医的经络学说得以成熟。其发展概况分述如下。

汉代,《难经》是继《内经》之后对经络学说和针灸学的发展有重要贡献的一部典籍。它进一步发挥了《内经》的精髓,对十二经脉的走向、病证、预后及奇经八脉的含义、功能、循行路线和病候等都有较详细的论述;对正经和奇经的关系也有较好的阐发;对某些经穴(如八会穴)的特异性也进行了总结。此外,还提出"十二经皆有动脉""肾间动气为十二经脉之根"等理论,大大丰富了经络学说的内容。东汉张仲景是将《内经》《难经》中的经络理论运用于临床实践的典范,他的《伤寒杂病论》在经络学说思想指导下,总结了病邪侵犯经络、脏腑,由表及里的过程,摸索出伤寒发病规律,创立了六经辨证施治纲领,对后世影响很大。

晋代皇甫谧编著的《针灸甲乙经》,记载各经穴位共349个,不但将"穴"与"经"联系起来,以经统穴,还通过交会穴的形式表现了各经间的关系,对后世研究经络与针灸临床有很大的指导意义。

隋唐时期,甄权、杨上善、杨玄操等医家,对古代的《明堂图》进行修订。《明堂图》即经络穴位图,据文献记载始于六朝或隋代,《隋书·经籍志》中就记载有《明堂流注》《明堂孔穴》《明堂孔穴图》等书名。但这些书大多已亡佚,现存最早的文献是杨上善的《黄帝内经明堂类成》十三卷,其中十二经脉各一卷,奇经八脉合一卷,现仅存第一卷手太阴肺经。至唐代,就出现了用颜色绘制的彩色人体经络穴位图。唐代孙思邈的《备急千金要方》和《千金翼方》及王焘的《外台秘要》等书中,不但收载有大量经络穴位的内容,就经络图而言,据孙思邈在《备急千金要方·明堂三人图》中所述"旧明堂图,年代久远,传写错误,不足指南,今一依甄权等新撰为定云耳……其十二经脉,五色作之;奇经八脉,以绿色为之",可见,当时经过修订,对经络穴位图的绘制已相当精致了。此外,巢元方等编撰的《诸病源候论》也是以脏腑和经络学理论来讨论病因和病机的,在经络学的临床应用方面也有不少发挥。

宋元时期,经络与针灸临床更有进一步的发展。当时王惟一根据经络学说的分经布点，主持铸造经络穴位模型"铜人"两具，并编著《铜人腧穴针灸图经》三卷，《明堂图》又前进了一步，统一了宋以前各家对经络和腧穴的某些不同看法，在经络针灸发展史上占有重要地位。金代何若愚写成《流注指微论》，经阎广明注解，扩充有关内容而成《子午流注针经》，这是在当时"顺时而刺"思想影响下，研究气血运行与时辰相关的一本著作，是后世按时取穴的重要依据。元代忽公泰则秉承当时已出现的任、督与十二经并重的学术思想，著有《金兰循经》一书，将十二经发展成为十四经体系。尔后滑寿进一步在他的《十四经发挥》中，明确论述了十二经脉和任、督二脉气血运行的关系，首次提出"十四经"的命名，着重对十四经的分布、循行路线及全身647个穴位进行了考证，发挥了十四经理论，对经络学说的发展影响甚为深远，《十四经发挥》也因此成为后世研究经络、经穴的主要参考书。此外，在经络学说的临床应用方面，这个时期主要表现在药物归经理论的提出。寇宗奭的《本草衍义》最早描述了附子等药的归经，张元素的《珍珠囊》则是药物归经的最早专著，提出"引经报使"药，经李杲发挥，为后世药物治疗与经络的联系提供了理论基础。

明代是经络学说发展的旺盛期，著述颇丰。李时珍对前人奇经八脉文献进行汇集、考证，著有《奇经八脉考》一书，对研究奇经八脉大有裨益。他的"内景隧道，惟返观者能照察之"的观点，对探讨经络学说的起源颇有启迪。杨继洲根据家传《卫生针灸玄机秘要》一书的内容，博取历代名家著述，结合自己丰富的临床经验，编撰成《针灸大成》一书，对经络、穴位、针刺手法与适应证等，都做了颇有创意的探讨。如对经络本源及归属问题，他指出"经脉十二，络脉十五，外布一身，为血气之道路也。其源内根于肾，乃生命之本也"。在掌握经络和经穴的要领方面，他则认为应该"宁失其穴，勿失其经；宁失其时，勿失其气"。这种不拘旧说的探究精神，对后世经络学说发展颇有影响，《针灸大成》成为明代一部重要的经络针灸学专书。此外，张介宾的《类经》、李梴的《医学入门》、沈子禄的《经络全书》、高武的《针灸聚英》、徐凤的《针灸大全》、张三锡的《经络考》、韦勤甫的《经络笺注》、翟良的《经络汇编》、严振的《循经考穴编》等著述或写本，都是这一时期经络研究成果的反映，对经络学说的发展都起到了一定的作用。

清代，统治阶级拘于封建礼教，重药轻针，限制了针灸的发展，对经络学说的发展产生消极的影响。这一时期除了针灸著作中有部分内容涉及经络外，经络专书较少，也缺乏新意。但在分经用药及综合性医书的编撰上比较重视，出现了姚澜的《本草分经》、吴谦的《医宗金鉴》及清政府组织编写的大型类书《古今图书集成》中的《医部全录》等，都有利于经络的研究探讨。此外，还有陈惠畴的《经络图考》、黄谷的《明堂经络图册》等也是这一时期的著述。

清以后至民国时期，因种种原因，中医学遭受严重的摧残，经络学说的应用和发展也受到很大限制，有关经络著述寥若晨星，只有少数人从西医学角度推测过针灸治疗的作用。在学术上没有什么见地。

中华人民共和国成立以后，政府积极倡导扶植中医，推动中医研究，经络学说的发展迎来了一个大好时期，中医界开展了对中医古代文献的研究整理工作，编撰了大量经络针灸的著作及经络和针灸的教材。同时应用现代科学知识和方法，从经络现象入手，对经络学说进行深入研究探讨，尤其对经络的实质研究，也取得了一定成绩，使中医的经络学说有了新的发展，扩大了经络学说在临床上的应用。

三、经络学说的实践意义

中医学的经络学说和现代神经解剖学、生理学都经实践证明，正确地反映了人体客观规律，它们是不同历史条件下的产物，各有自己的特点。人体既然是一个统一的整体，则在完整统一的有机体内当然不可能存在两套互不相关的功能调节体系。迄今，我们对人体结构和功能的了解还是很不够的，因此，探讨经络的特殊联系途径，这对进一步认识人体功能调节的规律有着非常重要的意义。

国内外已经有许多学者利用体表生物活动点（穴位）和脏腑的相关联系来诊断、治疗疾病。他们对各种疾病患者的体表经穴电参数进行测定，已收集了大量的数据，通过电子计算机进行数据处理，比较、判断健康人和各种患者的情况，进而利用经络诊断疾病。也有人根据循经感传"气至病所"的规律，利用穴位作为治疗点（生物活动点），施加适宜（补泻）的刺激参数（强弱、频率），调节机体的生理平衡，进而创立经络治疗学。对经络的研究，尽管已经取得了较大的进展，但要搞清楚经络系统调节规律，阐明经络本质，还需要很长的时间，需要我们付出更多的努力。今后，我们应该继续坚持应用现代科学技术进行多学科的客观化的研究，密切结合临床实践进行经络理论研究。例如，应用病理生理学和形态学的方法研究体表内脏联系途径与活动规律；应用生物化学和分子生物学方

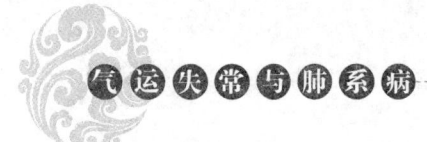

法研究神经介质、内分泌激素及代谢物质等因素对循经感传和"气至病所"的影响；应用免疫学方法研究循经感传、"气至病所"时免疫功能的变化等。在临床上结合各种患者研究他们的循经感传和"气至病所"规律；在实验室可建立各种动物病理生理模型，在一定控制条件下测定动物体穴位变化、沿经变化、效应器变化、中枢和外周的变化。经络的深入研究将为生物学、解剖学、组织学、生理学、生物化学、病理学、免疫学、诊断学、治疗学等医学生物科学开辟新的研究领域，增加新的篇章，将为人类保健事业作出贡献。

第七章

气机失常与肺气病变的常见证型

第一节 气机失常

"气"泛指功能，气机升降功能正常，才能维持人体正常的生理活动，气机升降异常，就会影响人体三焦气化，进而出现"气滞""血瘀""痰阻"等病理状态。反过来，这些病理状态又进一步影响气机运行，形成恶性循环，从而影响人体的正常生理功能。

气机升降理论研究中，气有运动的特性，气在人体内升降出入，环流不休，称为"气机"。气机升降理论来源于《内经》。《素问·六微旨大论》曰"升已而降，降者谓天；降已而升，升者谓地。天气下降，气流于地；地气上升，气腾于天""非升降，则无以生长化收藏。是以升降出入，无器不有"，即万事万物都有升降出入。气上升至极而后降，降至极而后升，不断循环往复，这就是气机升降运动，万物因此而得以正常生化、收藏。气机升降出入是人体生命运动的基本，一旦气机升降异常，则百病丛生，如《素问·阴阳应象大论》曰"清气在下，则生飧泄；浊气在上，则生䐜胀"，气机升者不升，降者不降，则发生泄泻和腹胀，故"出入废，则神机化灭；升降息，则气立孤危"。人体内气机轻灵升发，浊阴重坠降泄，气流运行周身，内至五脏六腑，外达筋骨皮毛，阴平阳秘、升降有序为生理之机，这充分说明了气机升降的重要性。当气的运动受到各种因素影响，出现异常变化时，气机随之失衡，可表现出多种病理状态，如《素问·举痛论》曰"余知百病生于气也，怒则气上，喜则气缓，悲则气消，恐则气下，寒则气收，炅则气泄，惊则气乱，劳则气耗，思则气结"。临床上针对以气机之升降出入失去协调平衡为代表的气病，依据不同的病因、病机、体征等，采用祛痰、祛瘀、补虚等方法以恢复气机调畅，可达到愈病的目的。

一、气机失常的病机

升降是指人体脏腑气机运行的一种形式。其中，脾胃是升降的枢纽，肾是升清降浊的动力。肺之宣发、肃降，肝气升发、疏泄，心火下降，肾水上升，无不配合脾胃完成升降运动，以保证新陈代谢的正常进行，这都是脏腑气机升降运行的具体表现。人体脏腑、经络功能的发挥及其相互之间的联系，以及物质的受纳和糟粕的排泄等，无不依赖气机的升降活动来完成，从而使气化作用得以顺利进行，以维持人体正常的生命活动。升降失常是阴阳失调的一种表现形式，是阴阳失调在病位和病势趋向方面的具体化。临床上对于许多病证进行病机分析，都离不开气机升降这一理论的应用。在一定程度上讲，诊治疾病就是审察升降功能失常之所在，纠正失常之升降功能，使之恢复正常。临床上如见吐、呕、哕、呃、噫等，即胃气不降；咳喘气逆，即肺气不降；气郁胁胀，多由肝气不升所致；眩晕、下利、脱肛，多为脾气不升；喘息气短，行动为甚，多为肾气不纳……归纳起来，升降失常的基本病理变化，不外升降不及、升降太过和升降反常三类。

（一）升降不及

升降不及是指脏腑虚弱，运行无力，或气机阻滞，运行不畅，使升降作用减弱的病理变化。例如，脾气主升，肺主肃降，脾虚则清气不升，而头昏、便溏，肺虚则宣肃无权，而呼吸少气等。又如，大肠以通降为顺，如腑气虚弱，传导失司，则糟粕停滞而为便秘等，亦乃升降不及所致。

（二）升降太过

升降太过是指脏腑气机的升降运行虽与其主导趋势一致，但其程度已超出正常生理范围的病理变化。如胃、小肠、大肠与膀胱，均以通降下行为顺，若通降太过，就会出现泄泻稀便与尿频量多等症状，甚者滑脱不禁。再如肝气本主升发，太过则肝气上逆、肝火上炎，而为有余之证矣。

（三）升降反常

升降反常是指脏腑气机的升降运行与其正常趋势相反的病理变化，即当升不升，而反下陷；当降不降，而反上逆。如脾气不升，中气下陷，发生泄泻、脱肛、阴挺；胃气不降，反而上逆，而为嗳气、呕恶等。又如朱丹溪提出阴升阳降，即心肺之阳降，肝肾之阴升，使水火交泰而既济，反常则水火不交而成"痞"，或肝肾阴精、阴血亏虚则阴自降而阳自升，遂成阴虚火亢之证。诸如此类，均属升降反常。

总之，升降失常是从脏腑气机运行障碍这一角度来反映疾病病理本质的，临床上对于升降失常应分清何脏何腑，孰升孰降，以示标本先后，主次缓急，并结合发病因素进行施治。诸如宣降肺气、和胃降逆、升阳举陷、辛开苦降、化浊和中、平肝和胃、交通心肾、补肾纳气等，均为恢复气机升降的常用治则。

二、气机失常的常见类型

（一）气滞

气滞是气机郁滞，气的运行不畅所致的病理状态，尤侧重指经络之气不利。

证候特征：病情与情绪密切相关，情志抑郁、喜叹气，胸胁脘腹等处胀痛或窜痛，痛胀部位不固定，气行觉舒，嗳气，里急后重，矢气多、肠鸣亢进等，为病性气滞的特征症状。以胁胀及痛，脘腹痞胀，乳房胀，吞食哽塞，咽部异物感，腹痛欲泻，排便不爽，大便溏结不调，尿潴留，经期错乱等为主要表现者，其病性多属气滞。胸闷、绞痛、牵掣痛，烦躁发热，肝大，脉弦等症，其病性亦常与气滞有关。头胀及痛、眼胀及痛、固定痛等，为病性气滞的痞证。

气滞主要因七情内郁，或因寒冷刺激，或因痰湿、食积、瘀血等阻滞，影响气的流通运行，形成气机不畅。气机滞塞，常可致疼痛、肿胀等；气不行血，易致气滞血瘀；气不能输布津液，易产生湿浊痰饮等病理产物。气滞又可使某些脏腑的功能失调，如肺气壅滞、肝气郁滞、脾胃气滞等。此外，水饮、瘀血、蛔虫、砂石等阻塞，脏腑气机失调，脏气虚弱，运行乏力等，亦可导致气机阻滞，而表现为气滞的证候。气滞常与血瘀并见；气滞日久可以化火；气滞可以生湿、生痰、水停；气滞严重时可成为气闭。由于引起气滞的原因不同，气滞部位、病变脏腑亦有差异，故其证候表现各有特点。临床常见的气滞证有肝郁气滞证、胃肠气滞证、肝胃气滞（不和）证等。

辨证要点：气息微弱、汗出不止、脉微与气虚症状共见。

（二）气逆

气逆是指气的上升运动太过或下降运动不及的一种病理状态。

证候特征：咳嗽，喘促；或呃逆，嗳气，恶心，呕吐；或头痛，眩晕，甚至昏厥，呕血。气逆一般是在气滞基础上气机阻滞程度更甚的一种表现形式，表现为气机当降不降反上升，或升发太过。常由外邪侵袭、饮食失节、痰饮瘀血内阻、寒热刺激、情志过激等所致。由于气逆证有肺气上逆、胃气上逆、肝气上逆的不同，故可表现出不同的症状。肺气失于肃降而上逆，则咳嗽、喘促。胃气失于和降而上逆，则出现呃逆、嗳气、恶心、呕吐诸症。肝气升发太过而上逆，气血上冲，阻闭清窍，故轻则头痛、眩晕，重则昏厥；血随气逆，并走于上，络破血溢，则见呕血。一般来说，气逆证多指实证，但也有因虚而气上逆者，如肺气虚而肃降无力，或肾气虚失于摄纳，则都可导致肺气上逆；胃气虚或胃阴虚，胃和降失职，亦能致胃气上逆。此皆因虚而致气上逆。此外，气逆只是一种病机，并不是一个完整的证名，临床应注意辨别病因，再结合病位、病机而构成完整的辨证诊断，如胃寒气逆证、胃火气逆证、肝火气逆证等。

辨证要点：咳喘、呕吐呃逆、头痛眩晕与气滞症状共见。

（三）气虚

气虚是气的生成与来源不足，或因疾病、劳倦消耗过度，致气亏虚不能正常发挥作用，以致人体脏腑功能活动减退所形成的病理变化。

证候特征：气虚可致很多临床症状，如气虚形体失养，则体倦乏力；气虚卫外不固，则易感冒、汗出；气虚不能上荣清窍，则头晕目眩，精神委顿等；气虚鼓动无力，致气虚血瘀；或不能统血，而发生出血、面白、唇舌色淡、脉虚无力；气虚不能布津，易生痰饮、水湿等。还包括活动劳累后症状加重，气短、声低、懒言等，为病性气虚的特征症状。自汗，容易感冒，经常恶风，劳累后发热、久有低热，神疲，嗜睡，久病气喘，气下坠感，心悸、怔忡，无热紫斑，久不欲食、长期食少，腹胀，长期尿频、夜尿多、排尿无力，经常便溏、泄泻，早泄，肢体痿软，睡后露睛，面色淡白，舌淡等症，也是气虚的表现。

气虚多因先天不足，或后天失养，或久病、重病、劳累过度、年老体弱等因素，导致元气不足，使气的推动、固摄、防御、气化等功能失司而成。元气不足，脏腑功能减退，故神疲乏力，少气懒言，气短；气虚推动乏力，清阳不升，头目失养，则头晕目眩；气虚卫外不固，肌表不密，腠理疏松，故自汗；劳则耗气，故活动劳累后诸症加重；气虚无力推动营血上荣于舌，故舌质淡嫩；气虚无力鼓动血脉，故脉虚。由于元气亏虚，常常导致诸多脏腑组织功能减退，故临床上常见心气虚证、肺气虚证、脾气虚证、肾气虚证、胃气虚证等；也可各脏气虚证相兼出现，如心肺气虚证、脾胃气虚证、肺肾气虚证、脾肺气虚证等。气虚可由多种原因所致，而气虚又可引发多种病理变化。例如，气虚而功能减退，运化无权，推动无力，可导致营亏、血虚、阳虚、生湿、生痰、水停、气滞、血瘀，以及易感外邪等。同时，气虚可与血虚、阴虚、阳虚、津亏等兼并为病，而为气血两虚证、气阴两虚证、阳气亏虚证、津气亏虚证等。气虚可致血虚、阳虚，以及血瘀、水停、生湿、生痰等；气陷、气不固常以气虚为基础；气虚与阴虚、津液伤、气滞等可兼并同存；气虚至极可表现为气脱。

辨证要点：神疲乏力、少气懒言、脉虚、动则诸症加剧。

（四）气陷

气陷是气虚与气的无力升举相复合的一种病理变化，而以气升举无力为主要表现形式。气升举无力，清阳下陷，表现为气下坠感、脏器下垂之类证候。

证候特征：气下坠感、眼睑下垂、脱肛、子宫下垂、内脏下垂等，为病性气陷的特征症状。倦怠乏力、脘腹坠胀、肛门坠胀、劳累发热、活动劳累则病情加重、头晕、神疲、嗜睡、喜呵欠、气短、声低、懒言、排便无力、血压低、白细胞减少、舌淡、脉虚等症，其病性亦可能与气陷有关。

中气不足，清阳下陷，内脏不能维固，可表现出气陷的证候。气陷主要是由先天禀赋不足、久病体虚、年老体弱、饮食损伤及烦劳过度等所致。尤以脾气亏虚"中气下陷"最具代表性，多致胃下垂、肾下垂、子宫脱垂、脱肛等脏器下垂，以及便意频繁、虚坐努责、短气乏力等症。病性气陷常以气虚为基础，故气陷的证候亦是气虚的证候。气陷的病位主要归属于脾，病位在肺的论述尚未明确。

辨证要点：气坠、脏器下垂与气虚症状共见。

（五）气不固

气不固是指气虚而失却固摄之能，表现为遗尿、遗精、大小便失禁之类证候。

证候特征：自汗，小便失禁、遗尿、余尿不尽、大便失禁、遗精、滑精、早泄、滑胎、月经淋漓不尽等，为病性气不固的特征症状。以自汗、容易感冒，小便失禁、遗尿、余尿不尽、大便失禁、遗精、滑精、滑胎等为主要表现者，其病性多属气不固。经常恶风，声低懒言等症，其病性亦可能与气不固有关。

气不固多为气虚的特殊表现形式。因气虚不能固摄津液、血液、小便、大便、精液、胎元等，其辨证有气虚证的一般证候表现，并有各种"不固"的证候特点。

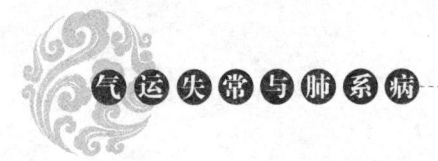

若气不摄津，则可表现为自汗、流涎；气虚不能固摄二便，可表现为遗尿、余溺不尽、小便失禁，或大便滑脱失禁；气虚不能固摄血液，则可导致妇女月经过多、崩漏及各种慢性出血（皮下出血、尿血、便血、呕血等）；气虚胎元不固，则可导致滑胎、小产；气不摄精，则见遗精、滑精、早泄。综上所述，禀赋不足，或久病体弱等，致脏气虚弱，固摄无权，可表现为气不固的证候。气不固的病位主要在肺、肾、胞宫等脏腑。

辨证要点：自汗，或出血，或二便失禁，或津液、精液、胎元等不固与气虚症状共见。

（六）气脱

气脱指元气溢于外的一种病理机制，也属于气虚相关的病机之一，但为气虚已极，至亡气、失气，濒于气竭、气绝的病理变化，表现为气息微弱等危重证候。

证候特征：气息微弱，既是病性气脱的特征症状，又是其主症。病重大汗、面色苍白，口开目合，手撒身软，大小便失禁，瞳孔散大，对光反应消失，心音微弱，血压低，脉微等症，其病性常与气脱有关。

多因大出血、大汗出、严重吐泻，致津血不敛而气外脱，久病衰竭时亦可见元气脱绝，而表现为气脱的证候。气是人体生命活动的根本，气至脱绝，故见气息低微、眩晕昏仆；无力推动阳气及血液布达周身，故见面色苍白，四肢厥冷，脉微弱。气脱常见于疾病的危重阶段，若抢救不及，则气脱不复，阴阳离决而亡。元气外泄，奄奄欲脱，脱常以气虚、血虚为基础，故有气脱、血脱。气脱的病位主要归属于心、肺、肾。

辨证要点：气息微弱、汗出不止、脉微与气虚症状共见。

（七）气闭

气闭是指脏腑经络气机闭塞不通的一种病理状态，邪气闭塞心神或管腔等处，表现为昏厥、绞痛之类实性急重证候。

证候特征：神昏、晕倒、突然昏仆，谵语，绞痛，尿潴留，呕吐粪样物，矢气无、胃肠蠕动波、肠鸣消失，脉伏等，为病性气闭的特征症状。以新病便秘，神志错乱，神志狂乱等为主要表现者，其病性多属于气闭。神志痴呆、恍惚、躁扰不宁，对光反应消失、瞳神散大或缩小，腹硬满，胃振水音，大便灰白等症，其病性亦常与气闭有关。

气闭多由风、寒、湿、热、痰、浊等邪深陷于脏腑或郁闭于经络，或七情过激、气郁过极所致。气闭常导致窍隧不通、机窍不灵的病证。如心气闭阻，神昏谵语；肺气内闭，喘息声哑；肝气闭阻，耳鸣耳聋；膀胱气闭，小便不通；大肠气闭，大便秘结等。其中以心窍闭塞最为严重。气闭亦可致经气闭塞，如气厥、热厥、痛厥、中恶等都是由经气闭塞所致。

辨证要点：突发神昏晕厥，或脏器绞痛，或二便闭塞。

三、气血同病病机

气属阳，血属阴，气血之间具有阴阳相随、相互依存、相互为用的关系。气对于血，具有温煦、推动、化生和统摄的作用；血对于气，则具有濡养和运载的作用。故气的虚衰或升降出入失常，则必然影响及血；同样，血液亏耗或功能失调，亦必影响及气，于是发生气血同病。

气与血在生理上具有相互依存、相互资生、相互为用的关系，即所谓"气为血之帅""血为气之母"。气与血在病理上则相互影响，气病可影响及血，血病也可波及气，这种既见气病又见血病的状态即为气血同病。因此，气血同病辨证是根据气与血关系的特点，分析辨认气血病证的辨证方法。临床常见的气血同病证型有气血两虚证、气虚血瘀证、气不摄血证、气随血脱证和气滞血瘀证。其病机特点是，二者互为因果，兼并为患。换言之，气滞可导致血瘀，血瘀可导致气滞；气虚可导致血虚、血瘀和失血，而血虚、血瘀和失血也可演变为气虚，失血甚至可致气脱。

（一）气滞血瘀

本证多因情志不遂，或因痰湿、阴寒内阻，或因跌挫损伤，使气机阻滞，气血运行不畅而致。气机不畅，则胀痛、窜痛；瘀血内停，则刺痛、疼痛固定、拒按；瘀血内阻，积滞成块，可见肿块坚硬，局部青紫肿胀；情志不遂，肝失条达之性，则见情志抑郁，急躁易怒；气血运行不畅，脉络阻滞，瘀血之色显见，则面色紫暗，皮肤青筋暴露；瘀血阻滞胞脉，血行不畅，则痛经，经色紫暗或夹血块；经血不行，则经行不畅，或闭经；舌质紫暗或有紫斑、紫点，脉弦或涩，均为气滞血瘀之象。

（二）气虚血瘀

面色淡白或面色暗滞，倦怠乏力，少气懒言，胸胁或其他部位疼痛如刺，痛处固定不移、拒按，舌淡暗或淡紫或有紫斑、紫点，脉涩。

多因素体气虚，或病久气虚，或年高脏气亏虚，气虚运血无力，以致血行不畅而瘀滞，进而导致气虚、血瘀互见。气虚致脏腑功能减退，故见倦怠乏力，少气懒言；气虚无力推动血行，血不上荣于面，而见面色淡白；血行迟缓，瘀阻脉络，故见面色暗滞；血行瘀阻，不通则痛，故疼痛如刺，痛处固定不移、拒按。本证临床多见心肝病变，故疼痛常见于胸胁。舌淡暗或淡紫或有紫斑、紫点，脉涩，为气虚血瘀之象。

（三）气不摄血

气不摄血主要是指气虚不足，固摄血液的功能减退，而致血不循经，溢出脉外，从而导致各种失血的病理状态。表现为鼻衄、齿衄、皮下紫斑、吐血、便血、尿血、月经过多、崩漏等各种出血，面色淡白无华，神疲乏力，少气懒言，心悸失眠，舌淡白，脉弱。

本证多由久病、劳倦等因素导致气虚，或慢性失血，气随血耗，终致气虚不能摄血而引发。气虚统摄无权，血即离经而外溢，血溢于上，则见鼻衄、齿衄；血溢肌肤，则发为皮下紫斑；血溢于胃肠，则吐血、便血；血溢于膀胱，则发尿血；气虚冲任不固，而成月经过多或崩漏；气虚功能不足，故神疲乏力，少气懒言；气虚失血，气血双亏，不能上荣于面，则见面色淡白无华；不能滋养心神，故见心悸失眠；舌淡白，脉弱，为气虚之象。

（四）气随血脱

气随血脱是指在大出血的同时，气亦随血液的流失而脱散，从而形成虚脱的危象。大量出血时，突然面色苍白，气少息微，大汗淋漓，手足厥冷，甚至晕厥，或舌淡，脉微或芤或散。

多因大量失血，如外伤失血、异位妊娠破裂、产后大失血、妇女血崩，或因某些原因致内脏破裂而大量出血，进而引发气无所依附而亡脱。血亡气脱，气血不能上荣于面，故面色苍白，舌淡；气脱致宗气不足，故见气少息微；气脱亡阳，形体失于温煦，则手足厥冷；神随气散，神无所主，则为晕厥；津随气泄，则大汗淋漓；血液骤然亡失，气无所依附而迅速外越，故见脉芤或散；若阳气亡失将尽，无力鼓动于脉，则脉微。

（五）气血两虚

神疲乏力，少气懒言，自汗，面色淡白或萎黄，口唇、眼睑、爪甲颜色淡白，头晕目眩，心悸失眠，形体消瘦，肢体麻木，月经量少色淡，月经先后无定期甚或闭经，舌质淡白，脉弱或虚。

多由素体虚弱，或久病不愈，耗伤气血，或先有气虚，气不生血，或因血虚，化气乏源，气随之不足，或失血，气随血耗等原因，导致气血两虚证的发生。气虚，脏腑功能减退，则见神疲乏力，少气懒言；气虚，卫外不固，则见自汗；气血双亏，脑窍失养，故见头晕目眩；气血不足，不能上荣，则面色淡白或萎黄，口唇及眼睑颜色淡白；血液亏虚，冲任失养，则见月经量少色淡，月经先后无定期甚或闭经；血虚，血不养心，神不守舍，故心悸失眠；血亏，不能滋养形体、筋脉、爪甲，故见形体消瘦，肢体麻木，爪甲淡白；舌质淡白，脉弱或虚，均为气血两虚之征象。

（六）血随气逆

血随气逆是指因气的升降失常，升举过度或有升无降，血则随之上逆。如肝、胃、肺气上逆，血则随之而逆，发为吐血、咳血，以及鼻衄、目衄、舌衄等。严重者，血随气上壅于脑，发为昏厥卒倒，《素问·调经论》所说"血之与气并走于上，则为大厥"，即属此种病理状态。

第二节　脏腑辨证中肺气病变的常见证型

肺病证是指在外感或内伤等因素影响下，造成肺功能失调及病理变化的一类病证。肺居胸中高位，有"华盖"之称，肺系上连喉咙，开窍于鼻，下覆诸脏，外合皮毛。肺的功能如下。其一，肺主气、司呼吸，全身之气皆由肺所主。肺不仅可吸入清气，维持机体生命活动，还可通过呼吸运动维持和调节全身气机的正常升降出入。肺司呼吸，为体内外气体交换的场所，肺吸入自然界的清气（氧气）和呼出体内浊气（二氧化碳等废气），实现体内外气体交换的新陈代谢功能。其二，肺主宣发和肃降。宣发以呼出浊气，为吸入清气创造条件；转输水谷精微，以布散全身；宣发卫气，以充养皮肤，调节腠理。肃降则吸入清气，清洁气道；下布津气，通调水道。因此，肺气的运动具有向上向外宣发和向下向内肃降的双向作用。其三，肺为心之辅佐，具有辅助心脏治理调节全身气血等作用，即《素问·灵兰秘典论》所谓"肺者，相傅之官，治节出焉。"其四，肺朝百脉。全身

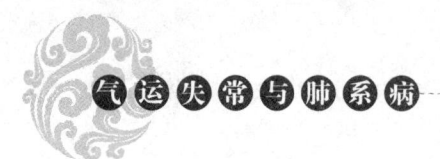

的血液都通过经脉而聚会于肺，通过肺的呼吸进行气体交换，然后再输布到全身。正如《素问·经脉别论》所云："食气入胃，浊气归心，淫精于脉，脉气流经，经气归于肺。肺朝百脉，输精于皮毛。"其五，肺与脾、肾诸脏关系密切。脾为生痰之源，肺为贮痰之器；又肺主呼吸，为水之上源，肾主水，主纳气，脾主运化水湿，因而呼吸、痰液、水湿与肺、脾、肾三脏密切相关。其六，肺与大肠相表里，肺主肃降，大肠主传导，二者相互影响。其七，肺系上连喉咙，开窍于鼻。鼻气通于肺，肺和则鼻知香臭。肺病证的基本病机可概括为肺的宣发和肃降失常。如果某些因素导致肺气的宣发障碍，一方面出现鼻塞、喷嚏、呼吸不利、咳喘胸闷等症状，另一方面，由于肺失宣发卫气，使腠理闭塞而无汗，或因布散津液、水谷精微等功能减弱，津液停滞于肺系而成痰，甚则泛溢于肌肤而为水肿。若肺气失于肃降，则肺气上逆，从而出现呼吸的变异及喘、咳、痰、嗽、咯血等病理表现。由于肺为娇脏，不耐寒热，又为清肃之脏，一物不容，无论外感六淫，还是内伤七情，均可导致肺的宣肃功能异常而为病。因此，其病因病机即有风寒束肺、风热犯肺、燥邪伤肺、痰浊阻肺、痰热壅肺、热毒蕴肺、肺气虚损、脾虚痰湿、气虚血瘀等的不同。肺系病证的治疗，要掌握标本缓急，遵循"急则治其标，缓则治其本"的原则，而扶正祛邪亦是重要的治则。若外邪犯肺，则当遵实者泻之；肺、脾、肾虚者，又当虚则补之；若肺气壅塞，痰湿阻肺，则当泻肺降气，化痰去壅；如邪热乘肺，肺失肃降，则当清肺泻热，化痰肃肺。肺气不足，往往伴有脾虚不足之证候，当予培土生金，肺脾双补；若肺肾气虚、水泛为患，又当解表行水，标本兼治。肺与大肠相表里，若肺气壅阻，而有阳明实热，大肠燥结，则应凉膈散表，通上安下。另外，肺系上连喉咙，开窍于鼻，因此重视肺之门户的治疗，对肺系病证的康复与预后亦至关重要。

一、肺气虚证

肺气虚证是指肺气虚弱，宣肃、卫外功能减退，以咳嗽、气喘、自汗、易于感冒及气虚症状为主要表现的证候。

证候表现：咳喘无力，咯痰清稀，少气懒言，语声低怯，动则尤甚；神疲体倦，面色淡白，自汗，恶风，易于感冒；舌淡苔白，脉弱。

本证多因久患肺疾，耗损肺气，或脾虚致肺气生化不足而成。肺气亏虚，宣肃功能失职，气逆于上，故见咳、喘；肺气亏虚，津液不布，聚为痰浊，故咯痰清稀；肺气亏虚，宗气生成减少，故见少气懒言，语声低怯；劳则耗气，稍事活动，肺气益虚，故上述诸症加重。神疲体倦，面色淡白，舌淡苔白，脉弱，均为气虚之象。肺气亏虚，气不摄津，而见自汗；气虚不能固表，则见恶风，易于感冒。

辨证要点：咳、喘、痰稀与气虚症状共见。

二、风寒犯肺证（肺气不固证——寒）

风寒犯肺证是指由于风寒侵袭，肺卫失宣，以咳嗽及风寒表证症状为主要表现的证候。

证候表现：咳嗽，痰稀色白，恶寒发热，鼻塞流清涕，头身疼痛，无汗，苔薄白，脉浮紧。

本证多由风寒邪气侵犯肺卫所致。风寒之邪经皮毛、口鼻内犯于肺，肺气失宣而上逆，则咳嗽；宣肃失职，津液不布，故见痰稀色白；风寒袭表，卫阳被遏，肌表失于温煦，故见恶寒；卫阳与邪相争，则发热；风寒侵犯肺卫，肺气失宣，鼻窍不利，故见鼻塞流清涕；寒邪凝滞经脉，气血运行不畅，故头身疼痛；腠理闭塞，则无汗；苔薄白，脉浮紧，乃风寒在表之象。

辨证要点：咳嗽、痰稀色白与风寒表证症状共见。

风寒犯肺证需与风寒表证相鉴别。风寒犯肺证病位在肺卫，偏重于肺，症状以咳嗽为主，或兼见表证；风寒表证病位主要在表，症状以恶寒发热为主，或兼有咳嗽，一般咳嗽较轻。

三、风热犯肺证（肺气不固证——热）

风热犯肺证是指由于风热侵犯，肺卫失宣，以咳嗽及风热表证症状为主要表现的证候。

证候表现：咳嗽，痰稠色黄，发热微恶风寒，鼻塞流浊涕，口干微渴，咽喉肿痛，舌尖红，苔薄黄，脉浮数。

本证多由风热邪气侵犯肺卫所致。风热犯肺，肺失清肃，肺气上逆，故见咳嗽；热邪灼津为痰，故痰稠色黄；肺卫受邪，卫气被遏，肌表失于温煦，故恶寒；卫气抗邪，则发热；热为阳邪，郁遏卫阳较轻，故热重寒轻；肺系受邪，鼻窍不利，故见鼻塞涕浊；咽喉不利，故见咽喉肿痛；风热在肺卫，伤津不甚，故见口干微渴；舌尖红，苔薄黄，脉浮数，乃风热犯表之征。

辨证要点：咳嗽、痰黄稠与风热表证症状共见。

风热犯肺证需与风热表证相鉴别。风热犯肺证病位在肺卫,主要在肺,症状以咳嗽为主,或兼见表证;风热表证病位主要在表,症状以发热恶寒为主,或兼有咳嗽,一般咳嗽较轻。

四、肺气郁闭证

肺气郁闭于内,则气机升降失调,宣发肃降功能失职。

证候表现:常因情志刺激而诱发,发时突然呼吸短促,息粗气憋,胸闷,咽中如窒,但喉中痰鸣不甚,或无痰声,平素多忧思抑郁,失眠心悸,苔薄,脉弦。可伴有便秘。

辨证要点:常因情志刺激而诱发,平素多忧思抑郁。

五、脾肺气虚证

脾肺气虚证是指脾肺二脏气虚,以咳嗽、气喘、食少、腹胀、便溏及气虚症状为主要表现的证候。

证候表现:久咳不止,气短而喘,咳声低微,咯痰清稀,食欲不振,腹胀便溏,面白无华,神疲乏力,声低懒言,或见面浮肢肿,舌淡苔白滑,脉弱。

本证多由久病咳喘,耗伤肺气,子病及母,运化失常,或饮食劳倦,脾胃受损,土不生金,累及肺,宣降失司所致。久病咳喘,肺气受损,呼吸功能减弱,宣降失职,故咳嗽,气短而喘;脾气亏虚,运化失职,故食欲不振,腹胀便溏;肺脾气虚,水津不布,聚湿成痰,故咯痰清稀;气虚运血无力,肌肤失养,则面白无华;气虚推动无力,功能活动减退,则神疲乏力,声低懒言;脾虚水湿泛滥,则面浮肢肿;舌淡苔白滑,脉弱,为肺脾气虚之征。

辨证要点:咳嗽气喘、痰液清稀、食少便溏与气虚症状共见。

心肺气虚证需与脾肺气虚证相鉴别。二证均可见肺气亏虚、宣降失常的表现,见咳嗽气喘、气短、咯痰清稀等症状。不同点在于,心肺气虚证兼见心气不足的表现,常见心悸怔忡、胸闷等症状;脾肺气虚证兼见脾虚失运的表现,常见食少、腹胀、便溏等症状。

六、肺肾气虚证

肺肾气虚者以喘促短气、呼多吸少(动则尤甚)、声低气怯、形寒怯冷、阳痿遗溺、舌淡胖、脉弱无力为主要表现。

第三节　卫气营血辨证——气分

卫气营血辨证，是清代医家叶天士创立的一种辨治外感温热病的辨证方法。温热病是一类由温热病邪所引起的热象偏重并具有一定季节性和传染性的外感疾病。叶天士应用《内经》中关于"卫""气""营""血"的分布与生理功能不同的论述，将外感温热病发展过程中所反映的不同的病理阶段，分为卫分证、气分证、营分证、血分证四类，用以阐明温热病变发展过程中病位的浅深、病情的轻重和传变的规律，并指导临床治疗。卫气营血，代表着温热病浅深、轻重不同的四个病理阶段。温热病邪从口鼻而入，首先犯肺，由卫及气，由气入营，由营入血，病邪步步深入，病情逐渐深重。卫分证主表，邪在肺与皮毛，为外感温热病的初起阶段；气分证主里，病在胸、膈、胃、肠、胆等脏腑，为邪正斗争的亢盛期；营分证为邪入营分，热灼营阴，扰神窜络，病情深重；血分证为邪热深入血分，血热亢盛，耗血动血，瘀热内阻，为病变的后期，病情更为严重。

卫气营血辨证是在六经辨证的基础上发展起来的，是外感温热病的辨证纲领，它弥补了六经辨证的不足，完善并丰富了中医学对外感病的辨证方法和内容。

《灵枢·决气》说："上焦开发，宣五谷味，熏肤、充身、泽毛，若雾露之溉，是谓气。"如果温热邪毒侵犯，邪在卫分郁而不解，势必向里传变而进入气分。邪入气分的病理变化，主要为正邪剧争和热郁气机两个方面。因此，邪在气分的病理含义，着重反映着温热病变的亢盛阶段。邪在气分的主要表现为但热不寒，热盛伤津之象。如热壅于肺，肺气不利，则见身热、喘咳、苔黄、口渴等症；热燥阳明，胃热亢盛，则见壮热口渴、汗出气粗、小便黄赤、舌苔黄燥、脉洪大等热燥津伤的证候；热结肠道，腑气不通，则见潮热便秘，或"热结旁流"，腹满硬痛，苔黄厚干燥，脉沉实有力等热盛里实的证候。由于邪在气分所反映的证候均系邪热亢盛之象，所以治疗气分的病变有清气、通下等方法。叶天士说"到气才可清气"，指出邪在气分的治疗方法，基本上是以"清气法"为中心而灵活变易的。

第八章

气运失常与肺系病

第一节 气运失常与感冒

一、中医学对感冒的认识

（一）历代医家对感冒的论述

感冒，俗称"伤风"，是因感受触冒风邪或时行病毒，邪犯卫表，导致肺卫功能失调而出现以鼻塞、流涕、喷嚏、咳嗽、全身不适、脉浮等为主要特征的一种外感疾病。感即感受，冒即触冒。感冒即感受、触冒外界风邪而致的疾病。一般病程为3~7天。病情有轻重之分，病情轻者多为感受当令之气，称为"伤风""冒风""冒寒"；病情重者多为感受非时之邪，称为"重伤风"。如果病情较重，并在一个时期内广泛流行，病情、证候多相类似者，称为"时行感冒"。感冒为常见病，其发病之广，个体重复发病率之高，是其他任何疾病都无法与之相比的。

早在《内经》中即已有外感风邪引起感冒的论述。如《素问·骨空论》曰："风者百病之始也……风从外入，令人振寒，汗出头痛，身重恶寒。"《素问·风论》亦说："风之伤人也，或为寒热。"汉代张仲景在《金匮要略·腹满寒疝宿食病脉证治》中记载："夫中寒家，喜欠，其人清涕出，发热色和者，善嚏。"《伤寒论·辨太阳病脉证并治》论述太阳病时以桂枝汤治表虚证，以麻黄汤治表实证，提示感冒风寒有轻重的不同，并为后世治疗感冒辨别表虚、表实奠定了坚实的理论基础。隋代《诸病源候论·风诸病上·风热候》指出："风热之气，先从皮毛入于肺也。……其状使人恶风寒战，目欲脱，涕唾出……微有青黄脓涕。"可见当时对外感风热的成因和临床特征已有一定的认识。"感冒"一词始见于北宋《仁斋直指方·诸风》，在"伤风方论"中论述《太平惠民和剂局方》参苏饮时指出"治感冒风邪，发热头疼，咳嗽声重，涕唾稠粘"。宋代陈无择《三因极一病证方论·叙伤风论》是对伤风的专题论述，其以六经辨证，根据不同证候加以施治，提出以下治法。治足太阳膀胱经伤风用桂枝汤；治足阳明胃经伤风用杏子汤；治足少阳胆经伤风用柴胡加桂汤；治足太阴脾经伤风用桂枝加芍药汤；治足少阴肾经伤风用桂附汤；治足厥阴肝经伤风用八物汤。其伤风之名沿用至今。元代朱丹溪在《丹溪心法·中寒（附伤寒、伤风）·附录》中说："凡证与伤寒相类者极多……初有感冒等轻证，不可便认作伤寒妄治。"又在《丹溪心法·中寒（附伤寒、伤风）》中提出"伤风属肺者多，宜辛温或辛凉之剂散之"的观点，明确了本病病位在肺，确立了感冒治疗的辛温、辛凉两大法则，对后世有深远影响。至明清，诸医家多将感冒与伤风互称，并对虚人感冒有了进一步认识，提出了扶正祛邪的治疗原则。明代李中梓在《医宗必读·伤风》中将感冒之虚、实之治概括为"治实之法，秋冬与之辛温，春夏与之辛凉，解其肌表，从汗而散。治虚之法，固其卫气，兼解风邪，若专与发散，或汗多亡阳，或屡痊屡发，皆治之过也"。明代龚廷贤提出"风寒感冒"的名称。随着后世医家的不断补充，到清代，对感冒之理、法、方、药的认识基本完善。清代林珮琴在《类证治裁·伤风》中强调，伤风"治法不宜表散太过，不宜补益太早，须察虚实，审轻重，辨寒热，顺时令"，这充分体现了辨证论治的整体思想。

　　关于伤寒与感冒的关系，历代各医家颇多争论。明清医家多将感冒与伤风互称。张介宾以邪之深浅、病之轻重来辨伤风与伤寒之区别，其在《景岳全书·伤风》中说："伤风之病，本由外感，但邪甚而深者，遍传经络，即为伤寒；邪轻而浅者，只犯皮毛，即为伤风"。清代李用粹在《证治汇补·提纲门·伤风》中，专列"伤风伤寒辨"，从临床症状方面详加辨析，认为"风循经络亦有六经传遍，其初起头疼身热与伤寒同，但伤风必鼻塞流涕，且多恶风，居暖室之中，则坦然自如。伤寒恶寒，虽近烈火，仍复怕寒。又伤风在表者，有汗而手足微烦；伤寒在表者，无汗而手足微冷。伤风在里，肺热而皮肤发疹；伤寒在里，胃热而肌肉发斑，皆各异也"。但从整体来看，伤寒包括的范围甚广，而感冒一般为感受风

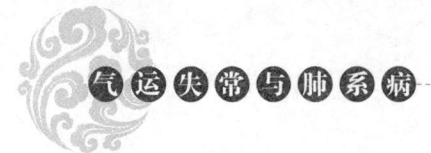

邪所致，不能与伤寒相提并论。

（二）感冒的病因病机

风、寒、暑、湿、燥、火均可为感冒的病因，因风为六气之首，"百病之长"，故风邪为感冒的主因。六淫侵袭有当令之时气和非时之气之分。由于气候突变，温差增大，感受当令之气，如春季受风、夏季受热、秋季受燥、冬季受寒等病邪而病感冒；再如气候反常，春应温而反寒，夏应热而反凉，秋应凉而反热，冬应寒而反温，人感"非时之气"而病感冒。六淫可单独致感冒，但常常是互兼为病。以风邪为首，冬季夹寒，春季夹热，夏季夹暑湿，秋季夹燥，梅雨季节夹湿邪等。由于临床上以冬、春二季发病率较高，故以夹寒、夹热多见而成风寒、风热之证。而时行感冒则是由时行疫毒引发，时行疫毒与岁时有关，是每2~3年一小流行，每10年左右一大流行的邪气。疫毒指一种危害甚烈的异气，或称疫疠之气，是具有较强传染性的邪气。《诸病源候论·时气诸病·时气令不相染易候》曰："此皆因岁时不和，温凉失节，人感乖戾之气而生病者，多相染易。"此处"乖戾之气"即指时行病毒之邪。人感时行病毒而病感冒则为时行感冒。

外邪侵袭人体是否发病，关键在于卫气之强弱，同时与感邪之轻重有关。《灵枢·百病始生》曰："风雨寒热不得虚，邪不能独伤人。"若卫外功能减弱，肺卫调节疏懈，外邪乘袭卫表，即可致病。如气候突变，冷热失常，六淫时邪猖獗，卫外之气失于调节，即每见本病的发病率升高。或因生活起居不当，寒温失调及过度疲劳，以致腠理不密，营卫失和，外邪侵袭为病。若体质虚弱，卫表不固，稍有不慎，即易见虚体感邪。其他如肺经素有痰热、痰湿，肺卫调节功能低下则更易感受外邪，内外相引而发病。如素体阳虚者更易受风寒，阴虚者更易受风热、燥热，痰湿之体易受外湿。正如清代李用粹《证治汇补·提纲门·伤风》说："肺家素有痰热，复受风邪束缚，内火不得舒泄，谓之寒暄，此表里两因之实症也。有平昔元气虚弱，表疏腠松，略有不谨，即显风症者，此表里两因之虚证也。"

外邪侵袭肺卫或从口鼻而入，或从皮毛内侵。风性轻扬为病多犯上焦。故《素问·太阴阳明论》说："伤于风者，上先受之。"肺处胸中，位于上焦，主呼吸，气道为出入升降的通路，喉为其系，开窍于鼻，外合皮毛，职司卫外，为人身之藩篱。故外邪从口鼻、皮毛侵入，肺卫首当其冲，感邪之后，随即出现卫表不和及上焦肺系症状。因病邪在外、在表，故尤以卫表不和为主。若卫阳被遏，营卫失和，邪正相争，可出现恶寒、发热等表卫之征。外邪犯肺，则气道受阻，肺气失于宣肃，则见咳嗽、鼻塞等肺系之征。由于四时六气不同，以及体质的差异，临床常见风寒、风热及暑湿三证。若感受风、寒、湿邪则皮毛闭塞，邪郁于肺则肺气失宣；感受风热暑燥，则皮毛疏泄不畅；邪热犯肺，肺失清肃，如感受时行病毒则病情多重，甚或变生他病。在病程中亦可见寒与热的转化或错杂。一般而言，感冒预后良好病程较短而易愈，少数可因感冒诱发其他宿疾而使病情恶化。对老年人、婴幼儿、体弱患者及时感重症，必须加以重视，防止发生传变，或同时夹杂其他疾病。

（三）感冒的诊断与鉴别诊断

1. 临床表现

感冒起病较急，骤然发病。病程较短，少者3～5天，多者7～8天。以肺卫症状为主症，如鼻塞、流涕、喷嚏、咳嗽、恶寒、发热、全身不适等。症状表现呈多样化，以鼻咽部痒、干燥、不适为早期症状，继则喷嚏、鼻塞、鼻涕或疲乏、全身不适等，轻则上犯肺窍，症状不重，易于痊愈；重则高热、咳嗽、胸痛，呈现肺卫证候。

时行感冒起病急，全身症状较重，常见症状为高热，体温可达39～40℃，全身酸痛，待热退之后，鼻塞流涕、咽痛、咳嗽等肺系症状始为明显。重者高热不退，喘促气急，唇甲青紫，甚则咯血，部分患者出现神昏谵妄，小儿可发生惊厥，出现传变。

2. 诊断依据

（1）根据气候突然变化，有伤风受凉、淋雨冒风的经历，或时行感冒正流行之际。

（2）临证以卫表及鼻咽症状为主，可见鼻塞、流涕、多嚏、咽痒、咽痛、周身酸楚不适、恶风或恶寒或有发热等。若风邪夹暑、夹湿、夹燥，还可见相关症状。

（3）时行感冒呈流行性发病，多人同时发病，迅速蔓延。起病急，全身症状显著，如高热、头痛、周身酸痛、疲乏无力等，而肺系症状较轻。

（4）病程一般3～7天，普通感冒一般不传变，时行感冒少数可传变入里，变生他病。

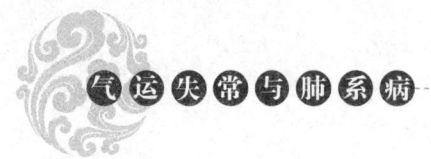

（5）四季皆可发病，而以冬、春二季为多。

3. 鉴别诊断

（1）感冒与风温　本病与诸多温病早期症状相类似，尤其是风热感冒与风温初起颇为相似，但风温病势急骤，寒战发热甚至高热，汗出后热虽暂降，但脉数不静，身热旋即复起，咳嗽胸痛，头痛较剧，甚至出现昏迷、惊厥、谵妄等传变入里的证候。而感冒一般发热不高或不发热，病势轻，不传变，服解表药后，多能汗出热退，脉静身凉，病程短，预后良好。

（2）普通感冒与时行感冒　普通感冒病情较轻，全身症状不重，少有传变，在气候变化时发病率可以升高，但无明显流行特点。若感冒7天以上不愈，发热不退或反见加重，应考虑感冒继发他病，传变入里。时行感冒病情较重，发病急，全身症状显著，可以发生传变，入里化热，继发或合并他病，具有广泛的传染性、流行性。

（3）普通感冒与鼻渊　普通感冒和鼻渊均可见鼻塞流涕，或伴头痛等症。但鼻渊多流腥臭浊涕，感冒一般多流清涕，并无腥臭味；鼻渊一般无恶寒发热，感冒多见外感表证；鼻渊病程漫长，反复发作，感冒一般病程短暂，治疗后症状可较快消失。

（4）感冒与乳蛾　感冒与乳蛾均可见发热、恶寒、咽痛等症状，但乳蛾主要是以咽部疼痛、咽干不适、异物感，喉核红赤肿起，表面有黄白脓点为主要临床表现的咽部疾病。而感冒主要以外感表证为主要临床表现。

（5）感冒与麻疹　麻疹初期与感冒症状极为相似。麻疹是由麻疹病毒引起的急性传染病，多发生于儿童。麻疹早期可见发热恶寒、鼻塞流涕、咳嗽等症状，容易与流行性感冒相混淆，但是麻疹伴有目赤畏光、眼睑浮肿、多泪，发病后2～3天可在患者颊黏膜及唇内侧出现直径0.5～1 mm的小白点，周围环绕红晕，用压舌板刮不掉，由少逐渐增多，可能相互融合，称"口腔麻疹斑"，此斑一旦出现，即可确诊。而感冒无此症状。

（四）感冒的辨证与治则

1. 辨证要点

本病邪在肺卫，辨证属表、属实，但应根据患者症状区别风寒、风热和暑湿兼夹之证，还需注意虚体感冒的特殊性。

（1）辨寒热　风寒感冒以恶寒重，发热轻，头身痛，鼻塞流清涕为特征；风热感冒以发热重、恶寒轻、头痛、口渴、鼻塞流涕黄稠、咽痛或红肿为特征。其中咽部肿痛与否常为风寒、风热辨证的主要依据。亦有初起属风寒感冒，数日后出现咽喉疼痛，流涕由清稀转为黄稠，此为寒邪郁而化热，可参照风热感冒论治。

（2）辨兼夹证　夹湿者多见于梅雨季节，以身热不扬、头胀如裹、骨节疼痛、胸闷、口淡或甜等为特征；夹暑者多见于夏季，以身热有汗、心烦口渴、小便短赤、舌苔黄腻为特征；夹燥者多见于秋季，以身热头痛、鼻燥咽干、咳嗽无痰或少痰、口渴、舌红等为特征；夹食者多见于饱食过度，以身热、脘腹胀满、纳呆、恶心呕吐、苔腻等为特征。

（3）辨虚实　一般感冒以青壮年多见，患者形体壮实，多无慢性病，诱因多为寒温失调、疲劳过度，证候特点为形实、邪实、症实，属实证，无传染性，病情较轻，病程较短；虚人感冒以体质虚弱者及老年人多见，患者形体虚弱，多有慢性病史，稍有不慎即可诱发，证候特点为虚实夹杂、寒热错综、病情轻重不一、无传染性、病程较长；时行感冒可见于任何年龄，虚人易感，多为时疫流行期，接触患病之人而诱发，证候特点多实，也有虚实相兼，病情较重，有传染性，病程较长。

2. 治疗原则

感冒的病位在卫，属于肺系，治疗应因势利导，从表而解，遵《素问·阴阳应象大论》所说"其在皮者，汗而发之"，采用解表达邪的治疗原则。风寒证治以辛温发汗；风热证治以辛凉清解；暑湿杂感者，又当清暑祛湿解表。患者有入里化热或兼里证者，应表里双解；时行感冒多属风热重证，除辛凉解表外，还当佐以清热解毒之品；虚人感冒，应辨气虚、血虚、阴虚、阳虚之不同，分别采用益气解毒、养血解表、滋阴解表、温阳解表之法。治疗感冒总以解表为法，但不宜发散太过，以免耗伤津液。除体虚感冒之外，不宜早用补益之品，以免造成留邪，甚则内传于里。除上述外，治疗感冒尚需注意以下几个要点。

（1）正确处理祛邪与扶正的关系　治疗虚证感冒，一般不宜重用发汗解表之剂。因气虚者表卫不固，本有自汗形寒情况，如疏散太过，汗出更多，会使营卫俱虚。阳虚者也有汗出畏寒情况，如用大剂辛散之品，则汗愈出，阳愈虚而寒愈甚。血虚者常见无汗或汗少，心主血，汗为心之液，血虚之人，汗源不足，如发汗太多，则津血易耗。阴虚者常有午后潮热、盗汗，如妄用辛散之剂，汗出愈多而阴液愈虚,亢热愈甚。故治疗虚证感冒,必须妥善处理好祛邪与扶正的关系,以掌握扶正而不碍邪,祛邪而不伤正之要领。

(2)灵活掌握辛温与辛凉、宣肺与肃肺的治疗法则　风热宜辛凉,风寒宜辛温,咳嗽初起宜宣肺,咳嗽日久宜肃肺,这是一般的处理原则,在临证中还需随证灵活应用。如风寒感冒化热而寒邪未尽者,可在辛凉解表的同时,略佐辛温透邪之品。又如宣肺和肃肺之法,也有不可截然划分者,古方射干麻黄汤,既用麻黄辛温宣肺,又用款冬花肃肺下气,而此方治疗感受风寒、咳喘气急、喉中有痰鸣声之症甚效,取开阖并用之意;止嗽散中荆芥、桔梗与白前、百部同用,其意亦同。临床实践证明,温凉同用,宣肃相配,可达到迅速退热、提高止咳效果、缩短疗程的目的。

二、现代医学对感冒的认识

(一)概述

现代医学所称的急性上呼吸道感染属于感冒的范畴,流行性感冒则属于时行感冒的范畴。急性上呼吸道感染简称"上感",为外鼻孔至环状软骨下缘包括鼻腔、咽或喉部急性炎症的总称。主要病原体是病毒,少数为细菌。发病不分年龄、性别、职业和地区,免疫功能低下者易感。通常病情轻、病程短、可自愈,预后良好。但由于本病发病率高,不仅可影响工作和生活,有时还伴有严重并发症,并有一定的传染性,故应积极防治。流行性感冒简称"流感",是由流行性感冒病毒(简称"流感病毒")引起的急性呼吸道传染病,其起病急、高热、头痛、乏力、眼结膜炎和全身肌肉酸痛等中毒症状明显,而呼吸道卡他症状轻微。其主要通过接触及空气飞沫传播。发病有季节性,北方常在冬、春季节发病,而南方全年可以流行,由于变异率高,人群普遍易感。同时因其发病率高,在全世界已引起多次暴发流行,严重危害人类生命健康。

(二)发病机制

流感是由流感病毒引起的急性呼吸道传染病,流感病毒属于正黏病毒科,为单股、负链、分节段 RNA 病毒,根据核蛋白和基质蛋白的不同分为甲、乙、丙三型。流感在流行病学上最显著的特点为突然暴发、迅速扩散,从而造成不同程度的流行。流感具有一定的季节性(我国北方地区流行高峰一般发生在冬、春季,而南方地区则全年流行,高峰多发生在夏季和冬季)。一般流行3~4周后会自然停止，发病率高但病死率低。与以往发布过的《流行性感冒诊断与治疗指南》比较，2011版指南中专门描述了散发、暴发、流行和大流行等流行病学术语的定义。在流行病学方面，2011版指南着重介绍了重视重症病例高危人群的概念，2011版指南提出人群出现流感样症状后，特定人群较易发展为重症病例，应给予高度重视，尽早进行流感病毒相关检测及其他必要检查。

特定人群主要包括妊娠期妇女，年龄小于5岁的儿童，年龄大于65岁的老年人，患有慢性呼吸系统疾病、肾病、免疫功能抑制［包括应用免疫抑制剂或人类免疫缺陷病毒（human immunodeficiency virus，HIV）感染等致免疫功能低下］等人群。2011版指南指出，流感病毒通过细胞内吞作用进入细胞，流感临床症状可能与促炎性细胞因子、趋化因子有关。病理变化主要表现为呼吸道纤毛上皮细胞呈簇状脱落、上皮细胞的化生、固有层黏膜细胞的充血、水肿伴单核细胞浸润等病理变化。致命的流感病毒性肺炎病例中，病理改变以出血、严重气管支气管炎症和肺炎为主。后期改变还包括弥漫性肺泡损害、淋巴性肺泡炎、化生性上皮细胞再生，严重者会因为继发细菌感染引起肺炎，多为弥漫性肺炎，也有局限性肺炎。

（三）诊断

1. 症状

（1）普通感冒 本病起病较急，潜伏期1～3天，主要表现为鼻部症状，如喷嚏、鼻塞、流清水样鼻涕，也可表现为咳嗽、咽干、咽痒、咽痛或灼热感，甚至鼻后滴漏感。2～3天后鼻涕变稠，常伴咽痛、流泪、味觉减退、呼吸不畅、声嘶等。一般无发热及全身症状，或仅有低热、不适、轻度畏寒、头痛等。

（2）流行性感冒 流感潜伏期一般为1～3天（数小时至4天）。临床上可有急起高热，全身症状较重而呼吸道症状并不严重，表现为畏寒、发热、头痛、乏力、全身酸痛等。流感体温可达39～40℃，一般持续2～3天后渐退。进而全身症状逐渐好转，但鼻塞、流涕、咽痛、干咳等上呼吸道症状较显著，少数患者可有鼻衄、食欲不振、恶心、便秘或泄泻等轻度胃肠道症状。体检患者呈急性病容，面颊潮红，眼结膜轻度充血和眼球压痛，咽充血，口腔黏膜可有疱疹，肺部听诊仅有粗糙呼吸音，偶闻胸膜摩擦音。症状消失后，仍感软弱无力，精神较差，体力恢复缓慢。

2. 相关检查

本病通常可做血白细胞计数及分类检查，胸部X线检查。部分患者可见白细胞总数及中性粒细胞升高或降低，有咳嗽、痰多等呼吸道症状者，胸部 X 线片可见肺纹理增粗。

对于肺部听诊有广泛存在湿啰音或痰鸣音的成年患者，建议行胸部 CT 检查。胸部 CT 相较于 X 线检查更能观察肺内情况。

（四）现代医学治疗

1. 对症治疗

高热者可进行物理降温，或应用解热药物；咳痰严重者给予止咳祛痰药物；根据缺氧程度可采用鼻导管、开放面罩及储氧面罩进行氧疗。

2. 病毒性感冒及时进行抗病毒治疗

发病 48 小时内进行抗病毒治疗可减少流感并发症、降低住院患者的病死率、缩短住院时间，发病时间超过 48 小时的重症患者依然能从抗病毒治疗中获益。重症流感高危人群及重症患者，应在发病 48 小时内给予抗流感病毒治疗，不必等待病毒检测结果；如果发病时间 > 48 小时，症状无改善或呈恶化倾向时也应进行抗流感病毒治疗。无重症流感高危因素的患者，发病时间 < 48 小时，为缩短病程、减少并发症也可以进行抗病毒治疗。

3. 重症病例的治疗原则

积极治疗原发病，防治并发症，并进行有效的器官功能支持。如出现低氧血症或呼吸衰竭，应及时给予相应的治疗措施，包括氧疗或机械通气等。合并休克时给予相应抗休克治疗。出现其他脏器功能损害时，给予相应支持治疗。出现继发感染时，给予相应抗感染治疗。重症患者强调对原发病的治疗，并维护脏器功能，防治并发症。目前尚缺乏肾上腺皮质激素治疗重症流感的循证医学依据。全身使用大剂量激素可能导致继发感染，增加病毒复制。因此，仅在血流动力学不稳定时使用，对感染性休克需要血管加压药治疗的患儿可以考虑使用小剂量激素。

三、气运失常与感冒

（一）感冒与气运失常相关证型的治疗

与气运失常相关的感冒证型主要为气虚感冒。

主要症状：恶寒较甚，发热，无汗，头痛身楚，咳嗽，痰白，咳痰无力，平素神疲体弱，气短懒言，反复易感，舌淡苔白，脉数而无力。

证机概要：气虚卫弱，风寒乘袭，气虚无力达邪。

证机分析：素体气虚，往往最易感邪。因气虚则表卫不固，腠理疏松，稍遇气候变化，辄感风寒之邪，所以时时形寒者，乃气虚感邪常见之特征。一般气虚之体，感受风寒之邪偏多，故见恶寒发热、头痛鼻塞、苔白等风寒表证。语音低怯、气短、倦怠均为肺气亏虚之象。

治法：益气解表，调和营卫。

代表方：参苏饮加减或玉屏风散加减。本方益气解表，化痰止咳。

常用药：党参、甘草、茯苓补气扶正以祛邪；紫苏叶、葛根、前胡疏风解表；半夏、陈皮、枳壳、桔梗宣肺化痰止咳。

若体虚自汗，易伤风邪者，可常服屏风益气方（太子参、麦冬、五味子、黄芪、炒白术、防风、炙甘草）益气固表，以防感冒。

加减应用：怕冷畏风明显者，加桂枝、白芍、生姜、大枣等调和营卫；自汗甚，加浮小麦、麻黄根、龙骨、牡蛎等敛汗固表；阳虚而肺中虚冷者，加附子、干姜配黄芪以温阳益气；气阴两虚，咳呛，痰少质黏，口干咽燥，舌质红者，可用生脉散加北沙参、玉竹等益气养阴。

（二）转归与预后

风寒感冒，寒热不退，邪气可化热而见口干欲饮、痰转黄稠、咽痛等症状。反复感冒，引起正气耗散，可由实转虚；或在素体亏虚的基础上反复感邪，以致正气愈亏，而成本虚标实之证。感冒未及时控制亦有转化为咳嗽、心悸、水肿等其他疾病者。一般而言，感冒的预后良好，但对老年、婴幼儿、体弱患者及时行感冒之重症，可以诱发其他宿疾而使病情恶化，甚至出现严重的后果。

（三）预防与调摄

加强体育锻炼，增强机体适应气候变化的调节能力，在气候变化时适时增减衣服，注意防寒保暖，慎接触感冒患者以免时邪入侵等，对感冒的预防有重要作用。尤其是时行感冒的流行季节，预防服药一般可使感冒的发病率大为降低。主要药物有贯众、大青叶、板蓝根、鸭跖草、藿香、佩兰、薄荷、荆芥等。不过随着季节的变化，预防感冒的药物亦有所区别。如冬、春季用贯众、紫苏、荆芥；夏季用藿香、佩兰、薄荷；时邪毒盛，流行广泛用板蓝根、大青叶、菊花、金银花等。常用食品如葱、大蒜、食醋，亦有预防作用。

感冒患者应适当休息，多饮水，饮食以素食流质为宜，慎食油腻难消化之物。卧室空气应流通，但不可直接吹风。药物煎煮时间宜短，取其气全以保留芳香挥发有效物质，无汗者宜服药后进热粥或覆被以促汗解表，汗后及时更换干燥洁净衣服以免再次受邪。

第二节 气运失常与咳嗽

一、中医学对咳嗽的认识

（一）历代医家对咳嗽的论述

咳嗽之名始见于《内经》。从证候分类及临床表现来说，《素问·咳论》确立了以脏腑分类的方法，将其分为肺咳、肝咳、心咳、脾咳等，并详细论述了各类咳的证候特征；从病机转归来说，《内经》首先认为咳嗽是肺的病变。《素问·宣明五气》曰"五气所病，心为噫，肺为咳"，《灵枢·经脉》曰"肺手太阴之脉……是动则病肺胀满，膨膨而喘咳……是主肺所生病者，咳，上气喘"。但《素问·咳论》又指出"五脏六腑皆令人咳，非独肺也"，说明其他脏腑受邪，皆可影响到肺而发生咳嗽。其传变规律是，五脏之咳，日久不愈则传于六腑，从脏腑表里相传。

上述《内经》中的内容，为后世对咳嗽的辨证论治奠定了理论基础。汉代张仲景在《伤寒论》和《金匮要略》中对咳嗽论治做了许多具体的论述。如《伤寒论》治疗伤寒表不解、心下有水气、干呕发热而咳的小青龙汤，《金匮要略·肺痿肺痈咳嗽上气病脉证治》治表邪夹寒饮咳喘气逆的射干麻黄汤，治寒饮内停的苓甘五味姜辛汤，治虚火咳逆的麦门冬汤等，均为后世沿用治疗咳嗽的著名方剂。

隋代巢元方《诸病源候论·咳嗽候》具体讲咳嗽分类，"又有十种咳。一曰风咳，语因咳，言不得竟是也；二曰寒咳，饮冷食，寒入注胃，从肺脉上气，内外合，因之而咳是也……十曰厥阴咳，咳而引舌本是也"，并对这10种咳嗽做了症状的描述和鉴别，对后世有较大影响。唐代孙思邈《备急千金要方》、王焘《外台秘要》、宋代《太平圣惠方》、赵佶《圣济总录》等，均多宗巢元方之说。

金元时期，刘河间《素问病机气宜保命集·咳嗽》指出咳与嗽有别，"咳谓无痰而有声，肺气伤而不清也，嗽是无声而有痰，脾湿动而为痰也，咳嗽谓有痰而有声，盖因伤于肺气，动于脾湿，咳而为嗽也"。张子和《儒门事亲》则对风、寒、暑、湿、燥、火6种咳嗽，分别制定了相应方剂，并提出"然老幼强弱虚实肥瘦不同，临时审定权衡可也。病有变态，而吾之方亦与之俱变"的论点，示人治疗要因人而异，方随证转。元代朱丹溪《丹溪心法·咳嗽》则将咳嗽分为风寒、痰饮、火郁、劳嗽、肺胀5种；对《素问·咳嗽论》中的咳证，分别提出了具体处方，多为后世医家引用，并结合四时季节的变化及一日之中的咳嗽时间，分析病机，进行论治。如谓"上半日多嗽者，此属胃中有火，用贝母、石膏降胃火；午后嗽者，多属阴虚，必用四物汤加炒黄柏、知母降火"等，为咳嗽辨证论治提供了新的内容。

明代医家对咳嗽的认识首推张景岳，他在《景岳全书·咳嗽》中首次执简驭繁，将咳嗽分为外感、内伤两大类，论述了外感咳嗽和内伤咳嗽的病理过程，丰富了辨证论治的内容。张景岳还对外感、内伤咳嗽的辨证提出了若干要点，在治疗上则提出外感咳嗽以寒邪为主，治以辛温，但需根据不同岁气施治，而在"时气"与"病气"的关系上，又当以"病"为主，内伤咳嗽以阴虚为主，或以滋阴，但见虚寒而咳嗽不已者又当补阳。至此，咳嗽之辨证分类较为完善，切合临床实用。李中梓《医宗必读·咳嗽》在申明咳嗽"总其纲领，不过内伤外感而已"的前提下，对外感内伤的治疗原则提出了自己的见解，指出"大抵治表者，药不宜静，静则流连不解，变生他病，故忌寒凉收敛，如《五脏生成篇》所谓肺欲辛者是也，治内者药不宜动，动则虚火不宁，燥痒愈甚，故忌辛香燥热，如《宣明五气篇》所谓辛走气，气病无多食辛是也"。但用药动静并不是绝对的，必须根据患者的症状具体情况而言。

清代沈金鳌《杂病源流犀烛》、程钟龄《医学心悟》等都在继承前人的基础上，对咳嗽有新的创见和心得。如《杂病源流犀烛·咳嗽哮喘源流》在论述咳嗽的病机时说"盖肺不伤不咳，脾不伤不久咳，肾不伤火不炽，咳不甚，其大较也"，不仅指出肺、脾、肾三脏是咳嗽的主要病变所在，还指出了咳嗽累及的脏腑是随着病情的加重而由肺及脾、由脾及肾的。他所论述的16种咳嗽，脉因证治齐备，全篇共列出咳嗽方84则，并将导引、运动列为治疗方法之一，使咳嗽的治疗方法日趋丰富。程钟龄创制的止嗽散，根据肺为娇脏的特点，其配伍"温润平和，不寒不热"，成为治疗外感咳嗽的著名方剂。喻嘉言《医门法律》对于燥的病机及内伤为病而致咳嗽的证治多有发挥，并指出《内经》"秋伤于湿，冬生咳嗽"，当为"秋伤于燥"的见解。不仅如此，他还对内伤咳嗽提出"内伤之咳，治各不同，火盛壮水，金虚崇土，郁甚舒肝，气逆理肺，食积和中，房劳补下，用热远热，用寒远寒，内已先伤，药不宜峻"等治疗法则，并针对治疗新久咳嗽中常见的问题提出6个条律，示人不应违犯，防止医源性错误的发生，可供临床参考。

（二）咳嗽的病因病机

1. 病因

咳嗽通常分外感咳嗽和内伤咳嗽两类，外感咳嗽为外感六淫、时邪及环境因素所致；内伤咳嗽为饮食、情志、他脏疾病等内生病邪引起。内伤咳嗽又多因外感等迁延不愈、脏腑功能失调而致，表现为咳嗽反复发作、病势缠绵。目前临床上常见外感症状已消失，而尚无明显脏腑亏虚之象，咳嗽频发，遇刺激尤剧之证，为邪气留恋，肺气上逆所致。总之，均是肺气不宣，失于肃降，而作咳嗽。

（1）外邪袭肺 外邪主要为风、寒、暑、湿、燥、火六淫，在肺卫功能失调或减弱的情况下，在气候突变，冷热失常之时，乘虚从口鼻而入，或从皮毛侵袭，伤及肺系，使肺失宣降，气机上逆引起咳嗽。四时主气不同，因而人体所感受的致病外邪亦有区别。六淫虽然皆令人咳，但风为六淫之首，其他外邪多随风邪侵袭人体，所以外感咳嗽常以风邪为先导，携寒、热、燥等外邪入侵，故临床以风寒、风热、风燥咳嗽较为多见。

①风邪伤肺 风邪伤肺，肺气上逆。《素问·风论》曰"以春甲乙伤于风者，为肝风……以秋庚辛中于邪者，为肺风""肺风之状，多汗恶风，色皏然白，时咳"，指出肺在五行之时日（秋庚辛）遭受外风侵袭，致肺失宣降，肺气上逆而咳。但临床当中不可机械理解"秋庚辛"伤于风邪才能致咳，因《内经》在此处是用发病的时间对五脏风进行分类，故不应拘泥于感受风邪的季节、时日。如《类经·疾病类》注云："本节以四时十干之风分属五脏，非谓春必甲乙而伤肝，夏必丙丁而伤心也。凡一日之中，亦有四时之气，十二时之中，亦有十干之分。故得春之气则入肝，得甲乙之气亦入肝，当以类求，不可拘泥，诸气皆然也。"

②寒邪伤肺 寒邪伤肺，肺气上逆。《素问·咳论》云"感于寒则受病，微则为咳，甚则为泄为痛"；《灵枢·邪气脏腑病形》言"形寒寒饮则伤肺，以其两寒相感，中外皆伤，故气逆上行"，指出外感寒邪致肺气上逆是导致咳嗽的重

要原因之一。《内经》还十分重视五运六气变化对人体及疾病的影响，指出寒气流行之年多发生咳嗽，如《素问·气交变大论》记载"岁水太过，寒气流行，邪害心火……阴厥上下中寒，谵妄心痛，寒气早至，上应辰星，甚则腹大胫肿，喘咳"。此喘咳的机制是，主岁为水运太过之年，寒冷的气候过早地到来，亢盛的水气危害心火，致寒气厥逆，上中下皆寒，水寒射肺则喘息咳嗽。临床上冬季咳嗽病多见，尤其是患有慢性支气管炎、慢性阻塞性肺疾病的患者，咳嗽常于冬季复发或加重。正是因冬季寒冷，寒邪最易郁闭肺气，导致肺气上逆而咳之故。

③暑邪伤肺　暑邪伤肺，肺气上逆。《素问·气交变大论》云："岁火太过，炎暑流行，肺金受邪，民病疟，少气咳喘，血溢血泄注下，嗌燥耳聋，中热肩背热。"《内经》认为，主岁火运太过，则炎热暑气流行，肺金受到亢火的伤害，既致肺失宣降而咳，又伤肺之气阴而少气不足以息、咽干，甚则暑热损伤肺之血络而出现鼻衄、暑瘵，损伤胃络而出现吐血等病证。

④湿邪伤肺　湿邪伤肺，肺气上逆。《素问·生气通天论》云："秋伤于湿，上逆而咳。"《素问·阴阳应象大论》又云："秋伤于湿，冬生咳嗽。"肺气通于秋，肺伤于湿，有影响肺之宣降立即发生咳嗽者，也有当时不病，湿藏金脏，久而化热，至冬季复感外寒，在里之湿热与外寒相搏乘肺，致肺失宣降，发为咳嗽者。

⑤燥邪伤肺　燥邪伤肺，肺气上逆。《素问·气交变大论》云："岁金太过，燥气流行……甚则喘咳逆气。""岁木不及，燥乃大行……上胜肺金，白气乃屈，其谷不成，咳而鼽。"肺金所主岁运太过，则过亢之燥邪伤肺致肺失宣降而咳；若木运之气不及，不仅风木之气不能应时而至，招致燥金之气大行，肃杀之气太甚，肺气失降而咳，而且木运不及，金气过甚，进而招致火气来复，火气复则炎热之气流行，心气因而亢盛，上制肺金，肺气受到抑制，失于宣降，也会发生咳嗽。临床上燥咳以每年秋季常见，若燥邪挟温邪伤肺则为温燥咳嗽；若燥邪挟寒邪伤肺，则为凉燥咳嗽。

⑥火（热）邪伤肺　火（热）邪伤肺，肺气上逆。《素问·至真要大论》云："少阳司天，火淫所胜，则温气流行，金政不平。民病头痛，发热恶寒而疟……咳，唾血……病本于肺。""少阴司天，热淫所胜，佛热至，火行其政，民病……寒热喘咳。"火邪与热邪本质同而程度异，火热之邪乘于金位，使肺失清肃，又灼肺津为痰，痰阻气逆更甚，故而咳。

⑦复合性外邪伤肺 《内经》不仅提出六淫之邪可单独伤肺致咳,而且认为复合性外邪伤肺致咳者更为常见,如风寒咳嗽、风热咳嗽、风燥咳嗽等,这是极其符合临床实际的。如《素问·玉机真脏论》载"是故风者,百病之长也,今风寒客于人,使人毫毛毕直,皮肤闭而为热。当是之时,可汗而发也……弗治,病入舍于肺,名曰肺痹,发咳上气",此指风挟寒邪致咳。《素问·刺热》云"肺热病者,先淅然厥,起毫毛,恶风寒,舌上黄,身热,热争则喘咳",描述的是风热伤肺的咳嗽;再如《素问·评热病论》云"劳风发在肺下,其为病也,使人强上冥视,唾出若涕,恶风而振寒,此为劳风之病……咳出青黄涕,其状如脓,大如弹丸,从口中若鼻中出,不出则伤肺,伤肺则死也",此条也为风邪挟热伤肺,邪热炼液为痰,肺气闭郁而咳的证候。

(2)内邪干肺 脏腑功能失于调节,影响及肺。内邪干肺可以分为肺脏自病和其他脏腑病变涉及肺。

①肺脏虚弱 常由肺系疾病迁延不愈,肺脏虚弱;或其他脏腑有病,累及肺脏,阴伤气耗,肺主气功能失调,肃降无权而致咳嗽;肺阴不足易致阴虚火炎,灼津为痰,肺失濡润,气逆作咳;或肺气亏虚,肃降无权,气不化津,津聚成痰,气逆于上,引起咳嗽。

②痰湿蕴肺 因饮食生冷,嗜酒过度,损伤脾胃,或过食肥厚辛辣,伤及脾胃,脾失健运,不能输布水谷精微,酿湿生痰,壅遏肺气,肺气不利而发为本病,此即"脾为生痰之源,肺为贮痰之器"的道理;如痰湿壅肺,蕴久化热,痰热郁肺,则可表现为痰热咳嗽。

③肝火犯肺 因肝脉布胁肋,上注于肺,肝气升发,肺气肃降,相互制约,相互协调,则人体气机升降正常。若因情志抑郁,肝失条达,气郁化火,火气循经上逆犯肺,肺失肃降,而致咳嗽,称为"木火刑金气"。

④肾脏亏虚 肾主纳气,为气化之源。若肾气衰弱,气失摄纳而上逆,或肾阳不振,气化不利,水饮内停,上逆犯肺而咳;肾阴亏虚,虚火上炎,阴伤损肺,灼津成痰,肺失滋润,肃降无权,而发咳嗽。

⑤心咳 肺朝百脉,主治节,与心是气与血的关系,二者互相影响。《中西汇通医经精义》云:"心火不足,则下泄,上为饮咳,皆不得其制节之故也,惟肺制心火,使不太过,节心火不使不及,则上气下便,无不合度。"可见心之功能失调,即心火太过与不及,气血运行异常则会影响肺的宣发与肃降,主症可见咳

嗽伴胸闷、心悸、咽中哽塞、咽喉肿痛等。

⑥脾咳　脾主运化，乃肺之母。肺病久咳，则子病及母，脾失健运，肺脾气虚，气不化津，痰浊内生，上渍于肺，肺失宣降则咳嗽；或平素脾胃受损，痰湿内生，伏于肺成夙根，每遇诱因则咳嗽时作。"脾为生痰之源，肺为贮痰之器"，则可见咳声重浊，多痰，喉间痰鸣，胸脘痞闷，口淡口甜或右胁下痛，隐隐牵引肩背胀痛，活动时加重。

⑦胃咳　《灵枢·经脉》云"肺手太阴之脉，起于中焦，下络大肠，还循胃口，上膈属肺"，《素问·平人气象论》云"胃之大络，名曰虚里，贯膈络肺"，均表示肺胃联系紧密。"聚于胃，关于肺"为胃咳之病机。《素问·咳论》言："皮毛者，肺之合也，皮毛先受邪气，邪气以从其合也。其寒饮食入胃，从肺脉上至于肺，则肺寒，肺寒则内外合邪，因而客之，则为肺咳。"此病因一为外感寒邪，二为寒饮停聚，胃失和降。气机上逆是其病机特点。《素问·咳论》云："胃咳之状，咳而呕，呕甚则长虫出。"其临床表现，除咳嗽、呕吐二症外，常见有嗳气呃逆、烧心嘈杂、反酸等症状，而"长虫出"之症，实乃罕见。

⑧肺气虚致咳　由于过劳、久咳伤肺气，或者暑热耗气伤阴，或者他脏久病累及肺，特别是脾虚，水谷精微不能上荣于肺导致肺气亏虚。同时符合肺虚及气虚证者，即为肺气虚。肺气虚证随着病情的发展，有明显的轻、中、重差异。一些症状虽可有相互交叉与重叠表现，但在同一患者身上表现为从轻到重的连续发展过程。因此，肺气虚证具有渐进性和阶段性的特点。肺气虚的表现为，以咳嗽为主症，咳声无力，多为单咳或间咳，白天多于夜晚，痰量不多，还会出现易出汗、恶风等症状，舌质正常或稍淡，舌苔薄白，脉弦细或缓细。

（3）错误的针刺　如《素问·诊要经终论》指出："春刺秋分，筋挛逆气，环为咳嗽，病不愈。"《素问·刺禁论》中还告诫医者，"脏有要害，不可不察……从之有福，逆之有咎……刺中肺，三日死，其动为咳""刺缺盆中内陷，气泄，令人喘咳逆""刺膺中陷中肺，为喘逆仰息""刺腋下胁间内陷，令人咳"，指出错误针刺伤肺致咳嗽，甚则死亡。《素问·诊要经终论》强调"凡刺胸腹者，必避五脏""刺避五脏者，知逆从也"。

（4）不内外因　目前单纯外感或单纯内伤咳嗽较少见，多因外感等迁延不愈，脏腑功能失调，表现咳嗽反复发作，病势缠绵，临床外感症状已不典型，但尚未出现明显脏腑亏虚之证。

2. 病机

（1）基本病机　咳嗽病变主脏在肺，与肝、脾有关，久则及肾。基本病机为邪犯于肺，肺气上逆。

（2）病机演变　因肺主气，司呼吸，上连气道、喉咙，开窍于鼻，外合皮毛，内为五脏华盖，其气贯百脉而通他脏，不耐寒热，故为"娇脏"，易受内外之邪侵袭而为病，肺脏为了祛除病邪，以致肺气上逆，冲击声门而发为咳嗽。诚如《医学心悟》所说："肺体属金，譬若钟，然钟非叩不鸣，风、寒、暑、湿、燥、火，六淫之邪，自外击之则鸣；劳欲情志，饮食炙煿之火，自内攻之则亦鸣。"外感咳嗽属于邪实，为外邪犯肺，肺气壅遏不畅所致；若不能及时驱邪外达，可进一步演变转化，表现为风寒化热、风热化燥，或肺热蒸液成痰、痰热蕴肺等情况。内伤咳嗽多属邪实与正虚并见。

病理因素主要为"痰"与"火"，但痰有寒热之别，火有虚实之分；痰可郁而化热化火，火能炼液灼津为痰。他脏及肺者，多因邪实导致正虚，如肝火犯肺者多气火耗伤肺津，炼液为痰；痰湿犯肺者，多因脾失健运，水谷不能化为精微，反而聚为痰浊，上贮于肺，肺气蕴塞，上逆为咳。若久延脾肺两虚，气不化津，则痰浊更易滋生，甚则病延及肾，或肾阴亏虚，虚火上炎，灼伤肺阴，肃降失常，或肾阳不振，气化无权，水饮上逆犯肺而咳。至于肺脏自病的咳嗽则多为因虚致实。如肺阴不足而致阴虚火炎，灼津为痰，或肺气亏虚，气不化津，津聚成痰，气逆于上，引起咳嗽。

外感咳嗽与内伤咳嗽可相互为病。外感咳嗽如迁延失治，邪伤肺气，更易反复感邪，而致咳嗽屡作，病程日久，导致余邪未尽，内郁气机，上扰咽喉，冷空气等刺激诱发咳嗽发作。肺脏劳伤，逐渐转为内伤咳嗽。内伤咳嗽，肺脏有病，卫外不强，易受外邪引发或加重，在气候转冷时尤为明显。久则肺脏虚弱，阴伤气耗，由实转虚。

(三) 咳嗽的诊断与鉴别诊断

1. 临床表现

（1）症状　除咳嗽、咳痰外，可表现为鼻塞、鼻腔分泌物增加、频繁清嗓、咽后黏液附着、鼻后滴漏感。变应性鼻炎表现为鼻痒、打喷嚏、流水样涕、眼痒等。鼻窦炎表现为黏液脓性或脓性涕，可有疼痛（面痛、牙痛、头痛）、嗅觉障碍等。变应性咽炎以咽痒、阵发性刺激性咳嗽为主要特征。非变应性咽炎常有咽痛、咽部异物感或烧灼感，甚至出现喉部炎症和新生物，通常伴有声音嘶哑。

（2）体征　变应性鼻炎的鼻黏膜主要表现为苍白或水肿，鼻道及鼻腔底可见清涕或浊涕。非变应性鼻炎鼻黏膜多表现为黏膜肥厚或充血样改变，部分患者口咽部黏膜可见卵石样改变或咽后壁附有脓性分泌物。

2.诊断依据

临床以咳嗽、咳痰为主要表现。应询查病史的新久，起病的缓急，是否兼有表证，判断外感和内伤。外感咳嗽多为新病，起病急，病程短，常伴肺卫表证；内伤咳嗽多为久病，常反复发作，病程长，可伴他脏兼证。外感咳嗽以风寒、风热、风燥为主，均属实；而内伤咳嗽中的痰湿、痰热、胃气上逆、肝火犯肺以邪实为主兼有虚象，阴津亏耗咳嗽则属虚。

3.鉴别诊断

（1）咳嗽与感冒　外感咳嗽与感冒均可能有表证与咳嗽，而感冒则表证明显，咳嗽较轻或缺如；咳嗽则反之。

（2）咳嗽与肺痨　肺痨的病因为感染痨虫，有传染性，除咳嗽外，以咯血、胸痛、盗汗、消瘦为主要症状，必要时可结合验痰及胸部X线检查，以助诊断；而咳嗽仅以咳嗽和咯痰为主，可兼表证。

（3）咳嗽与肺胀　肺胀具备咳、喘、痰、闷、胀、肿的特征，病史长，多有长期咳嗽、喘、哮的病史，甚或面色晦暗，唇舌发绀，桶状胸，呼吸音低。咳嗽仅以咳嗽、咯痰为主要表现，有的兼表证。咳嗽长期不愈，可转为肺胀。

（四）咳嗽的辨证与治则

1.辨证要点

（1）辨咳嗽的声音及发作时间　咳声高扬者属实，咳声低弱者属虚。咳嗽时作、发于白昼、鼻塞声重，痰出咳减者，多属外感咳嗽；晨起咳嗽阵发加剧，咳嗽连声重浊，多为痰浊咳嗽；午后、黄昏咳嗽加重，或有夜间单声咳嗽，咳声轻微短促者，多属肺燥阴虚；夜卧咳嗽较剧，持续难已、短气乏力者，多为久咳致喘的气虚或阳虚咳嗽。

（2）辨痰与涕的颜色、性质及数量　痰少或干咳无痰者，多属燥热、阴虚；痰多者，常属痰湿、痰热、虚寒；痰白而稀薄者属风、属寒；痰白而稠厚者，属湿；痰黄而黏稠者属热。痰中带血多属热伤肺络或阴虚肺燥。

正常状态下，人体排出的少量痰与涕是无异常气味的。若咳吐浊痰脓血，腥臭异常者，多为肺痈，为热毒炽盛所致；咳痰黄稠味腥者，是肺热壅盛所致；咳吐痰涎清稀味咸，无特异气味者，为寒证；鼻流浊涕腥秽如鱼脑者，为鼻渊；鼻流清涕无气味，为外感风寒。

（3）辨外感内伤　外感咳嗽，多为新病，起病急，病程短，常伴恶寒、发热、头痛等肺卫表证；内伤咳嗽，多为久病，常反复发作，病程长，可伴他脏病证。

（4）辨证候虚实　外感咳嗽以风寒、风热、风燥为主，一般均属邪实。而内伤咳嗽多为虚实夹杂，本虚标实。其中痰湿、痰热、肝火多为邪实正虚；肺阴亏耗则属正虚，或虚中夹实应分清标本、主次、缓急。

2. 治疗原则

（1）外感咳嗽　既以外邪为主因，治法当以祛邪为主；病位既在于肺，便应宣畅肺气，故总的治疗法则是宣肺祛邪，但由于肺为脏腑之华盖，位高居于膈上，故药宜清扬，谓"治上焦如羽，非轻不举"；因本病的特征，宜重视化痰顺气，使痰清气顺，肺气宣畅，则咳嗽易于治愈。需要注意的是，外感咳嗽，大忌敛肺止咳，或病起即予补涩，反使肺气不畅，外邪内郁，痰浊不易排出，咳嗽愈加繁剧，或迁延难愈；也要注意宣肺不可太过，以免损伤正气。

（2）内伤咳嗽　病程一般较长，有先病在肺而影响他脏者，亦有他脏先伤而病及肺者，其中尤以肺、脾、肾三脏的关系最为密切。正虚邪实者，当祛邪止咳，兼以扶正；以正虚为主者，则当根据虚之所在而着重扶正。

（3）外伤、毒物等引起的咳嗽　应当中西医结合论治，在去除病理因素、治疗外伤、防止病情进一步恶化的同时，应用中医中药内在调理，活血化瘀，宣肺止咳。总之，咳有外邪为患，也有内伤之异，或兼而有之。治随证出，法从候来，除止咳之外，尚有散寒、清热、润燥、疏风、缓急、宣肺、化痰、利咽、降逆、泻肝、养阴等法。

二、现代医学对咳嗽的认识

（一）概述

现代医学认为，咳嗽是机体的一种防御反射，有利于清除呼吸道分泌物和有害因子，但频繁剧烈的咳嗽会对患者的工作、生活和社会活动造成严重的影响。咳嗽按时间通常分为急性咳嗽、亚急性咳嗽和慢性咳嗽；根据咳嗽的性质可以分为干咳和湿咳。急性咳嗽时间在3周以内，亚急性咳嗽为3~8周，慢性咳嗽不少于8周。急性咳嗽较常见原因包括普通感冒、急性气管支气管炎；亚急性咳嗽的常见原因包括感染后咳嗽、上气道咳嗽综合征和咳嗽变异性哮喘及细菌性鼻窦炎等；慢性咳嗽的常见病因包括咳嗽变异性哮喘、上气道咳嗽综合征、嗜酸性粒细胞性支气管炎和胃食管反流性咳嗽等。《流行性感冒诊断与治疗指南（2005年版）》的其他慢性咳嗽病因包括慢性支气管炎、支气管扩张、变应性咳嗽、感染后咳嗽、支气管内膜结核、血管紧张素转化酶抑制剂性咳嗽、心理性咳嗽。考虑到咳嗽常为中心型肺癌的早期症状，早期普通X线检查常无异常，漏诊、误诊时有发生，《流行性感冒诊断与治疗指南（2009年版）》增加了支气管肺癌的内容。上述咳嗽均可参考本病证治疗。

（二）发病机制

咳嗽几乎涉及呼吸系统的所有疾病，咳嗽可以导致心血管、胃肠道、泌尿生殖、神经、肌肉骨骼和呼吸等多系统并发症，1/4~1/3女性患者因咳嗽而导致尿失禁。

随着人们对咳嗽的关注，我国近年来开展了有关咳嗽病因诊治的临床研究，并取得了初步结果。中华医学会呼吸病学分会哮喘学组组织相关专家，参考国内外有关咳嗽的临床研究结果，制定并不断增补相关指南。急性咳嗽部分除了普通感冒外，增加了急性气管支气管炎的内容，因为后者也是急性咳嗽的常见病因。急性咳嗽主要介绍了感染后咳嗽（又称"感冒后咳嗽"），慢性咳嗽部分常见病因仍为上气道咳嗽综合征（upper airway cough syndrome，UACS）[其中包括鼻后滴漏综合征（postnasal drip syndrome，PNDS）]、咳嗽变异性哮喘、嗜酸性粒细胞性支气管炎和胃食管反流性咳嗽四大病因。

（三）诊断

1. 症状

咳嗽因原发疾病不同，表现亦有差异，可有发热、胸痛、咳痰、咯血、打喷嚏、流涕、咽部不适、气促等。

2. 相关检查

由于咳嗽是许多疾病的一种非特异性症状，临床上进行确诊时必须详细询问病史、全面查体，以及做胸部X线或CT、气道反应性测定、肺功能、心电图、纤维支气管镜及一些特殊检查以排除一些可以引起慢性、顽固性咳嗽的其他疾病。

普通的X线片能检查出多数肺部病灶，根据病灶的部位、范围和形态有时也可确定其性质，如肺炎、肺脓肿、肺囊肿、肺结核、肺癌、肺尘埃沉着病等。对深部的病变用X线体层摄影、CT、MRI检查，CT扫描的优越性在于横断面图像无影像重叠，能够发现胸部X线片未能显示的病灶。

支气管造影可直接诊断支气管扩张的部位、形态，也可间接诊断支气管肺癌，膈疝患者需用钡剂检查加以确诊。支气管镜可以诊断支气管内异物、支气管内膜结核、支气管肿瘤；纵隔镜可以帮助诊断纵隔肿瘤和发现纵隔淋巴结肿大。

（四）现代医学治疗

1. 普通感冒

急性上呼吸道感染为最常见的呼吸系统疾病，简称为"上感"，是一种轻度、能自限的上呼吸道感染。潜伏期较短，起病急，早期有咽部不适、干燥、打喷嚏、流清涕、鼻塞等症状；畏寒、发热、咳嗽、鼻部分泌物增加是普通感冒的特征性症状，多对症治疗。

2. 急性气管支气管炎

急性气管支气管炎是指气管支气管黏膜的急性炎症。常见的病因有感染因素、理化刺激及变态反应，部分由上呼吸道感染迁延而来。临床的主要症状为咳嗽和咳痰，常见于寒冷季节或气温突然变冷时。起病初期常有上呼吸道感染症状，随后咳嗽可逐渐加剧，伴或不伴咳痰，伴细菌感染者常咳黄痰。急性气管支气管炎常呈自限性，全身症状在数天内消失，但咳嗽、咳痰一般持续2~3周。X线检查无明显异常或仅有肺纹理增加。查体双肺呼吸音粗，有时可闻及湿或干啰音。其诊断主要依据临床表现，要注意与流感、肺炎、肺结核、百日咳、急性扁桃体炎等疾病相鉴别。治疗原则以对症处理为主，剧烈呛咳者可适当应用镇咳剂，咳嗽有痰而不易咳出时可用祛痰药。若有细菌感染，如咳脓性痰或外周血白细胞增高者，当依据感染的病原体及药物敏感试验结果选择抗菌药物，在未得到病原菌阳性结果之前，可选用大环内酯类、β内酰胺类等口服抗菌药物，伴支气管痉挛时可使用支气管舒张药物治疗。

3. 肺炎

肺炎是指包括终末气道、肺泡腔及肺间质等在内的肺实质的急性炎症，由多种原因（如细菌、病毒、真菌、寄生虫、放射线、化学及过敏因素等）引起。按解剖可分为大叶性肺炎、小叶性肺炎及间质性肺炎。按病因分为感染性肺炎、理化性肺炎和变态反应性肺炎。多数起病急骤，症状为寒战、高热、咳嗽、咳痰，偶有胸痛，呼吸困难。

三、气运失常与咳嗽

（一）咳嗽与气运失常相关证型的治疗

与气运失常相关的咳嗽证型主要为胃气上逆证。

证候：阵发性呛咳、气急，咳甚时呕吐酸苦水，平卧或饱食后症状加重，平素上腹部不适，常伴嗳腐吞酸、嘈杂或灼痛，舌红，苔白腻，脉弦弱。

病机：胃气上逆，痰浊壅中，肺胃失和，气道受累。

治法：降浊化痰，和胃止咳。

方药：旋覆代赭汤合半夏泻心汤加减。

处方：旋覆花，代赭石，法半夏，党参，干姜，黄芩，黄连，枇杷叶。

加减：若呃逆、泛酸较重者加吴茱萸、（煅）瓦楞以降逆制酸；痰多者加浙贝母、紫菀以化痰止咳。

（二）转归与预后

外感咳嗽与内伤咳嗽的转归，从疾病性质上来说，主要是由实转虚的变化。从脏腑转归来说，主要是肺、脾、肾之间的相移。外感咳嗽多属暴病，属实，其病在肺，但寒热之间可以转化，若调治失宜，过用苦寒、收涩之品，邪伏于内，留恋不解，亦可由外感转为内伤而累及他脏。一般说病在肺为轻，病在脾为较重，病在肾尤重。张景岳《景岳全书·咳嗽》说："然五脏皆有精气，而又惟肾为元精之本，肺为元气之主，故五脏之气分受伤，则病必自上而下，由肺至脾以极于肾。五脏之精分受伤，则病必自下而上，由肾由脾以极于肺，肺肾俱病，则他脏不免矣。"由此可见，由肺及脾至肾的过程是病情由轻转重的过程。故病在肺脾治疗尚易，至于肾则治疗棘手，预后较差。为了控制病变的发展演变，应根据"发时治肺，平时治肾"的理论，用补肾固本的方法治疗久咳。

值得指出的是，在咳嗽转归问题上除注意肺与脾、肾的关系外，还需注意肺与心的关系。肺主气，心主血，气血相关，肺脏病变日久必及心。内伤久咳若反复发作，日久不愈，常导致肺、肾、心、脾的亏虚，气滞、痰凝、血瘀、水停而演变成为肺胀。

总体而言，外感咳嗽的预后良好，大多可在较短时间获得治愈。内伤咳嗽的

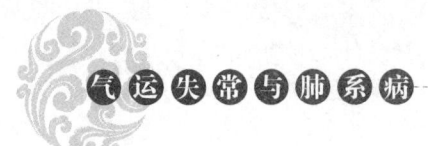

预后一般亦较好，但部分患者易于反复发作。若转化为肺胀，则预后较差，往往病程缠绵，迁延难愈。

（三）预防与调摄

1.气候变化，做好防寒保暖，避免受凉，尤其在气候反常之时更要注意调摄。

2.痰多，饮食不宜肥甘厚味，以免蕴湿生痰。风热、风燥、肺阴虚咳嗽，不宜食辛辣香燥之品及饮酒，以免伤阴化燥助热，戒除烟酒等不良习惯。应尽量鼓励患者将痰排出，咳而无力者，可翻身拍背以助痰排出，必要时吸痰，但操作时要避免刺激或损伤咽部。

3.增强体质，对慢性久咳的肾虚患者，应嘱其进行适当的体育锻炼，即肺康复治疗，以提高肺的通气功能，增强抗病能力。

4.可根据患者体质，辨证用药预防。对于平素自汗，易于感冒属肺卫不固者，应服玉屏风散；对于气阴两虚者，可服生脉饮。或根据体质辨证处方，制作成丸剂适当长期口服以改善体质，减少复发。

第三节　气运失常与哮病

哮病是一种发作性的痰鸣气喘疾病，以发时喉中哮鸣有声、胸闷、呼吸急促困难，甚则喘息不能平卧为主要表现。现代医学中的支气管哮喘、哮喘性支气管炎、嗜酸性粒细胞增多症（或其他急性肺部过敏性疾病）等，以痰鸣气喘为主要表现者，均属哮病范畴。古代文献中对哮病的病因病机、治则治法、治疗禁忌、组方用药有丰富的记载，因此基于古代文献对哮病进行研究，能够启发现代临床证治和实验研究。"哮病"病名在宋代出现，在此以前哮病相关论述或散见于"喘证""上气病""咳嗽病"的论述中，或以"呷嗽""齁喘""呴嗽"等异名见于文献中。

中华人民共和国国家标准《中医临床诊疗术语　第1部分：疾病部分》对哮病的定义为，哮病是指多因感受外邪，或饮食情志等失调，诱动内伏于肺的痰饮，痰气阻塞，使肺气不得宣降，以突然出现呼吸急促，喉间哮鸣有声为主要表现的肺系发作性疾病。2010年公布的《中医药学名词》对哮病的定义是，"哮病，又称'哮喘',以发作性喉中哮鸣有声、呼吸困难,甚则喘息不得平卧为主要表现的疾病。"《中医大辞典》中对哮病的定义与《中医药学名词》中的一致。2016年出版的《中医内科学》第三版教材这样定义哮病:"哮病是一种发作性的痰鸣气喘疾患。发时喉中哮鸣有声,胸闷,呼吸急促困难,甚则喘息不能平卧。"以上3个定义都表明,哮病是一种发作性疾病,以发作时喉间哮鸣有声、呼吸急促困难,甚则喘息不能平卧为主要表现。

一、中医学对哮病的认识

"哮喘"在中医学和现代医学中有不同的定义。中医学中的哮喘有狭义和广义之分。广义哮喘指哮证与喘证的合称。哮,主要指呼吸急促而喉间有痰鸣声;喘,主要指呼吸急促,甚至张口抬肩,不能平卧。狭义哮喘指哮病,因哮证发作时常兼见喘逆气急,故习称哮喘。

(一)历代医家对哮病的论述

哮,《说文解字》释"豕惊声也",《玄应音义》释"虎鸣也",《集韵·效韵》释"呼也",《类篇·口部》释"大呼"。可见,"哮"在古籍中多用以指代动物和人的呼叫声,因人哮病发作时喉中痰鸣,哮吼有声,故称为"哮病"。明代李中梓在《医宗必读》中认为"哮"是由"呷""呀"二字合音而成,"呷者口开,呀者口闭,开口闭口,尽有音声。呷呀二音,合成哮字,以痰结喉间,与气相击,故呷呀作声"。

"哮病"病名首次出现于宋代王执中的《针灸资生经》,在此以前,虽无哮病病名,但哮病的相关描述可见于"喘证""咳嗽病""上气"等病的记载之中,另也出现过"呷嗽""齁喘""呴嗽""哮喘"等异名。笔者认为,在《诸病源候论》中称哮病为"呷嗽",并设立单篇"呷嗽候"以前,医家并未将哮病视为独立的疾病,而仅是作为上气、咳嗽、喘证的兼夹症状加以论述,此阶段只存在哮病主症名或哮病相关的症状描述。自《诸病源候论》设立"呷嗽候"篇后,后世医家将呷嗽病视为独立疾病,但有关哮病的症状描述依旧可散见于"喘证""上气病""咳嗽病"中,可见对哮病的认识并不全面。自宋代王执中提出"哮喘""哮病"病名,哮病才作为一个独立的疾病从其他疾病中分离出来,后《丹溪心法》设立哮喘专篇与喘证分篇论述,明代虞抟在《医学正传》中明确哮病与喘证的区别,使哮病的概念愈发清晰,后世大部分医家开始将哮病与喘证分开论述。在明清文献中，哮病虽出现过"哮嗽""哮吼""齁嗽"等异名，但医家在使用这些病名时已将其归在哮病篇下加以讨论。

1. 先秦至魏晋南北朝时期

在先秦至魏晋南北朝时期，哮病尚未被认为是独立的疾病，有关哮病的论述散见于"喘证""上气病""咳嗽病"的论述中。在《内经》中有关喘证的描述有喘鸣、喘呼、喘喝等哮病相关症状，《金匮要略》和《脉经》中也沿用此症状描述。在《金匮要略》《神农本草经》及《肘后备急方》对咳嗽上气病的论述中可见哮病相关的症状论述。

有关哮病的明确记载最早见于《内经》。《素问·阴阳别论》中记载："阴争于内，阳扰于外，魄汗未藏，四逆而起，起则熏肺，使人喘鸣。"《说文解字》释"鸣"为"鸟声也"。此处"喘鸣"之意与张仲景《金匮要略》中"喉中水鸡声"类似，是哮病的特征性表现。《素问·水热穴论》"故水病下为胕肿大腹，上为喘呼，不得卧者，标本俱病，故肺为喘呼，肾为水肿"中的"喘呼"与《素问·生气通天论》"因于暑，汗，烦则喘喝，静则多言，体若燔炭，汗出而散"中的"喘喝"也可看作哮病的症状名称。《说文解字》释："喘，疾息也。""喘"为呼吸急促之意，"喝""鸣""呼"均为喘息有声之描述，喘鸣、喘呼、喘喝三者均包含了哮病发作时呼吸气急、喉中有声的特点，因此笔者认为，喘鸣、喘喝、喘呼为最早的哮病症状描述。有学者将《内经》中的"喘鸣""喘呼""喘喝"视作哮病的最早病名，笔者认为有失偏颇，彼时医家尚未将哮病视作独立疾病，而是归于喘证之下，这三词均是对喘证的一种症状描述，这些症状描述与哮病的发病表现相符，后世有些医家沿用《内经》"喘鸣""喘呼""喘喝"之名，并将其作为哮病的异名。《金匮要略·血痹虚劳病脉证并治》中沿用《内经》"喘喝"做症状描述："其人疾则行喘喝，手足逆寒，腹满，甚则溏泄，食不消化也。"《金匮要略·肺痿肺痈咳嗽上气病脉证治》中沿用"喘鸣"做症状描述："……咳逆上气，喘鸣迫塞，葶苈大枣泻肺汤主之。"

晋代王叔和沿用《内经》"喘鸣"之主症，将哮病症状总结为"喉鸣而喘"，《脉经·肾足少阴经病证》云"足少阴之脉……是动则病饥而不欲食，面黑如炭色，（一作地色。）咳唾则有血，喉鸣而喘，坐而欲起"。

哮病除见于喘证的论述中外，其相关描述也常见于"咳嗽上气病"中，多以"咳嗽上气"而兼见"喉中水鸡声""喉鸣""呷呀息气"为特征。在《金匮要略·肺痿肺痈咳嗽上气病脉证治》中曰:"咳而上气,喉中水鸡声,射干麻黄汤主之。"《神农本草经·下品·草部》中云:"芫花……主咳逆上气,喉鸣,喘,咽肿,短气。"《肘后备急方·治卒上气咳嗽方》云:"治上气咳嗽,呷呀息气,喉中作声,唾粘。"

后世有学者将"上气"认作哮病的病名之一,笔者认为有失严谨。"上气病"包含哮病、喘证等多个肺气上逆所致的疾病,哮病以发作时喉中哮鸣有声为特点,因而"上气"兼有"喉中有水鸡声"才可看作是哮病的发作。

2. 隋唐时期

隋唐时期,巢元方在《诸病源候论》中称哮病为"呷嗽",并单独设立"呷嗽候",但在该书其他疾病如"上气病"的相关论述中亦有哮病的症状描述,可见此时对哮病的认识还不全面,对于哮病的不同表现未加以鉴别和归纳,而是分列于不同病名之下。同时代的其他医家仍将哮病归为"上气病"。

《诸病源候论》中首称哮病为"呷嗽":"呷嗽者,犹是咳嗽也。其胸膈痰饮多者,嗽则气动于痰,上搏咽喉之间,痰气相击,随嗽动息,呼呷有声,谓之呷嗽。"其对以咳嗽为主要表现的哮病进行了定义和症状描述。

上气病在《诸病源候论》中有关上气的论述中也可见哮病的症状描述:"肺病令人上气,兼胸膈痰满,气行壅滞,喘息不调,致咽喉有声如水鸡之鸣也。"

孙思邈《备急千金要方》中有"上气"且兼有"水鸡声""吹管声""喉咽鸣"等描述,与哮病的发病表现相符,如"水咳逆上气,身体肿,短气胀满,昼夜倚壁不得卧,咽中作水鸡鸣""胸中满,上气,喉中如吹管声,吸气上欲咳""上气喉咽鸣,气逆"。《外台秘要》中将哮病归在上气篇之下,以"上气喉中水鸡鸣方"为名单列条目,书中用"喉里呀声""喉中水鸡鸣"来描述哮病的喉中痰鸣声,如"又疗上气,脉浮咳逆,咽喉中水鸡鸣,喘息不涌,呼吸欲死"等,突出了哮病发作时喉中有声的特点。

3. 宋金元时期

宋金元时期,哮病的描述除出现在上气病、喘证、咳嗽病中,沿用既往症状描述外,还出现在痰饮病篇中。此阶段出现了齁喘、呴嗽、哮喘和哮病病名,并且有医家将哮和喘分列专篇,使哮病从其他疾病中分离出来。

在《博济方》中首次出现了"小儿齁"病名:"金镞散,疗众疾……小儿齁,蜜汤下。"《古文苑》释"齁"为"鼻息声",清代《不居集》中云"齁者痰声"。

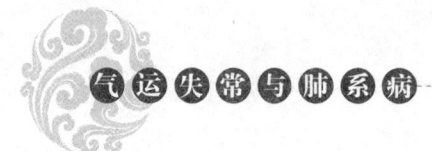

因此"齁"可理解为呼吸有声或痰鸣有声，但据此尚不能确定"齁"即为哮病。后张杲在《医说》中使用了"齁喘"病名："因食盐虾过多，遂得齁喘之疾。"《类编朱氏集验医方·拾遗门》云："治齁喘，甜瓜蒂（七枚，研为粗末）用冷水少许，调澄取清汁，呷一小呷，如其吐，才饮竟即吐痰，若胶黐状，胸次既宽，齁亦定。"这几处对病因和发病表现的描述均与哮病相符，据此可推断，"小儿齁"即为小儿哮病，在此时期医家所用"齁喘"病名为哮病异名之一。

在《普济本事方》中首次出现了"呴嗽"病名，在"治肺肾经病"篇中有"紫金丹，治多年肺气喘急，呴嗽晨夕不得眠"。《史记·殷本纪》云："有飞雉登鼎耳而呴。"《广雅》释："呴，鸣也。"因此，"呴"为雉鸣之声，此处"呴嗽"之名与"咳嗽"而伴"喉中水鸡鸣"之说法相似，故在该书中"呴嗽"为哮病的异名之一。

《针灸资生经》中首次出现"哮喘"病名，在病案中道："舍弟登山，为雨所搏，一夕气闷几不救，见昆季必泣，有欲别之意。予疑其心悲，为刺百会不效，按其肺俞，云其疼如锥刺，以火针微刺之即愈。因此与人治哮喘，只缪肺俞，不缪他穴。"《丹溪心法》中设立了哮喘专篇，因喘证另外单独成篇，故《丹溪心法》中所指的"哮喘"即为"哮病"，书中多处提及哮喘证名，如"哮喘必用薄滋味，专主于痰，宜大吐""又方，治心痛，亦治哮喘"。

在《针灸资生经》中作者将哮病与喘证视为两个单独的疾病："凡有喘与哮者，为按肺俞无不酸疼。"《丹溪治法心要》中单独设立了哮与喘专篇，说明这时期的医家认识到了哮病与喘证的不同，将哮病与喘证区分开来，但尚未对哮病与喘证的不同之处进行鉴别论述。

4. 明代

宋金元时期，哮病病名确立，明代多数医家沿用哮病病名，并加以论述，虞抟和王肯堂对哮病与喘证进行了鉴别，使哮病的概念愈发清晰。这一时期，除沿用既往已有的病名外，文献中还出现了"哮嗽""哮吼""齁嗽"等病名，并且出现了表现哮病病因的病名"水哮""水咻""天哮"，这类病名的出现为清代医家以病因命名哮病奠定了基础。虽然明代有较多的哮病病名，但医家能明确地将这些病名视为哮病的异名并归在哮病论述之下，如在《赤水玄珠·哮门》中介绍治疗哮病的方药时有的称"治哮喘"，有的称"治齁嗽"，有的称"治水咻"。

明代的一些医家对哮病与其他疾病进行鉴别，使哮病的概念更加清晰。虞抟在《医学正传·哮喘》中根据哮病与喘证发作时的特征性表现对哮病与喘证进行了鉴别，云"大抵哮以声响名，喘以气息言。夫喘促喉中如水鸡声者，谓之哮；气促而连属不能以息者，谓之喘"，明确了哮病与喘证的区别，促使后世医家将哮病与喘证的证治分开论述。王肯堂在《杂病证治准绳》中阐明"哮与喘相类，但不似喘开口出气多"，比较了哮病与喘证的不同。

《医学纲目》中称哮病为"哮嗽"，书中有"治远年近日哮嗽妙方"。《普济方》中亦有哮嗽病名："哮嗽声如拽锯，入半夏二个煎，肾嗽时复三两声，入黄芪白饧糖煎，上件十六般嗽疾，依法煎服，无不效验。"《医宗必读》中称因食咸而致的哮病为"食咸哮嗽"。

《医学入门》中称哮病为"哮吼"："苏沉九宝（饮）……治诸般咳嗽，哮吼夜不得卧。"《寿世保元》中将有关哮病的专篇设为"哮吼"篇，文中论述哮病也多称为"哮吼"，如"夫哮吼以声响名，喉中如水鸡声者是也""一论人素有喘急，遇寒暄不常，发则不已，哮吼夜不能睡者""导痰小胃丹，治哮吼经年不愈，宜久久服之，断根"。《医学入门》中出现以病因命名的哮病异名，称因"幼时被水，停蓄于肺为痰"所发哮病为"水哮"，使哮病的病名更加细化。

《赤水玄珠·哮门》治哮方药部分称哮病为"水咻"："治水咻。芫花（为末），大水浮淬（滤过），大米粉。上三味，搜为粿，清水煮熟，恣意食之。""咻"《玄应音义》释为"谨也"，《广雅》释"谨"为"鸣也。"《不居集》谓："水咻咳者，水停肺而咻喘咳也。"结合上方用药，笔者认为"水咻"首次出现于《赤水玄珠》中时所指为水饮停肺所致哮病。

《古今医统大全》中记载定喘汤时称哮病为"齁嗽"："定喘丹，治患肺气喘促，倚息不得卧，齁嗽并治。"《赤水玄珠·哮门》中也有相关记载："治齁嗽。苏子（三钱）麻黄（去节，三钱）款花桑叶（蜜炙）。"

明代秦昌遇在《幼科医验·卷下·天哮》中称气候寒热不调而致小儿发作的哮病为"天哮"："天哮乃天气不正，乍寒乍热，小儿感之，遂眼胞浮肿，咳嗽则眼泪、鼻涕涟涟，或乳食俱出者是也。"

5. 清代

清代有关哮病的概念已十分明确，为便于区分不同病因所致哮病，有医家以"冷哮""热哮""盐哮""酒哮""糖哮"等"病因"加"哮"字的形式来命名哮病，有利于不同哮病证治的区分。

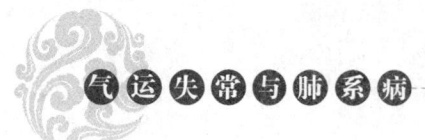

在《张氏医通·诸气门下》中有"冷哮""咸哮":"冷哮灸肺俞、膏肓、天突。"《证治汇补》对五虎汤的证治进行论述时提到"痰哮":"五虎汤,痰哮用之如神,但为劫剂,不宜久服,虚人自汗,禁用。"《临证指南医案》中提到了"痰哮""咸哮""醋哮"和"天哮":"更有痰哮、咸哮、醋哮,过食生冷及幼稚天哮诸症。"《杂病源流犀烛》言及"食哮""水哮""风痰哮""年久哮"时云:"而又有食哮(宜清金丹),有水哮(宜水哮方),有风痰哮(宜千缗导痰汤),有年久哮(宜皂荚丸、青皮散,若服青皮散愈后,宜用半夏八两,石膏四两,苏子二两,丸服)。"《类证治裁》中提到了"冷哮""热哮"及"盐哮""糖哮""虚哮""实哮""肾哮""宿哮"的概念和证治:"遇风寒而发者为冷哮,为实;伤暑热而发者为热哮,为虚。其盐哮、酒哮、糖哮,皆虚哮也。……肾哮火急者……宿哮沉痼者,摄肾真(肾气丸加减)。"

(二)哮病的病因病机

1. 内有壅塞之气,外有非时之感,膈有胶固之痰

《证治汇补·胸膈门·哮病》中将哮病的病机总结为"哮即痰喘之久而常发者,因内有壅塞之气,外有非时之感,膈有胶固之痰,三者相合,闭拒气道,搏击有声,发为哮病",认为哮病是患者体内壅塞之气、外感邪气、膈上胶固之痰闭阻于气道中,相互作用的结果。

2. 脾中湿热

《证治汇补》中还论述了脾中湿热致哮的病机,认为脾土为肺之母,脾胃湿热会上输于肺,产生浊痰:"哮虽肺病,而肺金以脾土为母,故肺中之浊痰,亦以脾中之湿热为母。俾脾气混浊,则上输浊液,尽变稠痰,肺家安能清净?"

3. 胃积寒痰

《医学真传》中提出哮病可为胃积寒痰所致。"又有冷风哮喘,乃胃积寒痰,三焦火热之气燃之不力,火虚土弱,土弱金虚,致中有痰而上咳喘。此缓病也,亦痼疾也,久久不愈,致脾肾并伤,胃无谷神,则死矣",认为胃积寒痰,三焦阳虚不能温煦胃脘,可使脾胃虚弱,脾胃虚弱又使肺脏虚弱,最终发为冷哮痰喘。

4. 邪留肺俞

叶天士在《临证指南医案》中提出哮病是由邪入肺俞而致的观点。"若夫哮症,亦由初感外邪,失于表散,邪伏于里,留于肺俞,故频发频止,淹缠岁月",认为初感外邪未及时治疗,使外邪潜伏入里,留于肺俞,发为哮病,且时发时止。

在该书的病案中也阐述了此观点："寒入背俞，内合肺系，宿邪阻气阻痰，病发喘不得卧。"

5. 饮食失调

清代医家在前代医家"过食肥甘厚味""酸咸过食"的基础上，对饮食失调对哮病发病的影响有了更多的认识。

《临证指南医案》中言"更有痰哮、咸哮、醋哮，过食生冷"，虽未详细说明，但可理解这些哮病的发作与食咸、食醋、过食生冷相关。《冯氏锦囊秘录》也认为哮病的发作与过食咸酸有关："夫哮以声响名，喘以气息言耳……总是痰火内郁，风寒外束而然，亦有过啖咸酸，邪入腠理而致者，治法须审其新久虚实可也。"《医碥》《医学传灯》《杂病源流犀烛》中认为幼时食味酸咸太过是哮病的成因。《医碥·杂症·喘哮》云："哮者，喉间痰气作响，以胸中多痰，粘结喉间，与呼吸之气相触成声。得之食味酸咸太过，（幼时多食盐醋，往往成此疾，俗谓之盐哮。）渗透气管，痰入结聚，一遇风寒，气郁痰壅即发。"《医学传灯·卷上·齁喘》中云："齁喘之病，方书皆名哮吼，为其声之恶也，此因误吃盐酱咸物，搏结津液，熬煎成痰，胶粘固结，聚于肺络，不容呼吸出入，而呼吸正气反触其痰，所以喘声不止也。肺有痰热，毛窍常开，热气得以外泄，所以伏而不发，一遇秋冬寒气外束，邪热不得宣通，故令发喘。"《杂病源流犀烛》中云："哮之一证，古人专主痰，后人谓寒包热，治须表散（宜陈皮汤，冬加桂枝）。窃思之大都感于幼稚之时，客犯盐醋，渗透气脘，一遇风寒，便窒塞道路，气息急促。"《类证治裁》中言"专嗜甜咸"可致哮病，并且提出了"糖哮""酒哮""盐哮"："哮者，气为痰阻，呼吸有声，喉若拽锯，甚则喘咳，不能卧息……其盐哮、酒哮、糖哮，皆虚哮也……盐哮加饴糖（三钱），酒哮加柞木（三钱），糖哮加佩兰（三钱），再用海螵蛸（火煅研末，大人五钱，小儿二钱，黑砂糖拌匀调服，一服除根）。"

6. 综合因素

《类证治裁》对前人哮病病因病机的论述进行了总结归纳："哮者……症由痰热内郁，风寒外束，初失表散，邪留肺络。宿根积久，随感辄发，或贪凉露卧，专嗜甜咸，胶痰与阳气并于膈中，不得泄越，热壅气逆，故声粗为哮。"

上述各种病因，既是引起哮病的重要原因，亦为每次发作的诱因，这些诱因每多错杂相关，尤以气候变化为主。诚如明代秦景明《症因脉治·哮病》所说：

"哮病之因，痰饮留伏，结成窠臼，潜伏于内，偶有七情之犯，饮食之伤，或外有时令之风寒束其肌表，则哮喘之症作矣。"哮病的病位主要在肺，与脾、肾密切相关。基本病机为痰阻气道，肺失宣降。病理因素以痰为主，如朱丹溪说"哮喘专主于痰"。清代李用粹《证治汇补·胸膈门·哮病》指出："哮即痰喘之久而常发者，因内有壅塞之气，外有非时之感，膈有胶固之痰，三者相合，闭拒气道，抟击有声，发为哮病。"哮病发作时的病理环节为痰阻气闭，以邪实为主。由于病因不同，体质差异，又有寒哮（冷哮）、热哮之分。哮因寒诱发，素体阳虚，痰从寒化，属寒痰为患，则发为寒哮；若因热邪诱发，素体阳盛，痰从热化，属痰热为患，则发为热哮。或由痰热内郁，风寒外束，则为寒包火证。寒痰内郁化热，寒哮亦可转化为热哮。

（三）哮病的诊断要点

1. 哮病的诊断

（1）发作时喉中哮鸣有声，呼吸困难，甚则张口抬肩，不能平卧，或口唇、指甲发绀。

（2）呈反复发作性，常因气候突变、饮食不当、情志失调、劳累等因素而诱发，发作前多有鼻痒、喷嚏、咳嗽、胸闷等症状。

（3）有过敏史或家族史。

2. 鉴别诊断

（1）喘证　哮病与喘证分属两种不同的疾病，但在历代医书中多有混杂议论者，因此有必要在此明确二者之间的差异，以便于在哮与喘混论的古代文献中筛选哮病论述。《中医内科学》第三版教材中明确了哮病与喘证的鉴别："两者都有呼吸急促、困难的表现。哮以声响言，喉中哮鸣有声，是一种反复发作的独立性疾病；喘以气息言，为呼吸气促困难，是多种肺系急慢性疾病的一种症状。哮必兼喘，但喘未必兼哮。"《医学正传·哮喘》云："大抵哮以声响名，喘以气息言，夫喘促喉中如水鸡声者，谓之哮；气促而连属不能以息者，谓之喘。"

（2）支饮　支饮为饮留胸膈，虽然也可表现痰鸣气喘的症状，但多由慢性咳嗽经久不愈，逐渐加重而成咳喘，病势时轻时重，发作与间歇的界限不清，以咳嗽和气喘为主。如《金匮要略·痰饮咳嗽病脉证并治》说："咳逆倚息，气短不得卧，其形如肿，谓之支饮。"哮病间歇发作，突然起病，迅速缓解。

(四)哮病的辨证与治则

1. 哮病的辨治要点

(1) 辨发作期与缓解期

①发作期特点 喘哮气粗声高;呼吸深长,呼出为快;脉象有力。

②缓解期特点 喘哮气怯声低;呼吸短促难续,吸气不利;脉象沉细或细数。

(2) 辨寒热

①寒哮特点 气促哮鸣,痰稀色白,面色晦暗,口不渴或渴喜热饮,形寒畏冷,舌苔薄白或白滑,脉弦紧或浮紧。

②热哮特点 气粗息涌,痰稠色黄,面赤口苦,渴喜冷饮,不恶寒,舌红苔黄,脉滑数或弦滑。

哮病总属邪实正虚之证,当辨虚实寒热。发时以邪实为主,多见寒哮、热哮,也可见寒包热哮、风痰哮、虚哮等兼证,还要注意寒痰、热痰之分,是否兼表之别;未发时以正虚为主,宜辨阴阳之偏虚,肺、脾、肾之所属。若日久不愈,虚实错杂,当辨主次,按病程新久及全身症状辨别。

(3) 分虚实论治 在《证治汇补》中,李用粹提出治哮需分虚实:"实邪为哮,固宜祛散,然亦有体弱质薄之人,及曾经发散,屡用攻劫,转致脉虚形减者,治当调补之中,兼以清肺利气。"他认为哮病属实者应以祛邪为主,属虚者应于调补之中兼以清肺利气。《冯氏锦囊秘录》中关于哮病的证治言:"治法须审其新久虚实可也。"

(4) 分肺脾论治 李用粹还提出了治哮需分肺脾的观点:"哮虽肺病,而肺金以脾土为母,故肺中之浊痰,亦以脾中之湿热为母,俾脾气混浊,则上输浊液,尽变稠痰,肺家安能清净?所以清脾之法,尤要于清肺也。"他认为脾为肺之母,脾中湿热会上输于肺,形成肺之浊痰,因此治疗哮病清脾中湿热也尤为重要。

(5) 分痰盛、气盛 《冯氏锦囊秘录》云:"夫呼吸急促者,谓之喘,喉中有响声者,谓之哮,然痰盛而喘,则治痰为本,而利气为标,气实而喘,则气反为本,痰反为标。"他认为痰盛而喘的哮应以治痰为本,兼以利气,气实而喘的哮应以治气为本,兼以治痰。

2. 哮病的治则

(1) 补阴 冯兆张在《冯氏锦囊秘录》中首次提出了补阴治疗哮病的观点:"哮喘未发,以扶正为要……若自少腹下火气冲于上而喘者,宜补阴以敛之。"他认为少腹下火气上冲所致的哮病治疗应以补阴敛气为要。

（2）理气疏风，勿忘根本　在《罗氏会约医镜》和《证治汇补》中均认为治疗哮病应理气疏风，勿忘根本。如《证治汇补·胸膈门·哮病》云："理气疏风，勿忘根本，为善也。"《罗氏会约医镜·杂证》云："哮者……此由痰火郁于内，风寒束于外。……惟有散寒开痰，理气疏风，尤以保扶元气为主，勿忘本根为善治也。"

（3）温通肺脏，下摄肾真，补益中气　叶天士在《临证指南医案》中将哮病治法总结为"大概以温通肺脏，下摄肾真为主，久发中虚，又必补益中气"，认为哮病治疗应注重温化、通理肺中之痰，固护肾中之精气，同时又提到哮病久发必会导致脾胃气虚，故要兼顾补益中气。

（五）哮病的治疗禁忌

古代医家针对哮病的治疗禁忌也提出了较多论述，包括"不用凉药，禁用热剂""虚者不可吐、下""忌燥药""纯补之药不可用"。

1. 不用凉药，禁用热剂

《丹溪心法》云："哮喘必用薄滋味……不用凉药，须常带表散，此寒包热也。"他认为治疗哮病不可用凉药。对此，《医宗必读》中解释为"禁用凉剂，恐风邪难解"，认为哮是由痰火郁于内、风寒束于外所致，若用凉药则使风寒难解而难以止哮，另外还提出"禁用热剂，恐痰火易升"，认为使用热剂会使痰火加剧，不利于哮病的治疗。

2. 虚者不可吐、下

哮病发作时医家常用涌吐药、泻下药劫之以止哮，但也有很多医家认识到患者体虚则不可用。《证治要诀·诸嗽门·哮喘》云："喘而服药不效者，利导之，宜神保丸，大便已溏者，不可用。"戴元礼提出哮病发作可利导治疗，但对于大便稀溏者不可用。《医学入门》中也提出了相同的观点，认为使用吐法必须根据患者的体质来决定用药剂量："哮即痰喘甚，而常发者。哮促喉中痰作声，吐法必须量体行；体实者，用紫金丹二十丸，吐去其痰；虚者止服二三丸则不吐，临发时，用此劫之。……体虚者，吐、下俱忌，须带表散之。"

《冯氏锦囊秘录·杂证大小合参·方脉喘证合参》中提出哮病阴虚者不可用下法而应补阴："其脉浮，按之虚而涩者，为阴虚，去死不远，慎勿下之，下之必死，大宜补阴壮火，火归则为气为痰，俱不泛上矣。"

3. 忌燥药

《医学入门》认为治疗哮病需忌燥药："凡哮须忌燥药，亦不宜纯凉，须常带表。"《医学传灯》中则是针对阴虚火动所致的哮病提出"一切燥药，毫不可尝"。

4. 纯补之药不可用

《辨证录·喘门》中提出哮病不可用纯补之药，即使使用少量补气药也会致"气塞而不能言，痰结而不可息矣"。但是也说明虽不可使用纯补之药，但可使用清补之药："然而，纯补之药不可用，而清补之药未尝不可施也。"

二、现代医学对哮病的认识

（一）概述

支气管哮喘，简称"哮喘"，是各种激发因子作用于气道产生高反应性，引起以嗜酸性粒细胞、肥大细胞、淋巴细胞、嗜碱性粒细胞、平滑肌细胞等多种炎症因子参与的变态反应性慢性炎症性气道疾病。支气管哮喘以气道慢性炎症、气道高反应性、可逆性的气流受限为其病理特征。我国支气管哮喘的患病率呈现快速上升的趋势，支气管哮喘已成为我国患病率最高的慢性气道疾病之一。临床主要表现为反复发作的喘息、气急，伴或不伴胸闷或咳嗽等症状，同时伴有气道高反应性和可变的气流受限。病程延长可导致气道结构改变。现全球大约有30亿人因哮喘受累，哮喘已成为世界卫生组织全球防治战略之一。每逢秋冬季节，因外感导致支气管哮喘急性发作的人数急剧上升。

（二）流行病学特点

哮喘的流行病学调查显示，患者发病率有逐年上升的趋势。在2010—2011年8个省市进行的"全国支气管哮喘患病情况及相关危险因素流行病学调查"中，共调查了164 215名14岁以上人群，结果显示14岁以上人群哮喘的患病率为1.24%。2012—2015年在全国10个省市进行了"中国肺健康研究"项目，该项目共纳入了57 779名20岁以上人群，调查结果显示，我国20岁以上人群哮喘的患病率为4.2%。按照2015年全国人口普查数据，我国20岁以上人群中哮喘患者可能达到4 570万人。我国哮喘患者人数众多，且哮喘控制水平不容乐观。2012年11月至2013年6月，对我国17岁以上的4 125例哮喘患者做了哮喘控制状况及危险因素相关调查，结果显示有44.9%的患者达到哮喘控制，仍有55.1%的患者未达到哮喘控制。

（三）发病机制

20世纪40年代，Rackemann提出哮喘最基本的两个表型为过敏性和非过敏性。过敏性哮喘，又称"特应性哮喘"，既往也称为"外源性哮喘"，非过敏性哮喘既往也称为"内源性哮喘"。儿童时期的哮喘多见于过敏性哮喘，而非过敏性哮喘多于成年后发病，发病与季节无太大关联；但过敏性哮喘的发生率可能随着年龄的增长而逐渐降低，而非过敏哮喘的发生率则逐渐增高（女＞男）。MitchellH.等对110对过敏性哮喘和非过敏性哮喘的支气管肺泡灌洗液中细胞因子进行分析，发现过敏性哮喘灌洗液中白细胞介素（interleukin,IL）-4、IL-5的水平明显增高，Th2细胞活性增强，由MitchellH.的研究发现，无论是过敏性哮喘还是非过敏性哮喘，皆存在气道IgE合成增加，气道高反应性。过敏性哮喘均为Th2介导的免疫反应，这是目前现代医学公认的，且气道炎症为嗜酸性粒细胞性。非过敏性哮喘与多种因素相关，多认为与大气污染、隐形感染、职业因素、肥胖等因素相关。目前部分研究认为儿童非过敏性哮喘可能表现为Th1免疫应答，但大多数学者还是保持其有可能是Th2抑或非Th2应答反应的意见，既可能是嗜酸性粒细胞性炎症，也可能是中性粒细胞性炎症或混合细胞性炎症。

此外，过敏性与非过敏性哮喘在一些环节中也有重叠，如外周血IgE升高主要表现在过敏性哮喘，尽管非过敏性哮喘IgE无明显升高，但气道黏膜仍可见IgE合成增加，气道炎症过程相似，其中包括Th2细胞表达增加、肥大细胞激活、嗜酸性粒细胞浸润等。炎症因子触发气道上皮细胞释放，引起IgG介导的免疫反应，包括IgE途径、Th2途径、Th17途径、Treg途径，显示全身炎症反应是引起非过敏性或过敏性哮喘发作的原因。另外有关气道重构的研究发现，过敏性哮喘患者更易于发生，通过透射电镜扫描支气管上皮观察，其气道上皮损伤积分更高，基底膜明显增厚。

（四）诊断与鉴别诊断

1.诊断

哮喘是反复突然发作的疾病，发作时多突然喷嚏、流涕、胸闷、咳嗽，尤以喘息、呼吸困难为主，并有喉中痰鸣、不能平卧等表现。发作短者数分钟即可缓解，长者可持续数小时甚至数日，多夜间发作。发病与接触各种变应原、冷空气等刺激及上呼吸道感染、运动等有关。上述症状可自行缓解，或经治疗缓解。

没有以上哮喘典型症状，有下列一项试验阳性，也可诊断为支气管哮喘：①支气管激发试验或运动试验；②支气管舒张试验；③肺功能变异率或昼夜波动率≥20%。

2. 鉴别诊断

（1）左心功能不全　本病与重症哮喘症状相似，患者多有高血压、冠状动脉粥样硬化性心脏病、风湿性心脏病病史和体征，突发气急、端坐呼吸，常咳出粉红色泡沫痰，左心界扩大，心率增快等，胸部X线片可见心脏增大、肺淤血征象。

（2）慢性阻塞性肺疾病　本病多见于中老年人，有慢性咳嗽史，喘息长期存在，有加重期。患者多有长期吸烟或接触有害气体病史，有肺气肿体征，两肺或可闻及啰音，临床上严格将慢性阻塞性肺疾病（chronic obstructive pulmonary disease，COPD）和哮喘区分有困难时，肺功能检查及支气管激发试验或支气管舒张试验有助于鉴别。

（3）上气道阻塞　本病可见于中央型支气管肺癌、支气管结核及复发性多软骨炎等气道疾病，导致支气管狭窄或伴发感染时，可出现喘鸣或类似哮喘样呼吸困难，肺部可闻及哮鸣音。根据临床病史，特别是出现吸气性呼吸困难，通过病理细胞学或细菌学检查，常可明确诊断。

（4）嗜酸性粒细胞肉芽肿性多血管炎　本病是一种可累及全身多系统的、少见的自身免疫性疾病，主要表现为外周血及组织中嗜酸性粒细胞增多、浸润及中小血管坏死性肉芽肿性炎症，属于中性粒细胞胞质抗体相关性血管炎，且最早最易累及呼吸道和肺部，绝大多数首发症状为喘息性发作，常误诊为难治性支气管哮喘。通过检测抗中性粒细胞胞质抗体、组织病理学检查可与哮喘相鉴别。

（5）变应性支气管肺曲霉病　本病常以反复哮喘发作为特征，咳嗽、咳痰，肺部可闻及哮鸣音或干啰音，X线片检查可见浸润性阴影、牙膏征或指套征，曲霉变应原皮肤点刺可出现双向皮肤反应。

（五）现代医学治疗

1. 哮喘慢性持续期的治疗

强调脱离变应原在哮喘慢性持续期治疗中是十分重要的。明确引起哮喘发作的变应原或其他非特异刺激因素，采取环境控制措施，尽可能减少暴露于变应原中，是防治哮喘最有效的方法。治疗哮喘的药物分为控制药物、缓解药物及重度哮喘的附加治疗药物。常见的治疗药物及治疗方法包括糖皮质激素、β2受体激动剂、吸入性糖皮质激素＋长效β2受体激动剂复合制剂、白三烯调节剂、茶碱、抗胆碱药、生物靶向药、变应原特异性免疫疗法等。2020版指南新加了甲磺司特治疗哮喘，甲磺司特是一种选择性Th2细胞因子抑制剂，可减少嗜酸性粒细胞浸润，减轻气道高反应性，该药为口服制剂，安全性好，适用于过敏性哮喘患者的治疗。

2. 哮喘急性发作期的治疗

哮喘急性发作指患者喘息、气促、胸闷、咳嗽等症状在短时间出现或迅速加重，肺功能恶化，需要给予额外的缓解药物治疗。根据哮喘发作的严重程度及对各种治疗的反应，确定具体的治疗手段。治疗的主要目的是尽快缓解哮喘急性发作的症状，缓解气流受限，改善患者低氧血症。

对于轻中度哮喘的急性发作，患者在家中可应用短效β2受体激动剂类药物，同时增加控制哮喘发作的药物（如吸入激素）剂量，若以上治疗手段仍未缓解患者症状，可给予泼尼松0.5~1 mg/kg或等效剂量其他口服药物治疗5~7天。若患者在家中治疗无明显好转，建议立即前往医院，使用吸入性短效β2受体激动剂治疗，这是推荐治疗急性发作最为有效的药物。对短效β2受体激动剂初始治疗反应不佳时，推荐使用泼尼松0.5~1 mg/kg，症状减轻后迅速减量或停用，对于应用全身激素有禁忌的患者，可考虑使用雾化治疗，雾化激素的不良反应相对较轻。

对于中重度哮喘发作，在初始阶段仍首选短效β2受体激动剂吸入治疗，对中重度哮喘发作或经短效β2受体激动剂治疗效果不佳的患者，建议采用短效β2受体激动剂联合短效抗胆碱药雾化吸入治疗，对于重度哮喘发作患者可以静脉应用茶碱类药物治疗。中重度哮喘急性发作患者应尽早使用全身激素，包括静脉和口服序贯治疗，可减少激素用量及发生不良反应概率。低氧血症患者应给予氧疗，对于有明确细菌感染证据的患者，应加用抗菌药物治疗。对应用以上治疗手段无效或继续加重的患者，应及时给予呼吸机辅助通气治疗，必要时应考虑转入ICU治疗。

3. 重度哮喘的治疗

重度哮喘为在过去的一年中，需要使用全球哮喘防治倡议中的第四级或第五级药物治疗才能维持控制，或者即使应用了上述治疗，但是仍有哮喘症状发作。2020版指南指出，重度哮喘分为5种临床类型，分别是早发过敏性哮喘、晚发持续嗜酸性粒细胞性哮喘、频繁急性发作性哮喘、持续气流受限性哮喘及肥胖相关性哮喘。重度哮喘常见的特征包括症状控制差、频繁急性发作、严重急性发作、持续的气流受限，高剂量吸入性糖皮质激素或全身性激素可以维持控制，但只要激素减量哮喘就会加重。

对于重度哮喘的治疗，常用药物包括以下几种。①抗IgE单克隆抗体：该药物能特异性与IgE的位点结合，从而阻断IgE与肥大细胞、嗜碱性粒细胞等靶细胞结合，抑制IgE介导的肥大细胞和嗜碱性粒细胞的活化等。②抗IL-5单克隆抗体：抗IL-5单克隆抗体通过阻断IL-5的作用，抑制体内的嗜酸性粒细胞增多。③抗IL-5R受体的单克隆抗体：抗IL-5R单克隆抗体直接作用于嗜酸性粒细胞表面的IL-5Rα，通过抗体依赖的细胞毒作用直接快速地清除嗜酸性粒细胞。④抗IL-4R单克隆抗体：其可与IL-4R结合，能抑制IL-4R与IL-4和IL-13结合，阻断其介导的下游信号转导，抑制气道炎症，减少嗜酸性粒细胞。⑤大环内酯类药物：对于经规范治疗后哮喘症状仍不能有效控制的患者，可以使用大环内酯类药物治疗，口服阿奇霉素250～500 mg/d，每周3次，治疗26～48周，可减少哮喘急性发作。支气管热成形术通过支气管镜导入射频探头，利用射频能量（或热量）打薄气道壁上增生的气道平滑肌，从而降低气道在哮喘症状发作时的收缩幅度，并降低发作的频率与严重程度，主要是针对经药物治疗效果仍较差的重度哮喘患者。

三、气运失常与哮病

（一）对气运失常与哮病的认识

中医学认为，人体的气是不断运动着的具有很强活力的精微物质。气运失常是指气的生化不足或耗散过多而导致气的不足，或气的功能减退，以及气的运动失常的病理状态。气的运动由脏腑自身具有的特殊本质所决定。就肺而言，肺在上，在上者宜降，肺气上逆，则见咳嗽喘息。《素问·宝命全形论》载："人以天地之气生，四时之法成……夫人生于地，悬命于天，天地合气，命之曰人……天有阴阳，人有十二节……能经天地阴阳之化者，不失四时。"《素问·生气通天论》说："九窍、五脏、十二节，皆通乎天气……此寿命之本也，苍天之气，清净则志意治，顺之则阳气固，虽有贼邪弗能害也。"一方面，人是自然界的产物，禀受天地之气而生，天地之气影响人体生理活动，四季更迭，夏暖冬凉，天地之气变动，人体之气亦随之变动，气机调整之期，气之功能亦在调整，邪气易趁机袭入，故哮病多在季节变化时发作。春之际，人体之气随春升，气上发喘，伏痰随气上，痰气之声即为哮，故冬春交替时哮病发作频繁。另一方面，若气候异常，四时之法乱，或人未法四时之气，风、寒、暑、湿、燥、火则成为六淫邪气伤害人体。风为六淫之首，风善行而数变，故哮病可伴发变应性结膜炎、渗出性外耳道炎和湿疹等多种表现。又《素问·太阴阳明论》载"伤于风者，上先受之"，故喘息和哮鸣音等症状发作前，多有鼻塞、流涕、打喷嚏、目干涩、发痒、流泪等头面部前驱症状。

1. 天地之气

人与天地之气相参，天地之气未顺是哮病发病的外因。人与万物同源于气，人之化生，是父母之气、五谷之气与天地之气共同作用的结果，即《灵枢·天年》载"人之始生，何气筑为基？何立而为楯？……以母为基，以父为楯"，《灵枢·决气》载"上焦开发，宣五谷味，熏肤、充身、泽毛，若雾露之溉，是谓气"。气的生成不足或功能失调，均会影响人体的正常生命活动，推动疾病进程。

2. 父母之气

人之生，气之聚也。气聚则生，气壮则康，气衰则弱，气散则死。若父精不足或孕母体弱，父母之气亏虚，即为先天禀赋不足，表现为体弱易感；若父母素有鼻鼽或哮病等痼疾，父母之气虽足但未壮，母病及子，亦可将鼻鼽或哮病传给其后代，故哮病患者多有家族过敏史。父母之气不足是哮病的先天因素。

3. 水谷之气

人受先天父母之气化形，得后天水谷之气成长。《素问·六节脏象论》载："五气入鼻，藏于心肺……五味入口，藏于肠胃，味有所藏，以养五气，气和而生，津液相成，神乃自生。"《素问·痹论》载："荣者，水谷之精气也，和调于五脏，洒陈于六腑……卫者，水谷之悍气也……故循皮肤之中，分肉之间，熏于肓膜，散于胸腹，逆其气则病，从其气则愈。"营气与卫气均为水谷之气。营气行于脉内，可化生为血液并营养周身，周而不休；卫气行于脉外，内至胸腹脏腑，外达皮肤肌腠，具有防御外邪侵袭、调节腠理开阖和温养全身的作用。若人体饮食摄入不足，水谷之气乏源，可导致营卫不足。具体而言，营气不足则脏腑失养，有形而未壮，体质虚弱；卫气不足则卫表不固，无法抵御外邪侵袭，体虚外感，诱发鼻炎和哮喘；若饮食不洁，营卫之气受损，亦可引动体内痼疾，由食物诱发的变应性鼻炎和过敏性哮喘即属于此类。

4. 宗气

天地之清气与水谷之气结合生成宗气，宗气是维持人体生命和呼吸等功能活动的重要物质基础，即《灵枢·邪客》所载"宗气积于胸中，出于喉咙，以贯心脉，而行呼吸焉"。《读医随笔·气血精神论》载："宗气者，动气也，凡呼吸语言声音，以及肢体运动、筋力强弱者，宗气之功用也。"《灵枢·邪气脏腑病形》载，宗气可"上出于鼻而为嗅"。故宗气充盛则呼吸徐缓均匀、声音洪亮、嗅觉正常；宗气不足则气怯声低、鼻息不利。

5. 脏腑之气

人体之气分布到某一脏腑，即成为某一脏腑之气，各脏腑之气分布不均，可引起哮病相关症状。具体而言，肺主呼吸之气和一身之气，肺气不足或壅滞，宣发肃降功能失调，则可见呼吸不畅、胸闷喘咳和鼻塞喷嚏等症状，即《灵枢·本神》所载"肺气虚则鼻塞不利，少气，实则喘喝，胸盈仰息"。《素问玄机原病式》载："鼻为肺窍，痒为火化，心火邪热……发于鼻而痒，则嚏也。"若心气不足，推动血液无力，或心气太过，心火过旺，均可导致血液瘀滞不畅，结于胸中，可见胸闷气短，发于鼻窍，则见鼻痒喷嚏。若脾气不足，运化功能失调，水谷精微无以化生，则脏腑经络和四肢等功能失调，津液输布障碍，形成水、湿、痰、饮等病理产物，伏于体内，成为哮病的宿根。《素问·刺禁论》载："肝生于左，肺藏于右。"肝气以升发为宜，肺气以肃降为顺，一升一降，调畅全身气机，若肝气郁滞，全身气机失调，可见气逆、喘促等症。《类证治裁·喘》载："肺为气之主，肾为气之根，肺主出气，肾主纳气，阴阳相交，呼吸乃和，若出纳升降失常，斯喘作焉。"肾气亏虚，无法维持其纳气功能，则可见呼吸表浅或呼多吸少。《难经》载"三焦者，水谷之道路，气之所终始也""三焦者，原气之别使也"。三焦功能失调，亦可通过影响气的生成与运行致病。由此可知，各脏腑之气分布不均，可以进一步影响气的物质和功能属性，导致痰饮、火热、水湿的产生，再度引起气机失调，气的分布失衡。

6. 气机失衡，痰饮内停

《素问·阴阳应象大论》云："故清阳为天，浊阴为地。地气上为云，天气下为雨……故清阳出上窍，浊阴出下窍……清阳实四肢，浊阴归六腑。"《素问·六微旨大论》云:"气之升降,天地之更用……故高下相召,升降相因,而变作矣。"天地之气循环运动,人体之气不断流行,到达四肢百骸,推动和维持机体生理活动,气的失调是疾病的基本病机。《素问·六微旨大论》载:"出入废,则神机化灭;升降息,则气立孤危。故非出入,则无以生长壮老已;非升降,则无以生长化收藏。是以升降出入,无器不有。"脾胃升降失常,运化功能失调,无法将水谷腐熟、将精微布散,气血生化乏源,加上肾精无后天水谷之精的充养,久之亦可形成正虚;肺宣发肃降、通调水道,肾主气化、主水,脾主升清、运化水饮,若人体气机失衡,水饮代谢失常,痰饮内伏,每遇天地之气不顺,则伏痰上扰发病。气机失衡、痰饮内停是哮病发病的关键环节。此外,脾气不升,精微不布,则鼻嗅失常,肺气上逆则为喘,若清气不入体内或无法宣发布散,浊气不出体外,人体呼吸与代谢物排泄异常,亦可出现呼吸衰竭和酸碱平衡失调的情况。

《证治汇补》指出:"人之气道,贵乎清顺,则津液流通,何痰之有?"肺气虚则气的运动不足,以乏力多见,或伴气短、自汗,或气机壅滞而见胸闷、胸胀。气机失调、宿根内伏是哮病的原因之一。哮病患者常体质异禀,素体肺脾虚弱,肺气不足,则卫外不固,易感外邪,脾气不足,则生化无源,脾失健运。《幼科发挥》曰:"久嗽者……因于风者……以渐而入于里。"这说明外邪入里日久,致机体气机逆乱与水液代谢失调,内生湿、痰、瘀等病理产物一并伏藏于体内,形成伏邪。伏邪内贮于肺,则肺络瘀阻,肺失宣肃;潜伏于肝,则肝脉郁滞,肝失条达。值气候骤变、调护不当,伏邪遇感而发,在外之新邪和内伏之风、痰相互搏击于气道,肺气上逆则阵咳不止。可见患者体质因素为本病内在的病理基础,外感邪气是本病发作的重要诱因,气机失调与内蕴之伏邪共为哮病长期难愈的关键因素。

现代研究认为,个体哮喘的发生与遗传因素和获得性(环境)因素有关,接触变应原、刺激物、呼吸道感染等是哮喘急性发作的重要诱因,其中呼吸道感染在临床中最为常见,各类病毒、细菌感染是诱发哮喘的主要呼吸道感染因素。而变应原、病毒、细菌等诱因,亦属于中医所说的"外邪"范畴。可见哮喘的发作具有"发必有外邪诱导"的特点。

外邪发病与否和人体的正气盛衰有着密切关系。所谓"正气存内,邪不可干""邪之所凑,其气必虚";又则"虚邪不能独伤人,必因身形之虚而后客之"。在人体诸多正气当中,发挥护卫肌表、抵御外邪作用的是卫气。《灵枢·本脏》

谓："卫气者，所以温分肉，充皮肤，肥腠理，司开阖者也……卫气和则分肉解利，皮肤调柔，腠理致密矣。"卫气是温煦肌肤、抵御外邪的关键。卫气冲和，虽有大风苛毒，弗之能害。《医宗金鉴》有言："凡外因百病之袭人，必先于表。表气壮，则卫固营守，邪由何入？"然卫气虚弱，邪气则易于侵害，而且致病广泛。《灵枢·上膈》曰："卫气不营，邪气居之。"张介宾说："卫气者，阳气也，卫外而为固者也。阳气不固，则卫气失常，而邪从卫入，乃生疾病，故为百病母。"可见卫气是人体之藩篱，是外邪侵袭人体致病所需要突破的第一道防线，也是最重要的屏障。故而喻嘉言说："是卫气者，保护营气之金汤也……是卫气者，出纳病邪之喉舌也。"一方面，卫气的盛衰与外邪侵袭发病与否存在负相关。若卫气旺盛、功能正常，则外邪侵袭人体不易发病；若卫气衰颓、功能下降，则情况相反。而对于哮喘这种主要由外邪侵袭诱导发病的疾病来说，卫气的盛衰亦关系到其发作与否。卫气功能愈趋于正常，则哮喘发作的可能性愈小；反之，则哮喘发作的可能性愈大。另一方面，卫气的失常亦可直接导致哮喘的发生。若"卫偏胜则身热，热则腠理闭，喘粗为之俯仰"，而"卫气逆行……乱于肺，则俯仰喘喝，接手以呼"。

据此可知，哮喘与卫气之间存在着密切的联系，说明保证卫气功能的正常，是减少、控制哮喘发作的有效途径。《素问·玉版论要》曰："五色脉变，揆度奇恒，道在于一。神转不回，回则不转，乃失其机。"卫气有其生理，知常达变，方能理解气运失常对人体的影响。

虚损不足。这里的虚损不足指的是绝对不足，即卫气的源出和转化不足。诚如前文所指出的，卫气源出于下焦之肾，充养于中焦之脾胃，宣发于上焦之肺。若三焦相关脏腑功能虚弱，或者有碍，势必造成卫气的源出不足。营卫偕行，皆出自中焦水谷之精气，且互相交会、渗灌。若营血亏虚，将导致卫气有失内养，卫阳耗散而浮于外，不能行固护肤腠之功，而有自汗、盗汗等症。而卫气虚损亦会导致营血耗损，如《伤寒论》之桂枝汤证。风邪袭表，卫气抗邪耗散，固护失司，却为疏泄，不能内护营血，反致汗出矣。是以卫气虚损，必然夹有营血虚损，实乃营卫俱虚也。

运行受阻。卫气乃水谷之悍气，性悍疾迅利，循环不休，以通为用，一有停滞，便会引起局部卫气的相对不足，导致功能发挥受限，变患丛生。其运行受阻的原因常分为六淫侵害、饮食失和、情志失调三个方面。

风、寒、暑、湿、燥、火均能损伤人体卫气，使其运行受阻。如《素问·风论》说："风气与太阳俱入，行诸脉俞，散于分肉之间，与卫气相干，其道不利，故使肌肉愤膹而有疡，卫气有所凝而不行，故其肉有不仁也。"此言风气干于分肉之间，卫气阻滞不行，是以郁而化热，疮疡由生。而寒为阴邪，最易伤及卫阳，且以其收引之性阻断了卫气运行的道路。《素问·举痛论》言："寒气客于脉外则脉寒，脉寒则缩蜷，缩蜷则脉绌急，绌急则外引小络。"《素问·气穴论》云："积寒留舍，荣卫不居。"《素问·调经论》言："寒湿之中人也，皮肤不收，肌肉坚紧，荣血泣，卫气去，故曰虚。"

酸、苦、甘、辛、咸是食之五味，五味调和则有生生之气，若偏嗜一味则会导致气血有偏。《灵枢·五味论》云："辛走气，多食之令人洞心，何也？少俞曰：辛入于胃，其气走于上焦，上焦者，受气而营诸阳者也，姜韭之气熏之，营卫之气不时受之，久留心下，故洞心。"饮食必有寒温，去寒就温乃饮食之精要，而过食生冷将导致卫气运行受阻。如《素问·举痛论》说："寒气客于肠胃之间，膜原之下，血不得散，小络急引。"而《灵枢·水胀》则言："寒气客于肠外，与卫气相搏，气不得荣，因有所系，癖而内著，恶气乃起，瘜肉乃生。"

月有阴晴圆缺，人有悲欢离合、旦夕祸福，触景生情，是以有喜、怒、悲、忧、思、恐、惊七情。七情失调则是诱发气机阻滞的常见病因，是有"百病生于气"之说。《素问·举痛论》谓："怒则气上，喜则气缓，悲则气消……喜则气和志达，荣卫通利，故气缓矣。悲则心系急，肺布叶举，而上焦不通，荣卫不散，热气在中，故气消矣……思则心有所存，神有所归，正气留而不行，故气结矣。"

（二）古代医籍对气运失常与哮病的相关论述

《素问·咳论》言："久咳不已，则三焦受之，三焦咳状，咳而腹满，不欲食饮，此皆聚于胃，关于肺，使人多涕唾而面浮肿气逆也。"三焦为"孤腑"，是元气和水液的通道，原文即是说因久咳气逆"三焦受之"影响了三焦气机，三焦中的气机失衡进而影响脾胃运化，饮食停聚出现"腹满不欲食饮"的脾胃症状。如清代黄元御《素问悬解·咳论》言："久咳不已，上中下三焦俱病，则传之三焦，三焦火陷，不能生土，故咳而腹满，不欲饮食。"三焦受邪，气机失常而气机壅滞于胃，故称"聚于胃"；病因是久咳伤肺气，因上焦入肺"循太阴之分而行"，故肺气虚则上焦气虚，又兼中、下二焦壅滞，脾胃气滞、升气不足则气不上承于肺，三焦受病、气不上承于肺，进而影响肺的宣发肃降功能，故称"关于肺"。

清代吴瑭《温病条辨》言："治上焦如羽，非轻不举，治中焦如衡，非平不安，治下焦如权，非重不沉。"以"羽""衡""权"比喻三焦中的正常气机，"权衡"即气机浮沉之谓。"气归于权衡"强调了脾胃运化产生的精微由三焦中的气机输布，精微正常输布则五脏六腑之气平稳，称"权衡以平"。这一说法契合于《难经·六十六难》"三焦者，原气之别使也，主通行三气，经历于五脏六腑"之说，强调了三焦气机对元气正常运行的调节作用。气滞于大腹而见中、下二焦实而上焦虚，下气上逆而为咳；咳伤肺气，肺失所养且脾胃精微不上承于肺，故见肺虚寒；肺寒则肺中津气凝结成痰，寒痰停肺且气虚不能鼓荡痰邪外出，结为夙根，故见干咳无痰或有痰难以咳出。

关于三焦气机失衡影响脾胃运化而导致哮病患者出现脾胃症状，《灵枢·营卫生会》云"营出于中焦，卫出于上焦……上焦出于胃上口，并咽以上……中焦亦并胃中，出上焦之后，此所受气者，泌糟粕，蒸津液，化其精微……下焦者，别回肠，注于膀胱而渗入焉；故水谷者，常并居于胃中，成糟粕，而俱下于大肠，而成下焦，渗而俱下"。原文中"上焦"出于胃上口，"中焦"并于胃中，胃之水谷下于大肠而成"下焦"，都说明三焦由脾胃所出，为精微的通路。如《外台秘要·三焦脉病论二首》言："夫三焦者……往还神道，周身贯体，可闻不可见，和利精气，决通水道，息气脾胃之间。"此述是说三焦受气于脾胃，为贯通周身、输布精气的往来"神道"，也说明脾胃运化的精微以三焦为通路，三焦之气禀自脾胃。反向梳理，哮病病机为三焦受邪、气机失衡。三焦之气禀自脾胃，如果三焦不畅则脾胃运化的通路被阻塞，一方面精微输布失常导致脾胃气滞而见"不欲食饮"，另一方面水谷之气停聚于胃肠见腹满、大便秘结，脾胃气滞则升气不足，如《医宗金鉴》记载"胃气既亏，三焦因之失职，清无所归而不升，浊无所纳而不降"。

（三）气运失常哮病的治疗

中医自古便有"治咳先治气"之说，调气理论包括补气和行气两个方面，意在将逆乱之气恢复顺调。王林认为，肺气失调或其他脏腑气机逆乱而间接导致的肺气上逆为咳嗽的直接原因，应重视调气法在小儿咳嗽变异性哮喘治疗中的突出作用，在辨明机体寒热虚实的基础上调理气机。

1. 宣降肺气，理肺开闭

《伤寒明理论》曰："肺主气，形寒饮冷则伤之，使气上而不下，逆而不收。"此述点明了肺主气、司呼吸，肺失清肃，便可上逆而咳。可见从调理肺气来治疗小儿咳嗽变异性哮喘思路的重要性。王林提出患者素禀娇弱，易为外邪侵袭，尤以风寒邪气为甚，寒主收引，易阻滞气机，邪郁于肺，肺脏失于宣泄，则肺气郁闭。根据患者感邪后入里传变迅速，极易导致肺窍不利这一病理特点，应将理肺开闭作为哮病发作期的重要治则。组方选药旨在速解闭郁之肺气，"宣""降"同用，以达效捷之目的。

2. 条达肝气，肝升肺降

"五脏六腑皆令人咳，非独肺也"，咳嗽的病位虽在肺，但与诸脏腑密不可分。肝常有余，肺常不足，易导致肝、肺二脏气机失和。二者在生理上相互作用，肝升肺降，肝气的升发依赖于肺气肃降，肺气肃降又借助于肝气的升发。二者在病理上亦相互影响。如果肝木升发太过，肝失畅达，易导致肺金潜降不及，肺气宣降失调。调节气机关键在于调节肝肺之间的气机升降。治疗哮病单纯使用宣降肺气法效果不佳者，可在理气宣肺的基础上佐郁金、柴胡、木香以疏解肝气。柴胡临床多用醋制，不仅可缓和柴胡升散之性，还可增其疏肝解郁的功效。木香味辛气温，可向上疏散气机，《本草分经》记载其为"三焦气分之药，能升降诸气，泄肺气疏肝气和脾气"。郁金能行能散，既可理气疏肝，又可化瘀和血。加入上述药物，肝脏气机可复，肝肺升降协调，进而推动全身脏腑功能正常发挥。

3. 补肺益气，健脾化痰

补气亦是调气重要的一环。脾胃为后天之本，为营、卫、气、血化生的重要脏器。补气者，治疗原则为虚则补其母，又因"脾土"生"肺金"，故主以培补脾胃之气，补脾而强肺，固卫以御外邪。缓解期需紧扣扶正养脾、益气固卫这一关键治则。刘完素提出"治咳先治痰，治痰先治气"的中医理论，这说明"痰"与"气"为哮病的关键要素。气机失调可导致气、血、津液运输障碍，日久可形成痰湿与瘀血，内外邪气相合，则风痰内蕴，痰瘀阻滞气道，上逆为咳，治疗要领在于将调气之法与化痰、化瘀、祛风等治法同时运用。

（四）辨证论治

1. 肺气虚证

临床表现：喘促气短，语声低微，面色白，自汗畏风；咳痰清稀色白，多因气候变化而诱发，发前喷嚏频作，鼻塞流清涕；舌淡苔白，脉细弱或虚大。

治法：补肺益气。

代表方：玉屏风散。

本方由黄芪、白术、防风组成。若恶风明显，加用桂枝汤；阳虚甚者，加附子；痰多，加前胡、杏仁。若气阴两虚，呛咳，痰少质黏，口咽干，舌质红，可用生脉散加沙参、玉竹、黄芪。

2. 脾气虚证

临床表现：倦怠无力，食少便溏，面色萎黄无华；痰多而黏，咳吐不爽，胸脘满闷，恶心纳呆；或食油腻易腹泻，每因饮食不当而诱发；舌质淡，苔白滑或腻，脉细弱。

治法：健脾益气。

代表方：六君子汤。

本方由人参、白术、茯苓、炙甘草、陈皮、半夏组成。若脾阳不振，形寒肢冷者，加附子、干姜；若中虚喘哮，痰壅气滞者，加三子养亲汤；若脾虚气陷，少气懒言者，可改用补中益气汤加减治疗。

（五）预防与调摄

哮病的预防调摄与治疗同样重要，注意保暖，防止感冒，避免因寒冷空气的刺激而诱发。根据身体情况做适当的体育锻炼，以逐步增强体质，提高抗病能力。饮食宜清淡，忌肥甘油腻、辛辣甘甜，防止生痰生火，避免海膻发物。如生冷瓜果及冰饮可伤及脾胃阳气加重脾胃虚损，自应不食，还应注意生活中尽量避免接触变应原，加强运动锻炼。避免烟尘异味。保持心情舒畅，避免不良情绪的影响。劳逸适当，防止过度疲劳。平时可常服玉屏风散、金匮肾气丸等扶正固本药物，以调护正气，提高抗病能力。只有养护与治疗兼顾，食治与药治并施，才能更好地改善患者体质，帮助患者尽快恢复健康。

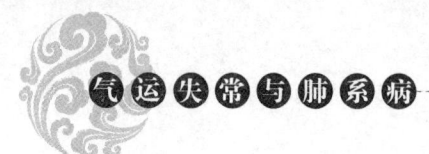

第四节 气运失常与喘证

一、中医学对喘证的认识

"喘"字从口,本义是指"轮廓线和缓起伏的山丘",后引申为"圆弧形状","口"和"山""而"联合起来则表示"嘴巴张大成圆形",其本义是指张大嘴巴呼气与吸气。《说文解字·心部》曰:"喘,疾息也。"疾,快速之意;息,一呼一吸曰息。疾息,指呼吸急促。又说:"喘,息也。"段玉裁注:"人之气急曰喘,舒曰息。"

中医学"喘证"中的"喘",即喘息、气喘。喘证,是以呼吸困难,甚则张口抬肩、鼻翼煽动、不能平卧为主要临床特征的病证,古亦称"上气""肩息""喘息""逆气""鼻息""喘逆"等。呼吸困难,主观来讲是指患者自觉空气不足以息或呼吸费力,客观来说是呼吸的节律、频率、深度等发生异常。喘证涉及多种外感、内伤疾病,是多种急慢性疾病过程中肺失肃降、气机上逆或气无所主、肾失摄纳的表现形式之一。

(一)历代医家对喘证的论述

关于喘证的名称、症状、分类、病因病机、治法方药、预防调护等,历代医家、医书各有阐述,为后世治疗喘证奠定了坚实的理论基础。

《内经》中的"喘"字,有两种含义。一是指喘促病证,是指脉喘,即言脉搏跳动急迫。如《素问·平人气象论》中有"胃之大络,名曰虚里……盛喘数绝者,则病在中""病心脉来,喘喘连属,其中微曲,曰心病""寸口脉沉而喘,曰寒热""平肾脉来,喘喘累累如钩,按之而坚,曰肾平"等论述,此类"喘"皆指脉搏而言。《内经》最早记载了喘证的名称,有"喘鸣""上气""喘咳""喘逆""喘喝""喘呼""肩息""气满"等多种别名。如《素问·阴阳别论》曰:"阴争于内,阳扰于外,魄汗未藏,四逆而起,起则熏肺,使人喘鸣。"《素问·太阴阳明论》曰:"故犯贼风虚邪者,阳受之;食饮不节,起居不时者,阴受之。阳受之,则入六腑,阴受之,则入五脏,入六腑,则身热不时卧,上为喘呼。"《灵枢·本神》载："肺气虚则鼻塞不利，少气，实则喘喝，胸盈仰息。"《内经》中关于喘证的临床表现、病因病机等亦有诸多论述。如《灵枢·五阅五使》曰："故肺病者，喘息鼻张。"《灵枢·本脏》曰"肺高则上气，肩息咳"，描述了喘证以呼吸急促困难、鼻张、抬肩等为特征。《内经》认为喘证病因有外感、内伤之分，"虚邪贼风""暑""水气""风热""岁水太过""气有余"等病因及脏腑内伤等皆可引发喘证。《内经》还认为喘证病机有虚实之别。如《灵枢·五邪》言："邪在肺，则病皮肤痛，寒热，上气喘，汗出，咳动肩背。"《素问·举痛论》又说："劳则喘息汗出。"关于脏腑与喘证的关系，《内经》认为喘证主要与肺、肾有关，亦可涉及他脏。《素问·脏气法时论》说："肺病者，喘咳逆气，肩背痛，汗出……虚则少气不能报息……肾病者，腹大胫肿，喘咳身重。"《灵枢·经脉》亦说"肺手太阴之脉……是动则病肺胀满，膨膨而喘咳""肾足少阴之脉……是动则病饥不欲食，咳唾则有血，喝喝而喘气"。《素问·逆调论》中亦载："夫水者，循津液而流也，肾者水脏，主津液，主卧与喘也。"可见肺、肾二脏是喘证的主要病变脏腑所在。《素问·痹论》云"心痹者，脉不通，烦则心下鼓，暴上气而喘"，《素问·经脉别论》曰"有所坠恐，喘出于肝"，提示心、肝病变亦可导致喘证的发生。关于瘀血致喘，《内经》中亦有论述，如《素问·脉要经微论》云"肝脉搏坚而长，色不青，当病坠若搏，因血在胁下，令人喘逆"。

汉代张仲景《伤寒杂病论》首创辨证论治，其中关于喘证论述的条文50多处，如《伤寒论》的太阳病、阳明病、厥阴病、辨不可下病脉证病治篇及《金匮要略》的痉湿暍病、脏腑经络先后病、血痹虚劳病等篇皆有分布，比较全面系统地论述了喘证的理、法、方、药，为后世所尊奉。在《金匮要略》中设"肺痿肺痈咳嗽上气病脉证治"专篇论述，其中所言"上气"即指气喘、肩息、不能平卧的证候。

隋代巢元方认为，实邪和虚极劳损均可引发喘证。如《诸病源候论·虚劳诸病上·虚劳上气候》曰："肺主于气……气有余则喘满逆上；虚劳之病，或阴阳俱伤，或血气偏损，今是阴不足，阳有余，故上气也。"又如《诸病源候论·气诸病·上气鸣息候》云："肺主于气，邪乘于肺则肺胀……故气上喘逆。"

唐代王焘在《外台秘要》中言："久患气嗽，发时奔喘，坐卧不得，并喉里呀声，气欲绝。"其将喘证发作时形象地描述为"奔喘"。书中关于"《肘后》疗咳上气，喘息便欲绝方。末人参，服之方寸匕，日五次"的记载，成为后世用"独参汤"治疗肺虚气脱的良方。

（二）喘证的病因病机

1. 病因

临床喘证所涉及的疾病范围比较广泛，其发病原因亦比较复杂，可由多种疾病引起。按照病因来源，其病因有外因和内因之分。在喘证的常见病因之中，外感六淫之邪属外因，饮食不当、情志不调、劳欲久病等属内因。无论内因还是外因，引起肺失宣发肃降、肺气上逆或气无所主、肾失摄纳，皆可引发喘证。

（1）外因

①外感六淫 《素问·病能论》云："肺者脏之盖也。""华盖"原指古代帝王的车盖，"肺为华盖"是说肺位于胸腔，覆盖五脏六腑之上，位置最高，因而有"华盖"之称。肺居高位，与外界相通，故易受外邪侵袭。肺为娇脏，生理上，肺脏清虚而娇嫩，吸之则满，呼之则虚；病理上，外感六淫之邪从皮毛或口鼻而入，肺开窍于鼻，外合皮毛，外邪侵袭，卫气郁闭，肺气失于宣发，肃降不行，气逆为喘；其他脏腑病变亦常累及肺。肺为清虚之脏，清轻肃静，不耐外感邪气之侵。《景岳全书·喘促》载："实喘之证，以邪实在肺也，非风寒则火邪耳。"肺为娇脏，不耐寒热，风、寒、湿、燥、火等外感邪气皆可犯肺为喘，六淫之邪常相合为病，其中以风寒、风热之邪最为常见。

②风寒 多为外受风寒，邪袭于肺，肺卫为邪所伤，外闭皮毛，内遏肺气，肺气失于宣畅，气机升降失常，上逆为喘。如《症因脉治》云："外冒风寒，皮毛受邪，郁于肌表，则身热而喘。……壅于肺家，则咳嗽而喘。"若肺中素有蕴热，寒邪外束或表寒未解，内已化热，热不得泄，则热为寒郁，肺失宣降，气逆而喘。

③风热 风热之邪内犯于肺，肺气壅实，肺失清肃，甚则热蒸液聚成痰，痰热壅阻，肺失肃降，气逆而喘。

④暑湿 盛夏天暑地热，暑为火热之气所化，易伤津耗气，若起居失调，操劳过度，机体正气不足，则不耐暑热侵袭，又暑邪致病多夹湿邪，暑热灼伤肺气，湿阻气机，肺失清肃，亦可上逆为喘。

⑤燥邪 肺喜润恶燥，燥性干涩，易伤肺脏。燥邪多由口鼻而入，易伤肺津，肺清肃失司，肺气上逆作喘。

（2）内因

①饮食不当 《医门法律·论脾胃》云："所以水谷津液不行，即停聚而为痰饮。"李中梓在《医宗必读》中说："惟脾土虚湿，清者难升，浊者难降，留中滞鬲，瘀而成痰。"可见若脾胃虚弱，运化失职，制水无权，脾不能为胃行其津液，则水湿聚而为痰，故又有"脾为生痰之源"之说。此类患者多因日常生活中过食肥甘、生冷，或嗜酒伤中，脾失健运，痰浊内生，上干于肺，壅遏肺气，宣肃不利，上逆而为喘。如《仁斋直指方·咳嗽》中就有关于痰浊壅盛致喘证的记载："惟夫邪气伏藏，痰涎浮涌，呼不得呼，吸不得吸，是上气促急。"若机体痰浊内蕴，复感外邪，则可见痰浊与风寒、风热等内外合邪的情况。痰饮留滞体内具有一定的从化性，如果湿痰从寒而化，则可出现寒饮伏肺，机体每遇外邪侵袭，常易引动伏痰，致痰随气升，气因痰阻，痰气搏结，阻塞气道，则肺气上逆为喘；若痰邪郁久化热，或肺火素盛，热蒸痰瘀，痰火交阻，肺失清肃，则肺气上逆为喘。

②久病劳欲 《杂病证治准绳·喘》云"肺虚则少气而喘"。慢性咳嗽、哮病、肺胀、肺痨等肺系病证迁延不愈，久则伤肺，气阴不足，气失所主，可致短气喘促。疾病后期母病及子，肺病及肾，肺之气阴不能下荫于肾，肾虚不纳气亦可致喘。《景岳全书·脏象别论》云"肺出气也，肾纳气也，故肺为气之主，肾为气之本也"。肺主气、司呼吸，肾主纳气。肾主纳气是指肾有摄纳肺所吸入清气，防止呼吸表浅的功能。若劳欲伤肾，精气内夺，损伤肾之真元，气失摄纳，上出于肺，逆气为喘。如《景岳全书·喘促》所述："但经微劳，或饥时即见喘促，或于精泄之后，或于大汗之后，或于大小便之后，或于大病之后，或妇人月期之后，而喘促愈甚。"《诸病源候论·伤寒诸病上·伤寒喘候》云："以水停心下，肾气乘心，故喘也。"若肾阳衰弱，水泛无主，干肺凌心，肺气上逆，心阳不振，亦可致喘，为虚中夹实之证。《杂病广要·喘》言："夫肺为气之主，而脾则肺之母也，脾肺有亏则气化不足，不足则短促而喘。"若脾胃受损，运化失常，中气虚弱，母病及子，不能充养肺气，亦可导致气虚而喘的发生。

③情志失调 《素问·举痛论》说："百病生于气也，怒则气上……思则气结。"情志过激可影响脏腑气机，导致气机升降失常，从而出现相应的临床症状。喘证的发生、发展、变化亦与不良情志有关。所欲不遂，忧思气结，肝失条达，气失疏泄，肺气郁闭，或郁怒伤肝，肝气上逆于肺，肺气不得肃降，升多降少，

气逆而喘。如《医学入门·喘》云:"惊忧气郁,惕惕闷闷,引息鼻张气喘,呼吸急促而无痰声者。"又如《病机汇论》曰:"若暴怒所加,上焦郁闭,则呼吸奔迫而为喘。"

2. 病机

(1) 基本病机　肺气不降或肾失摄纳可导致气机升降出入失常。

(2) 病位　喘证病位主要在肺、肾二脏,与肝、脾有关,病甚者亦可累及心。

①喘证与肺　肺气不降为喘。《素问·五脏生成》曰:"诸气者,皆属于肺。"《素问·六节脏象论》云:"肺者,气之本。"《医门法律·肺痈肺痿门》述:"人身之气,禀命于肺,肺气清肃,则周身之气莫不服从而顺行。"肺主气,司呼吸,主宣发肃降,为气机出入升降之枢纽,通过不断呼浊吸清,促进气的生成,调节气的升降出入,从而维持机体正常代谢。正如《医宗必读·行方智圆心小胆大论》中所说:"肺叶白莹,谓之华盖,以覆诸脏。虚如蜂窠,下无透窍,吸之则满,呼之则虚,一呼一吸,消息自然。司清浊之运化,为人身之橐籥。"肺气宣发与肃降既相互制约,又相互为用。宣肃有常,则呼吸均匀通畅。若宣肃失常,则可出现各种气机不调的相应症状。《三因极一病证方论·喘脉证治》云:"夫五脏皆有上气喘咳,但肺为五脏华盖,百脉取气于肺,喘既动气,故以肺为主。"肺为主气之脏,喘证为呼吸异常的病证,肺脏病变是喘证发生的主要原因,亦是直接原因。若肺气不足,气失所主,少气不足以息,则可发为喘证;肺为娇脏,不耐诸邪侵袭,若外邪袭肺,或他脏有病波及肺,肺失宣降,肺气胀满,壅阻气道,亦可发为喘促。

②喘证与肾　肾失摄纳致喘。《景岳全书·脏象别论》曰:"肺出气也,肾纳气也,故肺为气之主,肾为气之本也。"清代林珮琴在《类证治裁·喘证》中亦说:"肺为气之主,肾为气之根。"呼吸出入之气,虽主在肺,但根在肾。肺主呼气,肾主纳气。肾主纳气,是指肾气具有摄纳肺所吸入的自然界清气,以保持吸气深度,防止呼吸表浅的作用。肺肾同司气之出纳,一呼一纳,一出一入,从而保证呼吸运动正常进行。《灵枢·经脉》曰:"肾足少阴之脉……是动则病饥不欲食……喝喝而喘。"《杂病广要·喘》曰:"亦有下元气虚,根本不固,致气泛壅,上气喘息。"肺主呼吸之气,虽呼气主要依赖肺气的宣发作用,然吸气要维持一定的深度,除主要依赖肺气的肃降作用之外,还必须依赖肾之纳气功能。故除肺失宣肃之外,肾失摄纳亦是导致喘证发生的重要原因,故肾元亏虚,摄纳失常,

气不归元,阴阳不相接续,气逆于肺,呼多吸少,可发为喘促。

③喘证与脾 脾虚成喘。古今论喘之病机,多从肺肾而论。近代医家张锡纯在《医学衷中参西录》中明确提出"喘息一证当责之脾胃"的观点,并将其原因解释为"痰郁肺窍则作喘,肾虚不纳气亦作喘。是以论喘者恒责之肺肾二脏,未有责之脾胃者。不知胃气宜息息下行,有时不下行而转上逆,并迫肺气亦上逆即可作喘"。《证治汇补·痰证》中有"脾为生痰之源,肺为贮痰之器"之说。《景岳全书》亦说:"五脏之病,虽俱能生痰,然无不由乎脾肾,盖脾主湿,湿动则为痰……故痰之化,无不在脾。"脾属土,喜燥恶湿,易为湿遏。若脾失健运,水液运化失常,聚湿生痰,痰饮内蕴,气血逆乱,上干于肺,则肺之宣发、肃降失常,可发病为喘;手太阴肺经与足阳明胃经皆起于中焦,经络相连,且肺属金,胃(脾)属土,肺胃(脾)为子母之脏,若脾胃气虚,中气不足,则土不生金,肺气亦虚,虚则失于主气,肃降失常,亦可发为喘咳,此类喘证常兼有神疲乏力、食欲不佳、便溏、面黄肌瘦、脉弱等脾胃虚弱之象。

④喘证与肝 肝郁致喘。《难经·四难》云:"呼出心与肺,吸入肾与肝。"可见不仅肾脏病变可导致不能纳气,肝病亦可引起喘咳等气机上逆之症。其实早在《内经》中就有关于肝病致喘的论述,如《素问·脉要精微论》说"肝脉搏坚而长……当病坠若搏,因血在胁下,令人喘逆"。肝从左升,肺从右降,金木相互克制,以维持气机正常升降。若肝气上逆,升发太过,反侮于肺,则肺失其清肃之职,升多而降少,上逆为喘。

⑤喘证与心 喘甚及心。在本证的严重阶段,不但肺肾俱虚,孤阳欲脱之时,往往影响到心。心与肺、肾在生理、病理上相互依存、相互影响。

心、肺同居上焦,心主血而肺主气,心主行血而肺主呼吸,实际上心与肺的关系是气血相互依存、相互作用的关系。肺朝百脉,具有辅心行血的功能,是血液正常运行的必要条件。《血证论·吐血》曰:"血为气之守。"血为气之母,血能载气,亦能养气,故正常的血液循环是维持肺司呼吸生理功能的基础。宗气积于胸中,具有贯心脉而司呼吸的生理功能,从而进一步加强血液运行与呼吸吐纳之间的联系。《素问·调经论》言:"气血不和,百病乃变化而生。"若心气、心阳虚衰,血行不畅,影响到肺,可导致咳喘诸症;反之,肺气不足或宣肃失常,不能助心行血,则可出现心血瘀阻之证。

《灵枢·经脉》曰:"肾足少阴之脉……其支者,从肺出,络心,注胸中。"

肾脉上络于心，肾与心经络相连，关系密切，生理上主要表现在水火既济、精神互用、君相安位等方面。若心肾之间动态平衡失调，则会出现心肾不交的一系列病证。心阳根于命门之火，故心之气阳盛衰，与先天肾气及后天呼吸之气皆有密切关系，如肾阳虚可导致心阳虚，成为互为因果的心肾阳虚等。故当喘证发展到肺肾虚极、阳气欲脱的严重阶段时，必致心气、心阳虚衰。气为血之帅，气能行血，气阳亏虚不能正常行血，气虚则血瘀，可出现颜面、唇、指甲青紫等心血瘀阻之象，又心主神明，血瘀而神明失主，还可出现昏迷、嗜睡、抽搐等表现，心脉血瘀又可加重肺不主气、肾不纳气，病情不断恶化，甚至发展为喘汗致脱、亡阳、亡阴之危候。

3. 病性

《景岳全书·喘促》把喘证分为虚、实两类。"盖实喘者有邪，邪气实也；虚喘者无邪，元气虚也。"喘证病因复杂，病理性质有虚、实之分。

（1）虚喘　《医学心悟·喘》云："夫外感之喘，多出于肺，内伤之喘，未有不由于肾者。"虚喘责之肺、肾二脏，喘证反复发作，日久不愈，后期可表现为肺、肾两虚，精气不足，气阴亏耗，而致肺不主气、肾不纳气，肺肾出纳失常，且尤以气虚为主。正如《景岳全书》中所述："然发久者，气无不虚。"

（2）实喘　实喘在肺，为外邪、痰浊、肝郁气逆等导致邪壅肺气，宣降不利所致。

（3）虚实夹杂　实喘病久伤正，由肺及肾；或虚喘复感外邪，或夹痰浊，则病情往往虚实夹杂，每多表现为邪气壅阻于肺气，肾气亏于下的上盛下虚证。故患者临床表现既有喘咳气急、痰多、胸中窒闷等痰气壅肺的证候，又有气息短促，呼多吸少，动则喘甚等肾不纳气的征象。但在病情发展的不同阶段，虚实之间有所侧重，或互相转化。若肺病及脾，子盗母气，则脾气亦虚，脾虚失运，聚湿生痰，上渍于肺，肺气壅塞，气津失布，血行不利，可形成痰浊血瘀，此时病机以邪实为主，或邪实正虚互见。若迁延不愈，累及肾，其病机则呈现肾失摄纳，痰瘀伏肺之肾虚肺实之候。若阳气虚衰，水无所主，水邪泛溢，又可上凌心肺，病机则为因虚致实，虚实互见。

4. 病机转化及预后

实喘因外邪所致者，只要祛邪利气，一般预后较好，但若不及时治疗，或邪气偏盛，亦可由表入里，出现高热、喘促不得卧、脉急数等表现，则病情重，预后亦差；因痰浊、肝郁所致者，日久不愈，可郁而化热化火。

虚喘因虚所致，为气失摄纳，根本不固，补之不能速效。若因肺虚所致者，可累及脾、肾二脏。若因肾虚所致者，复感外邪，可转化为上盛下虚之证。若虚喘复感外邪，且邪气较盛，则预后较差。如喘证日久，缠绵不愈，可造成肺、脾、肾三脏严重虚损，甚则累及心阳，转化为心阳虚脱之证，阴阳离决，孤阳浮越，病情极险，应积极抢救。

（三）喘证的诊断与鉴别诊断

1. 临床表现

呼吸困难，甚则张口抬肩，鼻翼煽动，不能平卧等。严重者可由喘致脱，出现喘脱之危重证候。

《医学入门·辨喘》曰："呼吸急促者谓之喘，喉中有响声者谓之哮，虚者气乏身凉，冷痰如冰，实者气壮胸满，身热便硬。"《景岳全书·喘促》言："实喘者气长而有余；虚喘者气短而不续。实喘者胸胀气粗，声高息涌，膨膨然若不能容，惟呼出为快也；虚喘者，慌张气怯，声低息短，惶惶然若气欲断，提之若不能升，吞之若不相及，劳动则甚，而惟急促似喘，但得引长一息为快也。"

2. 诊断依据

（1）典型特征　以短气喘促，呼吸困难，甚至张口抬肩，鼻翼煽动，不能平卧，口唇发绀等为主要特征。

（2）兼症　肢体浮肿，腰酸，肢冷，心悸，失眠，呕恶，食少，大便秘结，尿少，面、唇、爪、甲青紫等，病情严重者可出现稍动则咳喘欲绝、烦躁不安、汗出如珠、肢冷、面青唇紫、脉浮大无根等喘脱危象。

（3）病史　多有慢性咳嗽、哮病、肺痹、心悸等病史。

（4）诱因　常有外感、情志内伤、饮食不当、劳伤过度等诱因。

3. 鉴别诊断

临床中喘证常易与哮病、肺胀、肺痿、咳嗽、短气等疾病相混淆，它们之间既有区别，又有联系，现主要从症状特点、病因病机、治疗原则、辅助检查等方面对其进行浅述。

（1）喘证与哮病

区别：《医学正传·哮喘》言"大抵哮以声响名，喘以气息言。夫喘促喉间如水鸡声者，谓之哮，气促而连属不能以息者，谓之喘"。"喘以气息言"，为呼吸气促困难，甚则张口抬肩，摇身撷肚，而一般无喉中哮鸣，是多种急、慢性疾病的一个症状；"哮以声响名"，呼吸困难而兼喉中哮鸣，是一种反复发作的独立性疾病，常因气候变化、情志不畅、饮食不节、过度劳累等因素而诱发。

关系：哮与喘都表现为呼吸急促、困难；病程日久不愈，皆有发为喘脱的可能性；听诊均闻及哮鸣音或湿啰音；一般来说，哮必兼喘，喘未必兼哮。临床哮与喘常同时出现，故常合称"哮喘"。

（2）喘证与肺胀

区别：肺胀为多种慢性肺部疾病长期（一般经10～20年）反复发作，迁延不愈发展而成，时轻时重，多见于老年人。除咳喘外，肺胀尚有心悸、胸腹胀满、唇甲发绀、肢体浮肿等症状，或并发眩晕、神昏、谵语、惊厥、出血等病证。肺胀因外感诱发，病情加重时，还可表现为痰饮病中的"支饮"证。视诊可见部分患者出现桶状胸，双肺闻及哮鸣音、痰鸣音、湿啰音；心音遥远；胸部叩诊呈过清音。胸部X线或CT检查显示，轻度患者X线片多无异常表现，若病情不断加重，肺脏过度充气，残气量增加；重度肺气肿时，胸廓扩张，肋间隙增宽，肋骨平行，活动减弱，膈肌降低且变平，两肺透亮度增加，肺血管增粗、紊乱，右下肺动脉干扩张，右心室增大等有助于进一步了解病变部位和严重程度。肺功能测定显示，①正常人20～30岁残气量及残气量占肺总量百分比小于或等于25%，60～70岁者小于或等于40%，如超过标准时提示残气量增大，肺泡过度膨胀；②最大通气量正常男性约104 L，女性80 L，如低于预定值的80%，则表示阻塞性通气障碍；③第一秒用力呼气容积（forced expiratory volume in one second，FEV_1）及第一秒用力呼气容积占用力肺活量（forced vital capacity，FVC）百分比（FEV_1/FVC）为83%±10%，低于70%时表示阻塞性通气障碍；④最大呼气中段流速正常人为2～4 L/s，肺气肿时低于1.5 L/s；⑤最大呼气流量-容积曲线的峰值减低；⑥闭合容量占肺活量百分比及闭合容量占肺总量百分比增大；⑦血气分析可见低氧血症或合并高碳酸血症，动脉血氧分压下降，动脉血二氧化碳分压升高，肺泡动脉氧分压增大；⑧血常规结果显示，红细胞和血红蛋白可升高，白细胞总数可出现增高，中性粒细胞增加；⑨血生化结果显示，疾病晚期肝、肾功能发生异常，血清电解质出现紊乱；⑩血液流变学检查结果显示，全血黏度和血浆黏度可增加核素通气血流灌注显像，该检查可提供肺局部功能状况，不属一般临床诊断治疗所必须；⑪心电图可表现为右心室肥大，电轴右偏，顺钟向转位及出现肺型P波等。

关系：喘证、肺胀有相似之处，均以喘满、咳嗽为主症，皆有可能发展为喘脱危证。肺胀可隶属于喘证的范畴，喘促不仅作为肺胀的一个症状，喘证日久不愈又可发展为肺胀；听诊均可闻及哮鸣音或湿啰音；喘证与肺胀均可出现桶状胸。

（3）喘证与肺痿

区别：肺痿即肺叶痿弱不用，本病由多种晚期慢性肺系疾病发展而成，为肺脏的虚损性疾病，患者以咳吐浊唾涎沫为主要临床表现，唾沫呈细沫黏稠，或白如雪，或带血丝，咳嗽或不咳，可兼有面色苍白，或青苍，时有寒热、神疲、形瘦、头晕等全身症状，部分虚热证患者因火逆上气，亦可出现气短、动则气喘之症。胸部X线检查可观察病变程度、范围，有助于进一步明确病因。肺功能测定，肺功能异常可在患者出现临床症状及胸部X线发生改变以前出现，故具有一定的诊断价值。若能动态观察患者肺功能情况，将对疗效评价、病情进展及判断预后等有一定参考价值。肺核素扫描、支气管肺泡灌洗、CT、MRI等检查有助于原发病的鉴别诊断。

关系：肺痿总由肺脏虚损，津气耗伤所致。喘证与肺痿病位皆在肺，与脾、肾等相关。故积极治疗咳喘等肺部病证，有利于防止其向肺痿发展、转变。

（4）喘证与咳嗽

区别：咳嗽不仅是一个独立的病证，亦是多种肺系疾病的一个症状，咳嗽与喘证有轻重之别，重则为喘，轻则为嗽，具体症状也有不同。咳嗽仅以咳嗽为主要表现，不伴有喘证，喘证则常咳喘并见。咳嗽听诊可闻及两肺野呼吸音增粗，或伴散在干湿啰音，无哮鸣音。胸部X线检查正常或肺纹理增粗。血常规显示急性期周围血白细胞总数和中性粒细胞可增高。红细胞沉降率可出现增快。痰培养有助于确定病原微生物。

关系：喘与咳有因果关系，部分慢性咳嗽患者久嗽不愈，由轻至重，可发展成喘证，以咳喘为特点，多表现为肺气虚寒、寒饮伏肺的证候。

（5）喘证与短气

区别：喘证以呼吸困难，甚至张口抬肩、不能平卧为主要特征，短气临床主要表现为呼吸气急短促，气短不足以息，数而不相接续，似喘而不抬肩，气急却无痰声，患者自觉呼吸短促，其他征象不显著，亦有虚实之分。实证短气常有胸部室闷、呼吸声粗、胸腹胀满等症状,虚证短气常兼声低息微、形体消瘦、神疲乏力等。

关系:二者均有呼吸异常的表现,病理性质均有虚实之分。短气往往是喘证之渐。

(四)喘证的辨证与治则

1. 辨证要点

(1)辨虚实 《景岳全书·喘促》把喘证归纳为虚、实两大类:"实喘者有邪,邪气实也;虚喘者无邪,元气虚也。"《医学入门·辨喘》亦云:"呼吸急促者谓之喘,喉中有响声者谓之哮,虚者气乏身凉,冷痰如冰,实者气壮胸满,身热便硬。"喘证分虚实,具体可从病势、呼吸、声音、脉象等方面加以区别。实喘由外邪侵袭、饮食内伤、情志不舒所致,病势多急,呼吸深长有余,呼出为快,气粗声高,伴有痰鸣咳嗽,脉数有力;虚喘由久病不愈、劳欲过度所致,病势徐缓,时轻时重,遇劳加重,呼吸短促难续,深吸为快,气怯声低,少有痰鸣咳嗽,脉象微弱或浮大中空。正如《景岳全书·喘促》中所述:"实喘者气长而有余;虚喘者气短而不续。实喘者胸胀气粗,声高息涌,膨膨然若不能容,惟呼出为快也;虚喘者慌张气怯,声低息短,惶惶然若气欲断,提之若不能升,吞之若不能及,劳动则甚,而惟急促似喘,但得引长一息为快也。"临床常见虚实夹杂之证,如正虚邪实,上实下虚。年少或新病之人多实证,年老或久病之人多虚证。

(2)辨外感、内伤 根据病因的来源,喘证又可分为外感和内伤两种。外感多为外感六淫邪气所致,起病急,病程短,伴有寒热等表证,多有受凉史。内伤多由饮食不当、情志失调、劳欲久病等引起,起病缓,病程长,反复发作,多因劳累、情志不畅、饮食不当等引起。

(3)辨病位 喘证病位主要在肺、肾,往往涉及心、肝、脾。①凡外邪、痰浊等致邪壅肺气者,病位在肺;久病劳欲导致肺肾出纳失常,呼多吸少者,病位在肺肾;因情志诱发者涉及肝,伴心悸者涉及心。②虚喘应辨肺虚、肾虚及心气、心阳衰弱,可从喘息程度及伴有症状等方面区分。劳作后气短不足以息,喘息较轻,面色苍白,伴自汗、畏风等症状属肺虚;静息时亦喘,动则加重,伴有面色苍白、怯冷、腰膝酸软、夜尿多等症状属肾虚;喘息持续不断,伴有心悸、发绀、浮肿、夜间端坐呼吸、脉结代等症状属心气、心阳虚衰。

(4)辨寒热 临床喘证有寒热之分,具体可从痰、舌象、脉象等方面加以判断。属热者，多咳黄痰，质黏稠，身热面赤，口渴欲饮冷，小便短黄，大便秘结，或发热，汗出，微恶风寒，烦热，舌质红或干红少苔，苔黄腻或黄燥，脉滑数或浮数或细数等。属寒者，多咳白色泡沫痰，质清稀，口不渴或渴喜热饮，面色青灰，或恶寒无汗，全身酸楚，或形寒肢冷，小便清冷，舌苔薄白，脉浮紧或沉迟而弦。

（5）辨轻重　喘证临床表现轻重不一。轻者仅见呼吸急促，呼气吸气深长，一般尚能平卧。重者可见鼻翼煽动，张口抬肩，摇身撷肚，端坐呼吸，面唇发绀。若病情危笃，喘促持续不已，可见肢冷汗出，体温、血压骤降，心悸心慌，面青唇紫等喘脱危象。

（6）辨缓急　急发者多表现为呼吸深长费力，以呼出为快，胸满闷塞，甚则胸盈仰息，声高痰涌，气喘与劳动及体位无关。缓发者多表现为呼吸微弱而浅表乏力，以深吸为快，声低息短，动则加重，气喘与劳动及体位明显相关。

（7）辨自发、继发　自发者，多为外感六淫邪气、饮食不节、七情内伤、劳欲过度等所致；继发者，多因久病伤肺，气失所主为喘，或久病不已，由肺及肾，肾虚不纳所致，各种原因导致痰饮内生，壅塞肺气，气逆而喘。

（8）辨气阴　肺虚致喘，补肺当辨气阴。肺气虚常出现咳喘无力，气短，声音低怯，神疲乏力，面色苍白，畏风自汗，舌淡苔白，脉虚等症状；肺阴虚则表现为干咳，口干，盗汗，舌红少津，脉细数等阴虚内热之象。

（9）辨阴阳　肾虚而喘，扶正当辨阴阳。肾阳虚者，在喘证的基础上，往往兼有腰膝酸痛、腰背冷痛、畏寒怕冷、四肢发凉、阳痿、早泄、五更泻、小便清长、余沥不尽、尿少或夜尿频多等表现；肾阴虚者可伴有腰膝酸痛、头晕耳鸣、遗精、潮热盗汗、五心烦热、失眠多梦、咽干、舌红少津、脉细数等症状。

2. 治疗原则

《中藏经》云："虚则补之，实则泻之，寒则温之，热则凉之，不虚不实，以经调之，此乃良医之大法也。"喘证治疗应分清虚实，泻实补虚。喘息是喘证患者的主要症状之一，故临床应尤重平喘，然患者体质、病因、病情等各有不同，当采用不同的平喘之法。实喘主在治肺，祛邪以复升降之职，具体可采用宣肺平喘、化痰理气、调畅情志等治法；虚喘重在补虚，根据病因，尤需重视补肺、益肾，同时还要配合健脾、养心等方法；虚实夹杂者，需分清主次，扶正祛邪并用，标本兼治；寒热错杂者，应温清并用；喘脱危证，当扶阳固脱，镇摄潜纳；若喘证为继发者，应重视原发病的治疗。

（1）实则泻之

①宣肺平喘　实证之喘属外感者，当宣肺祛邪平喘。若为风寒所致，多见于冬季，则表现为喘息咳逆，呼吸急促，胸部胀闷，痰多稀薄而带泡沫，色白质黏，常有头痛，恶寒，发热，口不渴，无汗，苔薄白而滑，脉浮紧，当宣肺散寒，常以麻黄汤为基础方进行加减。若为风热所致，有汗出、发热、口渴、痰黏、脉数、苔黄等表现，可与风寒相区别，应辛凉宣肺，以桑菊饮为基础方化裁。若为风燥所致，有口鼻干燥、大便干、痰少而黏等症状，可采用疏风润燥之类药物，如桑叶、菊花、淡豆豉、沙参、天花粉、芦根、麦冬等。若寒邪郁久化热，外寒里热者，则表现为恶寒无汗或少汗、喘急烦闷、痰黄、舌红、脉数等，当解表清里并用，常用麻黄、桂枝等宣肺解表，配合黄芩、桑白皮、石膏、知母等以清解郁热。喘证的发生是由于气机上逆，故尤需重视理气降逆中药在治疗喘证中的应用，如射干、厚朴、前胡、桔梗、紫菀、半夏、紫苏子、杏仁、莱菔子之类。

②化痰理气　《杂病源流犀烛·痰饮源流》云："而其为物则流动不测，故其为害，上至巅顶，下至涌泉，随气升降，周身内外皆到，五脏六腑俱有。"痰饮留滞体内，致病广泛，变化多端。痰邪作为喘证的病理产物，其性黏滞，胶固不散，易阻碍气血运行，加重水液代谢障碍，从而加重气机不畅，令喘证久不得愈，甚至加重、恶化，痰有寒、热、燥、湿之别，用药需辨其性。属热痰者，除喘息之外，临床常有咳吐大量黏稠黄痰、身热、面赤、汗出、口渴饮冷、咽干、小便赤涩、大便秘结、舌红、苔黄、脉滑数等表现，常用枇杷叶、川贝母、知母、射干、芦根、蒲公英等药物以清热化痰。属湿痰者，患者常表现为喘而胸闷、咳吐大量白黏痰、恶心、呕吐、纳呆、舌苔白腻、脉滑腻等，需燥湿祛痰，降逆平喘，常用陈皮、茯苓、半夏、苍术、厚朴、白术等燥湿化痰理气。痰从寒化者，其痰表现为色白，质稀，量多，还伴有怕冷症状，应温化寒痰，常在湿痰的用药基础上加用干姜、细辛等温散之品。中医有"气行则痰亦行，气滞则痰凝"之说，故还应结合行气化痰、补气化痰之法，以更好地祛痰逐邪。

③调畅情志　人有七情六欲，七情是指喜、怒、忧、思、悲、恐、惊7种正常的情志变化，是人体生理、心理活动反映于外的表现。《素问·阴阳应象大论》中载"心在志为喜""肝在志为怒""脾在志为思""肺在志为忧""肾在志为恐"。七情分属五脏，即为"五志"，包括喜、怒、思、悲、恐。七情与脏腑功能活动

关系密切,情志活动以脏腑精气为物质基础而产生。如《素问·阴阳应象大论》曰:"人有五脏化五气,以生喜怒悲忧恐。"喜为心志,怒为肝志,思为脾志,悲(忧)为肺志,恐(惊)为肾志。《素问·上古天真论》云:"虚邪贼风,避之有时,恬惔虚无,真气从之,精神内守,病安从来?"可见,机体发病与不良情志密切相关。正常情况下,情志一般不会导致或诱发疾病。但若情志太过则可损伤五脏,其致病特点如下。第一,直接伤及内脏。七情过激既可直接影响本脏,如《素问·阴阳应象大论》中所说,"怒伤肝""喜伤心""思伤脾""忧伤肺""恐伤肾",亦可波及他脏。第二,影响脏腑气机。《素问·举痛论》云:"百病生于气也。怒则气上,喜则气缓,悲则气消,恐则气下……惊则气乱……思则气结。"七情致病,主要影响脏腑气机,使气血逆乱,从而导致各种病证的发生。第三,情志过激。情志失调既可直接导致情志病的产生,亦可诱发或加重病情。

根据多年临床观察,笔者发现喘证与情志变化息息相关,情志能致喘。如《素问·经脉别论》中所述:"有所堕恐,喘出于肝,淫气害脾;有所惊恐,喘出于肺,淫气伤心。"肺在志为悲为忧,过悲过忧则伤肺,肝在志为怒,过怒则伤肝。患者平素忧思气结,日久情志不遂,肺气郁阻胸中或郁怒伤肝,木火刑金,肝气反侮于肺,胸中气机不利,肺气失于宣肃,升多降少,上逆而发为喘证。此类疾病常随不良情志变化而突然发作或加重,可伴有胸胁胀痛、头昏目眩、烦躁不安、面红目赤等表现,属实喘的范围。

肝主疏泄,喜条达,故临床在治疗忧思气结、肝郁气滞类喘证时,常在宣肺降逆平喘的基础上,重视疏肝理气之品(如柴胡、郁金、沉香、木香、枳壳、厚朴之类)的应用。肝肺相关,从肝治喘具有一定的生理基础。《素问·刺禁论》云:"肝生于左,肺藏于右。"气机方面,肺主气,司呼吸,主宣发肃降,以降为顺;肝主疏泄,性喜条达,恶抑郁,为气之枢,其气以升发为顺。故肝气条达,则肺肃降宣发有常,三焦气机通畅,气机得以正常升降出入,有利于咳喘诸症的治疗。

《类经·疾病类·情志九气》中说:"情志之伤,虽五脏各有所属,然求其所由,则无不从心而发。"清代费伯雄在《医醇賸义》中亦说:"然七情之伤,虽分五脏而必归本于心。"七情过激首伤心神,心神被扰,故患者可伴心惊、失眠、多梦等症,常加合欢皮、合欢花、远志、百合、炒酸枣仁等以宁心安神。

情志可致喘,亦可治喘。《灵枢·本神》言:"愁忧者,气闭塞而不行。"《素问·阴阳应象大论》中载"怒伤肝，悲胜怒""喜伤心，恐胜喜""思伤脾，怒胜思""忧伤肺，喜胜忧""恐伤肾，思胜恐"。除药物治疗之外，还可结合"以情胜情"的方法治喘。心属火，在志为喜，肺属金，在志为悲忧，根据五行相胜理论，火能克金，喜能胜悲忧，故临床中可采用让患者高兴而达到疏利肺气的作用，肺气宣肃恢复正常，有利于咳喘的缓解，故治疗期间保持心情开朗，对于喘证的治疗与预后至关重要。

（2）虚则补之

①补肺平喘　新病喘证多以肺实为主，久病多虚，喘息日久则可伤肺，肺虚则可加剧气机失常及水液代谢障碍，痰饮内停不散，且肺为娇脏，不耐外邪侵袭，肺虚则卫外不固，容易复感外邪，内外合邪，容易导致喘证反复发作，缠绵难愈，变证丛生，不利于喘证的治疗与恢复。《难经》提出了肺虚的治疗法则："损其肺者，益其气。"虚则补之，喘证肺虚当补肺益气养阴。然肺虚有气、阴之别，临床当辨证用药。肺气虚者，常用人参、黄芪、党参、白术、五味子等补肺益气；肺阴虚者，常用太子参、沙参、麦冬、玉竹、百合、阿胶、蜂蜜等滋阴润肺。气阴两虚者，可补气养阴并用，临床可视病情灵活加减。《内经主治备要》曰："肾虚则以熟地黄、黄柏补之。肾本无实，不可泻。钱氏止有补肾地黄丸，无泻肾之药。肺乃肾之母，金生水，补母故也，又以五味子补之者是也。"喘证日久多肺肾俱虚，肺为肾之母脏，补肺之法既有利于肺脏恢复正常功能，亦可起到补肺而益肾之功。肺肾之气充盛，气机得复，咳喘诸症亦可随之得到缓解。

②培土生金　脾虚土不生金，导致肺虚失于主气而发为喘咳。反之，喘证日久，子病及母，肺病及脾，亦可出现脾肺俱虚，二者互为因果。《辨证录》云："但肺虽主气，而补气之药，不能直入于肺也，必须补脾胃之气以生肺气。"脾胃为后天之本，气血生化之源，脾胃健则诸脏得养，功能正常。是故肺虚者需补益脾胃之气，是为虚则补其母，补脾土以生肺金，肺气得复，主气司呼吸功能正常，上逆之气得以肃降，则喘证得缓。且脾为生痰之源，健脾益气则可杜生痰之源，临床喘证患者常见神疲乏力，少气懒言，腹胀纳呆，食后胀甚，肢体倦怠，形体消瘦等脾气虚之候，常用鸡内金、砂仁、炒山药、炒白术、炒白扁豆等药物，既可固护脾胃，亦可奏培土而生金之效。脾气得补，肺气得利，气机通畅，有利于喘证的治疗及预后。

③补肾纳气　《医学心悟》指出："夫外感之喘，多出于肺，内伤之喘，未

有不由于肾者。"《医学衷中参西录》有："肾虚不能统摄其气化，致其气化膨胀于冲任之间，转挟冲气上冲，而为肾行气之肝木（方书谓肝行肾之气），至此不能疏通肾气下行，亦转随之上冲，是以吸入之气未受下焦之翕纳，而转受下焦之冲激，此乃喘之所由来，方书所谓肾虚不纳气也。"《张氏医通》亦言："气实脉盛，呼吸不利，肺窍壅塞，右寸沉实，宜泻肺。虚喘者，先觉呼吸气短，两胁胀满，右尺大而虚，宜补肾。此肾虚证，非新病虚者乎。"新病之喘常责之于肺，若病情反复发作，日久必波及肾，肾虚不纳是喘证发生和加重的重要原因。喘证之肾虚者，又分阴虚和阳虚，需结合临床症状加以判别，阴虚则滋养，阳虚则温补。滋阴补肾常以六味地黄丸、左归丸、大补阴丸等为基础方，进行加减，常用药物如龟甲、鳖甲、麦冬、石斛、沙参、墨旱莲、女贞子等。温阳补肾则在金匮肾气丸、右归丸的基础上进行化裁，常用药物有肉苁蓉、蛤蚧、杜仲、附子、肉桂等。另外，也可见到肾阴阳俱虚者，当阴阳并补。《医学衷中参西录》言："有肾虚不纳气，更兼元气虚甚，不能固摄，而欲上脱者，其喘逆之状恒较但肾虚者尤甚。"当喘证不断加重，发为喘脱，阴阳离决之时，急当固肾救脱，肾为气之根，宜纳气归肾，使根本得固。

二、现代医学对喘证的认识

（一）概述

中医学认为，喘证是一个独立的病证，但其涉及范围很广，可见于肺炎、慢性喘息性支气管炎、肺栓塞、肺结核、气胸、呼吸衰竭、肺气肿、硅沉着病等多种现代医学疾病。熟悉并掌握部分现代医学指南对以上疾病的认识，有利于临床更好地将中西医结合的治疗方法运用于此类疾病的治疗之中。目前尚无专业关于慢性喘息性支气管炎、肺气肿、硅沉着病的相关指南，其中肺气肿的治疗可参考COPD全球倡议中有关肺气肿的部分内容，临床上慢性喘息性支气管炎多以慢性支气管炎的治疗方案为主，现代医学主要是抗感染、止咳化痰等对症治疗。

（二）诊断

1. 症状

喘证以喘促短气，呼吸困难，甚至张口抬肩，鼻翼煽动，不能平卧，口唇发绀为特征。多有慢性咳嗽、哮病、肺痨、心悸等病史，每遇外感及劳累而诱发。

2. 相关检查

（1）查体　听诊两肺可闻及哮鸣音或干、湿啰音，肺呼吸音可有减低，视诊可见部分患者呈桶状胸，叩诊胸部呈过清音，心浊音界缩小或消失，肝浊音界下移。

（2）其他辅助检查　肺部感染时血中白细胞总数及中性粒细胞可升高，胸部X线检查可有肺纹理增多或有片状阴影等表现。必要时完善肺功能、一氧化氮呼气测定、心电图、肺部CT、血气分析、痰培养等检查。心电图、胸部X线或肺部CT检查有助于判断喘证是心源性（如心源性哮喘、心力衰竭等）还是肺源性（如肺结核、COPD、肺栓塞、肺炎、硅沉着病、气胸等），肺源性多有肺脏病史，肺部以哮鸣音为主，心源性哮喘既往多有心脏病病史，喘憋不能平卧，常有夜间阵发性呼吸困难，肺部听诊双下肺可闻及细小湿啰音，可随体位变化，且常伴有其他心功能不全症状。

（三）现代医学认识

1. 肺炎

2012年11月，中华预防医学会组织有关专家，综合国内外研究最新进展，联合制定并发布《肺炎链球菌性疾病相关疫苗应用技术指南（2012版）》，本指南是在2009年发布的《儿童肺炎链球菌性疾病防治技术指南》基础上，将防治对象扩大到成人和老年人，更新了肺炎链球菌性疾病的流行病学和疫苗安全性、有效性的证据，基于证据并结合我国实际提出了肺炎链球菌结合疫苗和肺炎链球菌多糖疫苗个体应用的专家建议。所引用的证据主要来自近期国内外核心期刊中发表的相关文献和WHO、美国疾病预防与控制中心、美国免疫实施顾问委员会等权威机构关于该疾病的相关文件。2012版指南侧重于肺炎链球菌性疾病的疫苗预防。

2. 肺栓塞

肺栓塞（pulmonary embolism，PE）是指体循环的各种栓子脱落阻塞肺动脉及其分支引起肺循环障碍的临床病理生理综合征。最常见的肺栓子为血栓，由血栓引起的肺栓塞也称"肺血栓栓塞"。其中肺动脉血栓栓塞是最主要、最常见的种类，还包括其他以非血栓性栓子栓塞为病因的类型，如脂肪栓塞、羊水栓塞、空气栓塞、异物栓塞和肿瘤栓塞等。患者常突然发生不明原因的虚脱、面色苍白、出冷汗、呼吸困难、胸痛、咳嗽等，并有脑缺氧症状，如极度焦虑不安、倦怠、恶心、抽搐和昏迷。临床上多采用 D-二聚体检测来发现和预测肺栓塞的风险。

2008 年 10 月，欧洲心脏病协会（European Society of Cardiology，ESC）公布了《急性肺栓塞诊断治疗指南》，与原指南相比，新指南更新的要点如下。①PE 是一类发病率较高的疾病，若处理不当，可能引起严重临床后果。PE 的病死率为 7%~11%。尽管目前已确定多种导致 PE 的危险因素，但仍有 20% 的患者病因不明。②新指南强调对于疑似 PE 的患者，应首先根据其临床特点进行系统性评估，然后视情况确定是否需要进一步检查。诊断 PE 的检查措施主要包括 D-二聚体检测、超声、CT 成像和肺通气/灌注扫描等。③对可疑静脉血栓的患者应对其发生 PE 的可能性进行评估。日内瓦（Geneva）和韦尔斯（Wells）两种评分系统对 PE 或深静脉血栓有较好的预测价值。这两项评分系统通过对患者的临床表现和危险因素进行评估，将 PE 或深静脉血栓的可能性分为低、中、高 3 个等级。④血清 D-二聚体的检测对静脉血栓的诊断有很高的敏感性，但特异性较低。因此，推荐其用于低中度可疑静脉血栓患者。若 D-二聚体检测阴性，则可排除 PE 或深静脉血栓。⑤新指南建议，对于临床上 PE 可能性较小且单排 CT 扫描阴性的患者，必须同时行超声检查予以排除；多排 CT 扫描则可单独用于排除 PE 患者。对于临床高度怀疑 PE 但多排 CT 扫描阴性的患者，新指南并未明确提出诊疗方案，而是建议请相关专家共同会诊决定。⑥对于怀疑 PE 的患者，若超声心动图检查发现右心室负荷增重或右心室功能不全，常常提示患者发生血流动力学异常的风险显著增加，即使临床上无血流动力学不稳定的患者亦是如此。⑦新指南要求对 PE 患者的死亡危险进行分层。伴有休克或低血压临床表现的患者，无论是否伴有右心室功能不全表现的超声心动图证据或者肌钙蛋白增高均属于高危患者，其死亡率高于 15%；若患者无休克或低血压临床表现，且同时无右心室功能不全的超声学证据或肌钙蛋白水平升高者为低危人群，其死亡率低于 1%；无休克或低血压临床表现但超声提示右心室功能不全和（或）肌钙蛋白水平升高者为中危人群，其死亡率为 3%~15%。⑧新指南建议依据上述临床表现（低血压或休克，右室功能不全，肌钙蛋白水平升高）对 PE 进行危险分层并以此指导治疗。对于高危 PE 患者，若超声心动图示右心室功能不全应当立即进行 CT 扫描。如条件不允许进行 CT 扫描，可立即开始经验治疗。对于临床怀疑 PE 且 CT 扫描阳性的高危患者，应立即启动包括溶栓在内的相关治疗。⑨对于非高危的PE患者（无休克或低血压）应进行临床PE评估。临床评估怀疑PE且多排CT扫描阳性者应启动PE治疗；多排CT阴性者则不需要进一步检查与治疗。对于低中度临床怀疑PE的患者应先行D-二聚体检查，阴性者则不必进行PE治疗，阳性者需进一步行多排CT检查，阴性者无须治疗。

3. 气胸

气胸是指气体进入胸膜腔造成的积气状态。本病既可以是自发的，也可因疾病、外伤、手术或诊断及治疗性操作不当等使肺组织和脏层胸膜破裂，或靠近肺表面的细微气肿泡破裂，肺和支气管内空气逸入胸膜腔。典型症状为突发性胸痛，继之有胸闷、呼吸困难，并可有刺激性咳嗽。这种胸痛常为针刺样或刀割样，持续时间很短暂。刺激性干咳因气体刺激胸膜所致。大多数起病急骤，气胸量大，或伴肺部原有病变者，则气促明显。部分患者在气胸发生前有剧烈咳嗽、用力屏气排便或提重物等的诱因，但也有不少患者在正常活动或安静休息时发病。年轻健康人的少量气胸很少有不适，有时患者仅在体格检查或常规胸部透视时才被发现。而有肺气肿的老年人，即使肺压缩不到10%，亦可产生明显的呼吸困难。本病多见于青壮年男性或患有慢性支气管炎、肺气肿、肺结核者，严重者可危及生命。

三、气运失常与喘证

（一）对气运失常与喘证的认识

哮病是一种发作性痰鸣气喘疾病，喘证以气喘、呼吸困难为临床特征，二者关系密切，相同点均有肺气宣降失常症状，区别在于喘证以肺气上逆、气息宣降失司的症状为主。哮病由于肺系有旧痰伏饮，以致痰饮壅塞气道、喉中痰鸣，发出水鸡声之类声响。一般来说，哮必兼喘，而喘未必兼哮，此处讨论哮喘，以二者并发为主。

"邪之所凑，其气必虚"，哮喘的发生与宗气亏虚关系密切。哮喘患者长期咳喘，宗气耗散，卫气乃虚，六淫来侵，抗邪无力，卫表郁闭，肺失开阖，感冒、咳嗽随之而起，且患者平日宗气亏虚，三焦津液气化不利，聚而为痰为饮，伏于肺系。今外感新邪触动旧有痰饮，使疾病迅速转化为哮喘变证。哮喘证中宗气失司呼吸之职，清浊之气无法充分交换并走于气道，故喘息不止；浊气与喉中痰饮相搏，则喉中痰鸣；若宗气亏虚无力助心行血，则会出现口唇发绀等瘀血证候；宗气亏虚无力撑持全身，则身体倦怠。哮喘日久，宗气不得布散，一不能下行中焦温养脾土，二不能下行气海反哺元气，则中气、元气亏虚，病即由实转虚，病情则迁延难愈，病势日趋复杂。

哮喘的治疗在发作期时当以祛邪利气为主，兼补宗气。邪为外感者宣肺解表，内蓄痰饮者化痰祛饮，宗气行血不畅口唇发绀者兼以活血化瘀。祛邪利气在于开通宗气循行肺系的通道，此时亦可补益宗气，宗气得补则祛邪有力。缓解期治疗当以补益宗气为主，兼以化痰平喘。补益宗气则有补肺、补脾、补肾之不同。补肺在于使之呼吸清气，补脾在于补足谷气，补肾在于填补元气，清气、谷气、元气既足，宗气复兴矣。黄芪性质轻清，入肺、心、脾经，补益宗气、卫气迅捷，十分适合哮喘发作期与缓解期的需要。发作期服用黄芪可以增强肺呼吸清气及抗邪祛邪能力，缓解期续用黄芪补益宗气乃治病之本，加用四君子汤补益脾胃之气，使谷气上奉于肺。元气亏虚肾不纳气者则用蛤蚧、胡桃、五味子等补益元气，引宗气下行，纯虚无邪之时更以紫河车、冬虫夏草等有情之品及熟地黄、枸杞子等滋腻之品补益肾精，化生元气上滋于心肺以补宗气。

（二）气运失常与喘证相关证型的治疗

1. 肺气郁闭证

症状：每因情志刺激而诱发，发时突然，呼吸短促，息粗气憋，胸闷胸痛，咽中如窒，但喉中痰鸣不著，或无痰声。平素常多忧思抑郁，失眠，心悸，苔薄，脉弦。

证机概要：肝郁气逆，上冲犯肺，肺气不降。

治法：开郁降气平喘。

代表方；四磨汤加减。

常用药：槟榔行气导滞，破气降逆；沉香降气平喘，既可降逆气，又可纳肾气，使气不复上逆；木香、枳实、乌药以疏肝顺气，加强开郁之力；人参行气而不伤气，破滞而不伤正，扶正祛邪而获效；紫苏子、杏仁、代赭石降逆平喘。若肝气郁滞较重，胁肋疼痛者，可重用郁金、柴胡等以增强疏肝理气之效；若心神被扰，伴心惊、失眠、多梦等症者，常加合欢皮、合欢花、远志、百合、炒酸枣仁等以宁神安神；若兼气滞腹胀，便秘者，可加大黄等降气通便，并劝慰患者保持心情开朗。

2. 肺气虚证

症状：喘促短气，气怯声低，喉有鼾声，咳声低弱，痰吐稀薄，自汗畏风，或见咳呛，痰少质黏，烦热口渴，咽喉不利，面色潮红，舌质淡红或有苔剥，脉软弱或细数。

证机概要：肺气亏虚，气失所主。

治法：补肺益气养阴。

代表方：泰中济肺散加减。

常用药：麦冬、沙参、百合、五味子等滋阴润肺纳气；党参、黄芪、炙甘草补肺益气；陈皮、厚朴、半夏行气消痰，降逆平喘；桔梗宣利肺气。若咳痰色黄黏稠，难以咳出者，当清热化痰，常用川贝母、百部、瓜蒌、枇杷叶等；肺病及脾，肺脾俱虚而见食少便溏、腹中坠胀、神疲乏力者，当加用鸡内金、砂仁、炒白术、炒山药、茯苓等药物以固护中焦脾胃，培土生金。

3. 肾虚不纳证

症状：喘促日久，动则喘甚，呼多吸少，气不得续，形瘦神疲，汗出肢冷，面唇青紫，舌淡苔白或黑而润滑，脉微细或沉弱；或见喘咳，面红烦躁，口咽干燥，足冷，汗出如油，舌红少津，脉细数。

证机概要：肺病及肾，肺肾俱虚，气失摄纳。

治法：补肾纳气。

代表方：培元啸天饮加减。

常用药：熟地黄、炒山药、山茱萸、牡丹皮、茯苓、泽泻、麦冬、沙参等滋肾养阴；五味子、诃子肉等敛肺纳气；百合养阴润肺，清心安神；炙甘草和中缓急，润肺，调和诸药。上述诸药主要适用于肾阴虚的患者。偏于阳虚者，可加附子、肉桂、肉苁蓉、蛤蚧、杜仲等温补肾阳；若脐下筑筑跳动，气从少腹上冲胸咽，则加磁石、龙骨、牡蛎以镇肾纳气平喘；稍动则喘甚者，可加人参大补元气；肾阴阳俱虚者，当阴阳并补。

4. 正虚喘脱证

症状：咳逆剧甚，张口抬肩，鼻煽气促，端坐不能平卧，稍动则咳喘欲绝，或有痰鸣，心慌动悸，烦躁不安，面唇青紫，汗出如珠，肢冷，脉浮大无根，或见歇止，或模糊不清。

证机概要：肺气欲绝，心肾阳衰。

治法：扶阳固脱，镇摄肾气。

方药：参附汤送服黑锡丹，配合蛤蚧粉。

常用药：人参、黄芪、炙甘草补益肺气；山茱萸、冬虫夏草、五味子、蛤蚧粉摄纳肾气；龙骨、牡蛎敛汗固脱。

（三）转归与预后

喘证的转归，视喘证的性质、治疗等不同而有差异。一般情况是实喘日久，可由实转虚，或虚喘再次感邪而虚实兼夹，上实下虚；痰浊致喘者，因治疗因素而有寒热的转化。喘证日久，因肺气不能调节心脉，肺气不能布散津液，常因喘而致痰瘀闭阻，进而又进一步加重喘证。喘证日久可转成肺胀。

喘证属危重病，但其预后也不尽相同。一般说来，实喘因邪气壅阻，只要祛邪利气，一般易治愈；但若邪气极甚，高热，喘促不得卧，脉急数者，病情重，预后差。虚喘因根本不固，气衰失其摄纳，补之不能速效，故治疗难；若虚喘再感新邪，且邪气较甚，则预后差；若发展至喘脱，下虚上实，阴阳离决，孤阳浮越之时，病情极险，应积极抢救，或可救危亡于万一。

（四）预防与调摄

日常生活中应时刻注意保持室内空气清新、流通，温度、湿度应适宜，避免接触有刺激性气味、粉尘等，尽量远离可能诱发喘证的花草树木。饮食宜清淡、营养、易消化，少食辛辣、生冷、油腻、海鲜之品，以防助湿生痰动火。有痰者，可根据病情需要适当拍背，以促进痰液排出，尽量保持呼吸道通畅。平日需防寒保暖，以免受邪反复诱发或加重喘证。可根据个人病情轻重及体质强弱，选取适当的运动方式及活动量，以加强锻炼，增强机体抵抗力。保持乐观的心态。急性发作时，应卧床休息或采取半卧位。禁烟酒，适房事。

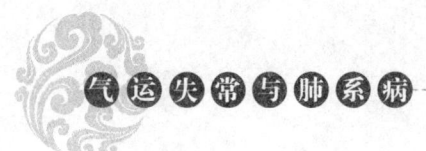

第五节　气运失常与肺胀

一、中医学对肺胀的认识

肺胀是多种慢性肺系疾病反复发作，迁延不愈，致肺气胀满，不能敛降的一种病证。临床表现为胸部胀满，憋闷如塞，气促喘息，咳嗽痰多，甚者可出现烦躁、心悸、唇甲发绀、面色晦暗、脘腹胀满、肢体浮肿等，危重者可出现心动悸、面唇发绀、神昏、惊厥、喘脱等证候。本病相当于现代医学的慢性阻塞性肺疾病（COPD），后期可演变为肺源性心脏病。随着气候环境的变化无常，社会人口老龄化趋势的新一轮上升，肺胀已经成为目前临床常见而多发的慢性疾病，且多难治愈，久病患者苦不堪言。

（一）历代医家对肺胀的论述

"肺胀"一词最早出现在《内经》中，在《灵枢》中出现两处。《灵枢·经脉》言："肺手太阴之脉……是动则病肺胀满，膨膨而喘咳。"《灵枢·胀论》言："肺胀者，虚满而喘咳。"两处"肺胀"不同。《灵枢·经脉》言："肺手太阴之脉，起于中焦，下络大肠，还循胃口，上膈属肺，从肺系横出腋下……是动则病肺胀满，膨膨而喘咳，缺盆中痛。"手太阴肺经起于中焦胃脘部，穿过横膈，联属于本经所属脏腑肺脏，再沿气道横出腋下。经气发生异常变动就会出现肺部胀满、气喘、咳嗽、缺盆中痛的症状。可见这里的"肺胀"指的是肺部胀满的一种症状，不是病名。《灵枢·胀论》专论胀病病因、病机、诊断、治法和分类，其中也比较详细地论述了五脏胀病与六腑胀病的证治内容。从中可以看出此处"肺胀"是指病位在肺之胀病，为病名，此病名凸显了疾病病机及病位，也明确了肺胀的症状为肺部胀满、咳嗽、喘。

《金匮要略·肺痿肺痈咳嗽上气病脉证治》中明确将"肺胀"作为病名来论述，曰"上气喘而躁者，属肺胀""咳而上气，此为肺胀，其人喘，目如脱状，脉浮大者，越婢加半夏汤主之""肺胀，咳而上气，烦躁而喘，脉浮者，心下有水，小青龙加石膏汤主之"，提出肺胀的主症除肺部胀满、咳嗽、喘之外，还有烦躁、短气、目如脱状、脉浮等症状，用越婢加半夏汤和小青龙加石膏汤主治。

诸多对《金匮要略》进行注释的著作，皆效仿仲景之义，将"肺胀"作为病名来分析其病因病机、症状与治法。如《金匮要略浅注·肺痿肺痈咳嗽上气病脉证治》曰："此详肺胀证，而出其正治之方也。"《金匮玉函经二注·水气病脉证治》言："太阳病，骨节痛，咳而喘，不渴者，此为肺胀，其状如肿，发汗则愈。"《金匮玉函要略述义·痰饮咳嗽病脉证并治》言："今验肺胀证，多是宿饮为时令触动者，而不必具表候。……此与肺痈痿之咳嗽不同，而肺胀痈痿，乃陡起之证。"《医宗金鉴·水气病脉证并治》言："此又详申风水、皮水、黄汗、肺胀四证之治法也。"本句"肺胀"与风水、皮水、黄汗同为疾病病名而论。《重订广温热论·温热验案·温热兼证医案》言："寒遏伏热，肺为邪侵，气不通利，肺痹喘咳上逆，一身气化不行，防变肺胀。"此处亦明显将"肺胀"作为病名应用。

"肺胀"一词除代表症状、病名含义外，在历代的文献中亦表示病机，或证候与病机同现，或病名与病机同现，或即为咳嗽上气等含义。如《伤寒论条辨·辨太阳病脉证并治》曰："胸满者，肺胀也。"此处"肺胀"为病机，即由肺气胀满所致的胸膈胀满之症。《伤寒悬解·太阳经上篇》曰："或火升金燥而为渴，或气阻肺胀而为喘。"此句"火升金燥"是渴症之发病机制，"气阻肺胀"则为喘证之发病机制，即"肺胀"作为病机而论。《伤寒悬解·阳明经上篇》曰："太阳与阳明合病，经迫腑郁，胃逆，肺胀，故喘而胸满。"此句"肺胀"既有病名之义，又有致喘而胸满之病机之义。

《诸病源候论》指出，肺胀的发病有虚、实两个方面。虚证的发病机制为"肺虚为微寒所伤，则咳嗽，嗽则气还于肺间，则肺胀，肺胀则气逆，而肺本虚，气为不足，复为邪所乘，壅痞不能宣畅，故咳逆短乏气也"。而实证的发病机制则是"肺主气，肺气有余，即喘咳上气。若又为风冷所加，即气聚于肺，令肺胀，即胸满气急也"。

《太平圣惠方》曰："夫肺气不足，为风冷所伤，则咳嗽。而气还聚于肺，则肺胀……痰饮留滞，喘息短气，昼夜常嗽，不得睡卧也。"此句提示痰饮留滞是肺胀的主要致病因素。《丹溪心法·咳嗽》曰"肺胀而嗽，或左或右，不得眠，此痰挟瘀血碍气而病"，论述了肺胀的病机为痰挟瘀血，阻碍气机。《证治汇补》对肺胀病因病机的认识更为全面，诸如"痰挟瘀血碍气""风寒郁于肺中，不得发越""停水不化，肺气不得下降""肾虚水枯，肺金不敢下降而胀""气散而胀""气逆而胀"等，且明确指出对肺胀病的治疗"当参虚实而施治"。

综上所述，"肺胀"一词早在《内经》中就已出现，既表示肺胀病的临床证候之一，又表示发生在肺脏之胀病之名。后世医家著作中，又可见其作为病机，等同于咳嗽上气或作为咳嗽病证之名等含义出现。因此在阅读、参考、研究肺胀中医古代文献资料时，既要了解古代汉语言的叙述特点，又要掌握中医术语及中医理论的特有含义，以辩证的、多方位的思维角度来判断、探求"肺胀"在诸多文献资料中的具体指向，从而透过现象看本质，为更准确地分析、研究中医古代文献资料，对肺胀病理、法、方、药等特点的认识而做准备。

（二）肺胀的病因病机

1. 病因

刘完素、张子和分别指出"寒、暑、燥、湿、风、火皆令人咳""嗽分六气，毋拘以寒述"。《丹溪心法·喘》曰："六淫七情之所感伤，饱食动作，脏气不和，呼吸之息不得宣畅而为喘急。亦有脾肾俱虚，体弱之人，皆能发喘。"朱丹溪认识到六淫、七情、饮食所伤，体质虚弱，皆为肺胀的原因。概而言之，病因不外乎外感与内伤。

（1）久病肺虚　如肺病或他脏病久，气血虚弱，脏腑失养，肺之气阴不足，气失所主而发生本病。多由先天禀赋不足或喘息、久咳、慢性肺系疾病所引起。肺胀的发生，多因久病肺虚，痰浊潴留，而致肺不敛降，气还肺间，肺气胀满，每因复感外邪诱使病情发作或加剧。

（2）外感六淫　外感风寒或风热之邪，或迁延日久表邪未能及时外散，入里犯肺，肺气壅滞，肺失宣发肃降，肺气上逆；或肺气亏虚，反复外感，外邪入里犯肺，肺失宣降。

（3）烟雾熏灼　烟尘、雾霾等气体污染熏灼肺经，损伤肺络，导致气道不利。肺失清肃，而致咳喘。同时烟雾热毒熏灼肺道，肺通调水道功能失常，肺津煎熬成痰，阻塞气道，气机不畅。

（4）饮食不当　平素喜食生冷、油腻、嗜酒损伤脾胃，脾失运化，精微无以化生反生痰浊，痰阻气滞，肺气不畅，肃降失常，可诱发本病。

（5）情志失调　情志不遂，忧思恼怒，七情六欲皆可导致气机不畅，肝失条达，肺气闭阻，不得肃降，可诱发本病。

2. 病机

（1）基本病机　《金匮要略·肺痿肺痈咳嗽上气病脉证治》云"上气喘而躁者，属肺胀……咳而上气，此为肺胀，其人喘，目如脱状，脉浮大者，越婢加半夏汤主之"，从中看出，肺胀的特征是咳嗽、胸中胀满、喘促、短气、胞睑浮肿，甚则四肢浮肿，唇舌青紫。总之，肺胀具有咳、喘、痰、肿四大特点。肺胀是由多种慢性肺系疾病后期转归而成，故有长期的咳嗽、咳痰、气喘等症状，胸肺膨胀和病变由肺及心的过程是逐渐形成的。本病早期除咳嗽、咳痰外，仅有疲劳或活动后心悸气短症状，随着病程的进展，肺气壅塞肿满逐渐加重，叩之膨膨作响，自觉憋闷如塞，心悸气急加重或颜面爪甲发绀；进一步发展可出现颈脉动甚，右胁下癥积，下肢浮肿，甚至出现腹水。病变后期，喘咳上气进一步加重，倚息不能平卧，白黏痰增多或咳黄绿色脓痰，发绀明显，头痛，有时烦躁不安，有时神志模糊，或嗜睡或谵语，震颤，抽搐，甚或出现咯血、吐血、便血等。舌质多为暗紫、紫绛，舌下脉络瘀暗增粗。

"肺脾肾虚，痰瘀阻肺"是肺胀的根本病机，主要病理因素为痰浊与瘀血，二者相互影响，兼见同病，是疾病发生、发展的重要环节。表现为本虚标实而虚实兼见，正虚多为气虚，或阴阳虚损，表现于肺、脾、肾而以肺为初始，并以肾为基；邪实为痰、瘀及痰瘀互结。痰瘀日久而又损伤正气，正气损伤又可促进痰瘀生成，如此反复迁延，痰瘀胶痼益深，虚损至极难复，成为正虚积损之病机。

（2）病机演变　病变首先在肺，继而影响脾、肾，后期病及心。肺主气，司呼吸，外合皮毛，开窍于鼻，主表卫外，若气阳虚弱，卫气不足，外邪每多首犯于肺，导致肺气宣降不利，清气不能运送濡养周身，浊气又难排出，滞于胸中，肺为之膨膨胀满，上逆为咳，升降失常则喘，久则肺虚，卫外失职更甚，六淫之邪反复袭肺，导致本病的发生。脾为后天之本，气血生化之源，脾与肺为母子而相生。肺病日久，必盗母气，肺病及脾，脾土虚弱，一则不能运化精微而肺失所养致使肺脏益虚，二则脾失健运，水湿内停而聚湿生痰，蕴藏于肺，壅滞肺气，可使病情稽久反复。肾为先天之本，阴阳之根，脏腑之本，肺与肾为母子而相生。肺病日久，由肺及肾，母病及子。而肾之虚损，一则不能温润、滋养于肺，如此相互影响而成肺肾俱虚，肺之主气、肾之纳气乏力，可致气喘日益加重，吸入困难，呼吸短促难续，动则更甚；二则肾虚气化无权，津液不化精微而聚湿生痰，蕴藏于肺而肺气壅滞，使虚实并见而病情难解。肺气虚弱不能治理调节心血运行，病久及心。心阳根于命门真火，如肾阳不振，肾不主水，水邪上犯，凌心射肺，进一步导致心肾阳虚，则出现神昏、惊厥、喘脱等危重证候。

痰、瘀及痰瘀互结为发病及其进展的主要因素。痰之所生者，初因外邪易伤肺卫，影响肺之宣降，又或肺气壅滞，津液不归正化而成，渐因肺失宣降而不能通调水道，脾失转输而不能运化水湿，肾不主水而气化失权，聚湿酿痰并蓄聚于肺，喘咳持续难已。本病以气虚为主，时或及阴阳，气虚无力推行，阳虚温煦乏力，阴虚不能濡养，则导致血行不畅，瘀血内生，阻滞血脉。痰瘀可内蕴于肺，痰可阻滞于脾或可动于肾及其他脏腑。痰瘀内蕴于肺，稳定期伏而不动并逐渐损伤正气，可影响肺主气及升津布液之功能。若卫外不固，外邪极易入侵，每借痰瘀者为依附，外邪与痰瘀相合，胶着难去，危害肺之体用，痰瘀引动，加之素体肺卫虚弱，则内外合邪，正虚邪恋，导致疾病反复发作。外邪与痰瘀胶结，正气愈弱，络脉愈闭，邪气愈盛，虚实夹杂，导致病情反复，难以治愈，若痰蕴中阻，伤及脾胃，使脾胃更虚，痰浊又上乘蕴肺，肺病日久，肺病及脾，脾土更虚。痰动于肾，则肾摄纳无权；又母病及子，由肺及肾致使肾气更虚，如此反复，迁延不愈，痰瘀之积胶着积蓄而又损伤正气，痰瘀积损，正气损伤又可促进痰瘀生成。

本虚标实是肺胀的主要病理变化，正虚积损为其主要病机。从疾病分期来看，急性期病机为痰（痰热、痰浊）壅或痰瘀互阻，气阴受损，时伴腑气不通，以痰瘀互阻为关键。日久损伤气阴，气虚则气化津液无力，津液不得正化反酿成痰浊而使阴津生化不足。痰壅肺系，气机失调，损及肺朝百脉功能，可致血瘀，气虚运血无力也可致瘀；瘀血内阻而使津液运行不畅，促使痰饮内生，终成痰瘀互阻。痰壅肺系重者，可蒙扰神明，多为急性期的重证。稳定期病机以气（阳）虚、气阴两虚为主，常兼痰瘀。痰瘀危害减轻，但稽留难除，正虚显露，多表现为气（阳）、阴虚损，集中于肺、脾、肾，气（阳）、阴虚损中以气（阳）为主，肺、脾、肾虚损以肾为基。因此急性期以实证为主，稳定期以虚证为主。

（3）病机分类　"肺胀者，虚满而喘咳""肺胀，咳而上气，烦躁而喘，脉浮者，心下有水"，因此，肺胀是一种虚实夹杂病证，多因肺脾肾虚损、水停痰凝、气虚气满、痰瘀互结，以致气机升降失调而发。故《诸病源候论·气诸病·上气鸣息候》云："肺主于气，邪乘于肺，则肺胀，胀则肺管不利，不利则气道涩，故上气而喘逆，鸣息不通。"《素问·调经论》云："气有余则喘咳上气，不足则息利少气。"

水停痰凝者，脾阳不足，不能运化水湿、输布津液，水津停滞，积久成饮、成痰，痰随气逆，气道滞塞不利，则咳嗽、喘促、短气；脾阳不足，不能温煦，下焦阴寒之气夹水气上逆于肺，肺失清肃宣降，肺气上逆，故咳喘上逆，饮留上焦则咳逆上气。

气虚气滞者，肺主气，肾主纳气，喘咳日久，肺病及肾而致肺肾俱虚，以致肺不主气而气滞，肾不纳气而气逆，升降失调，肺肾之气不能交相贯通，清气不入，浊气不出，滞塞于胸中和气道，壅结于肺而发为肺胀，气不归元，逆而上冲，下虚上实，肺气胀满，故喘咳。

痰瘀互结者，喘咳日久不愈，久病入络气滞血瘀，导致气失温煦、血失濡养之功。脾为生痰之源，肺为贮痰之器，脾虚则痰生，从而引起痰瘀互结则可见喘咳，唇甲青紫，甚则手足青黑。

肺虚者，肺系慢性病迁延不愈，致肺气阴亏虚，痰饮内停，气还肺间而为肺胀。或感受外邪，肺虚不固，六淫之邪乘虚而入，诱发肺胀。

(三) 肺胀的诊断与鉴别诊断

1. 临床表现

肺胀相当于现代医学的COPD，其特征是持续存在的气流受限和相应的呼吸系统症状。

(1) 典型症状　COPD的主要症状是慢性咳嗽、咳痰和呼吸困难，患者往往会忽略这些症状。早期COPD患者可以没有明显的症状，随病情进展日益显著；咳嗽、咳痰症状通常在疾病早期出现，而后期则以呼吸困难为主要表现。

①慢性咳嗽　慢性咳嗽是COPD常见的症状。咳嗽症状出现缓慢，迁延多年，以晨起和夜间阵咳为著。

②咳痰　咳痰多为咳嗽伴随症状，痰液常为白色黏液浆液性，常于早晨起床时剧烈阵咳，咳出较多黏液浆液样痰后症状缓解；急性加重时痰液可变为黏液脓性而不易咳出。

③气短或呼吸困难　早期仅在劳力时出现，之后逐渐加重，以致日常活动甚至休息时也感到呼吸困难；活动后呼吸困难是COPD的"标志性症状"。

④胸闷和喘息　部分患者有明显的胸闷和喘息症状，此非COPD特异性症状，

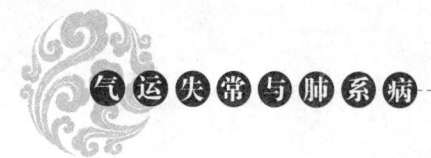

常见于重症或急性加重患者。

⑤伴随症状 COPD 主要累及肺脏，但也可引起全身（或肺外）不良反应。

COPD 可伴有呼吸系统症状的急性恶化，称为 COPD 急性加重。重度 COPD 急性加重，可由呼吸衰竭引起缺氧和体内酸碱平衡紊乱，进而导致精神神经症状，如嗜睡、头痛、神志恍惚等。

晚期患者常见体重下降、食欲减退、营养不良等。对于大多数患者，COPD 往往合并其他有明显临床症状的疾病，这会增加 COPD 发病率和病死率。

2. 诊断依据

（1）有慢性肺系疾病病史多年，反复发作，时轻时重，经久难愈，多见于老年人。

（2）临床表现为咳逆上气，痰多，胸中憋闷如塞，胸部膨满，喘息，动则加剧，甚则鼻煽气促，张口抬肩，目胀如脱，烦躁不安，日久可见心慌动悸，面唇发绀，脘腹胀满，肢体浮肿，严重者可出现喘脱。

（3）常因外感而诱发，其他如劳倦过度、情志刺激等也可诱发。

3. 鉴别诊断

肺胀与哮病、喘证三者均以咳而上气、喘息为主症，有类似之处，但又各不相同，区别如下。哮病是一种发作性的痰鸣气喘疾病，常突然发病，迅速缓解且以夜间发作多见，其证候特点与肺胀的喘咳上气有显著不同。肺胀病是由包括哮病在内的多种慢性肺系疾病后期转归而成，主要由外感诱发而逐渐加重，经治疗后逐渐缓解，发作时痰瘀闭阻的症状较明显，两病有显著不同。喘证以呼吸困难为主要表现，可见于多种急、慢性疾病的过程中，常为某些疾病的主要症状和治疗重点。而肺胀是由多种慢性肺系疾病迁延不愈发展而来的，喘咳上气仅是肺胀的一个症状。从三者的相互关系来看，肺胀可以隶属于喘证范畴，喘证与哮病日久不愈又可发展为肺胀。

（四）肺胀的辨证与治则

1. 辨证要点

（1）明主诉 首先要明确最主要的症状，本病常以胸部胀满、憋闷如塞、气促喘息、咳嗽痰多为主症，有较长喘咳病史。

（2）辨病位 病位主要在肺、肾，病久可涉及心、脾、肝、脑各脏腑。喘息急促，咳吐白痰，病位在肺；呼多吸少，喘声浊恶，病位在肾。实证多责之于肺，虚证多责之于肾。气喘伴大汗淋漓，当属心阳虚脱。

（3）定病性　肺胀的病性当分虚实，实证以寒、热、痰、湿为主，虚证以气阴两虚为主。实证者呼吸深长有余，呼出为快，气粗声高，张口抬肩，咳吐黄白痰；虚证者呼吸短促难续，深吸为快，气怯声低；喘作不重、活动后气难接续，咳嗽无力，咳痰不爽，甚至神志恍惚，属虚实夹杂。一般病久多属虚中夹实。老年多脏腑虚弱，肺脾肾不足，或因喘咳日久，正气亏虚，病性多为虚证或本虚标实证。一般缓解期以本虚为主，发作期以邪实为主。

2. 治疗原则

治疗原则按虚实论治。实证治肺，治宜祛邪利气，应区别寒、热、痰、气的不同，分别采用温宣、清肃、祛痰、降气等不同治法。虚证治在肺肾，以肾为主，治宜培补摄纳，针对脏腑病机，采用补肺、纳肾、温阳、益气、养阴、固脱等法。虚实夹杂，当分清主次，权衡处理。

治疗应遵"急则治其标，缓则治其本"原则，急性加重期以清热、涤痰、活血、宣肺降气、开窍而立法，兼顾气阴。稳定期以益气（阳）、养阴为主，兼祛痰活血。

3. 临证备要

痰、瘀、虚是肺胀发病的关键环节。肺胀的病理变化为本虚标实。急性加重期病机为痰（痰热、痰浊）壅或痰瘀互阻，气阴受损，时伴腑气不通，以痰瘀互阻为关键。稳定期痰瘀危害减轻但稽留难除，正虚显露而多表现为气（阳）、阴虚损，集中于肺、脾、肾，气（阳）、阴虚损中以气（阳）为主，肺、脾、肾虚损以肾为基。故稳定期病机以气（阳）虚、气阴两虚为主，常兼痰瘀。急性加重期以实为主，稳定期以虚为主。急性加重期常见风寒袭肺、外寒内饮、痰热壅肺、痰湿阻肺、痰蒙神窍等证，稳定期常见肺气虚、肺脾气虚、肺肾气虚、肺肾气阴两虚等证。血瘀既是肺胀的主要病机环节，也是常见兼证，常兼于其他证候中，如兼于痰湿阻肺证则为痰湿瘀肺证，兼于痰热壅肺证则为痰热瘀肺证，兼于肺肾气虚证则为肺肾气虚瘀证。

二、现代医学对肺胀的认识

（一）概述

慢性阻塞性肺疾病（COPD）是一种具有气流受限特征的肺部疾病，气流受限不完全可逆，呈进行性发展。COPD是呼吸系统疾病中的常见病和多发病，其患病率和死亡率高。在世界范围内，COPD的死亡率居所有死因的第三位，有逐年增加之势。COPD与慢性支气管炎及肺气肿密切相关。慢性支气管炎是指支气管壁的慢性、非特异性炎症。如患者每年咳嗽、咳痰达3个月以上，连续2年或以上，并排除其他已知原因的慢性咳嗽，即可诊为慢性支气管炎。肺气肿是指肺部终末细支气管远端气腔出现异常持久的扩张，并伴有肺泡壁和细支气管的破坏而无明显肺纤维化。当慢性支气管炎和肺气肿患者肺功能检查出现气流受限并且不能完全可逆时，则诊断为COPD。如患者只有慢性支气管炎和肺气肿，而无气流受限，则不能诊断为COPD，应视为COPD的高危期。支气管哮喘（简称"哮喘"）也具有气流受限性，但哮喘是一种特殊的气道炎症性疾病，其气流受限具有可逆性，故不属于COPD。

虽然哮喘与COPD都是慢性气道炎症性疾病，但二者的发病机制不同，临床表现及对治疗的反应性也有明显差别。大多数哮喘患者的气流受限具有显著的可逆性，这是其不同于COPD的一个关键特征。但是，部分哮喘患者随着病程延长，可出现较明显的气道重塑，导致气流受限的可逆性明显减小，临床很难与COPD相鉴别。COPD和哮喘可以发生于同一位患者中，且由于二者都是常见病、多发病，这种概率并不低。

一些已知病因或具有特征性病理表现的气流受限疾病，如支气管扩张症、肺结核、弥漫性泛细支气管炎和闭塞性细支气管炎等均不属于COPD。

（二）发病机制

1. 吸烟

吸烟为肺胀重要的发病因素。吸烟者慢性支气管炎的患病率比不吸烟者高2~8倍，吸烟时间越长，吸烟量越大，COPD患病率越高。烟草中的焦油、尼古丁和氢氯酸等化学成分可损伤上皮细胞，使巨噬细胞吞噬功能降低和纤毛运动减退；黏液分泌增加，使气道净化能力减弱；支气管黏膜充血水肿和黏液聚集而引起感染。慢性炎症及吸烟刺激，可引起支气管平滑肌收缩，气流受限。烟草、烟雾还可以使氧自由基增多，诱导中性粒细胞释放蛋白酶，抑制抗蛋白酶系统，使肺弹力纤维受到破坏，诱发肺气肿。

2. 职业性粉尘和化学物质

职业性粉尘及化学物质，如烟雾、变应原、工业废气及室内空气污染等，浓度过大或接触时间过长,均可导致与吸烟无关的COPD。

3. 空气污染

大气中的二氧化硫、二氧化碳等有害气体可损伤气道黏膜并有细胞毒作用,使纤毛的清除功能下降,黏液分泌增多,为细菌感染创造条件。

4. 感染

感染是COPD发生的重要因素之一,长期、反复感染可破坏气道的正常功能,损伤支气管和肺泡,病毒、细菌和支原体感染是本病急性加重的重要因素。主要病毒为流感病毒、鼻病毒和呼吸道合胞病毒等;细菌感染以肺炎链球菌、流感嗜血杆菌、卡他莫拉菌及葡萄球菌多见。

5. 蛋白酶-抗蛋白酶失衡

蛋白酶对组织有损伤破坏作用,抗蛋白酶对弹性蛋白酶等多种蛋白酶有抑制功能。正常情况下,弹性蛋白酶与其抑制因子处于平衡状态。蛋白酶增多或抗蛋白酶不足均可导致组织结构破坏形成肺气肿。

6. 其他

机体的内在因素,如呼吸道防御功能及免疫功能降低,营养、气温的突变等,都可能参与COPD的发生和发展。

COPD的发病机制尚未完全明了,目前认为其发病机制可能与吸入有害颗粒或气体引起肺内氧化应激、蛋白酶和抗蛋白酶失衡及肺部炎症反应有关。COPD患者肺内炎症细胞以肺泡巨噬细胞、中性粒细胞和$CD8^+T$细胞为主,激活的炎症细胞释放多种炎症介质,包括白三烯B4、IL-8、肿瘤坏死因子等,这些炎症介质能够破坏肺的结构和(或)促进中性粒细胞炎症反应。自主神经系统功能紊乱(如胆碱能神经受体分布异常)等也在COPD的发病中起重要作用。

(三)诊断

1. 症状

COPD的特征性症状是慢性和进行性加重的呼吸困难、咳嗽和咳痰。慢性咳嗽和咳痰常先于气流受限多年而存在,然而有些患者也可以无慢性咳嗽和咳痰的症状。常见症状如下。①呼吸困难:这是COPD最重要的症状,也是患者体能丧失和焦虑不安的主要原因。患者常描述为气短、气喘和呼吸困难等。早期仅在劳力时出现,之后逐渐加重,以致日常活动甚至休息时也感到气短。②慢性咳嗽:通常为首发症状,初起咳嗽呈间歇性,早晨较重,以后早晚或整日均有咳嗽,但夜间咳嗽并不显著,少数病例咳嗽不伴有咳痰,也有少数病例虽有明显气流受限但无咳嗽症状。③咳痰:咳嗽后通常咳少量黏液性痰,部分患者在清晨咳痰较多,合并感染时痰量增多,常有脓性痰。④喘息和胸闷:部分患者特别是重症患者有明显的喘息,听诊有广泛的吸气相或呼气相哮鸣音,胸部紧闷感常于劳力后发生,与呼吸费力和肋间肌收缩有关。临床上如果听诊未闻及哮鸣音,并不能排除COPD的诊断,也不能由于存在上述症状而确定哮喘的诊断。⑤其他症状:在COPD的临床过程中,特别是程度较重的患者可能会发生全身症状,如体重下降、食欲减退、外周肌肉萎缩及功能障碍、精神抑郁和(或)焦虑等,长时间的剧烈咳嗽可导致咳嗽性晕厥,合并感染时可咳血痰等。

2. 相关检查

(1)肺功能检查 肺功能检查是判断气流受限的重复性较好的客观指标,对COPD的诊断、严重程度评估、疾病进展、预后及治疗反应等均有重要意义。气流受限是以FEV_1和FEV_1/FVC降低来确定的。FEV_1/FVC是COPD的一项敏感指标,可检出轻度气流受限,FEV_1占预计值的百分比是评价中重度气流受限的良好指标,因其变异性小,易于操作,应作为COPD的肺功能检查基本项目。患者吸入支气管舒张剂后的$FEV_1/FVC < 70\%$,可以确定为持续存在气流受限。目前有学者已经认识到,正常情况下随着年龄的增长,肺容积和气流可能受到影响,其实,应用$FEV_1/FVC < 70\%$这个固定比值可能导致某些健康老年人被诊断为轻度COPD,也会对成年人造成COPD的诊断不足。因此,目前很难科学地确定用哪项标准诊断COPD更合适。应用固定比值造成个别患者产生COPD的误诊和诊断过度,其风险有限,因为肺功能仅仅是确立COPD临床诊断的一项参数,其他参数包括症状和危险因素。深吸气量是潮气量与补吸气量之和,深吸气量与肺总量之比是反映肺过度膨胀的指标,在反映COPD呼吸困难程度甚至预测COPD患者生存率方面具有意义。

(2)胸部X线检查 X线检查对确定肺部并发症及与其他肺部疾病(如肺间质纤维化、肺结核等)的鉴别具有重要意义。COPD早期胸部X线片可无明显变化,以后会出现肺纹理增多和紊乱等非特征性改变;主要X线征象为肺过度充气,肺容积增大,胸腔前后径增长,肋骨走向变平,肺野透亮度增高,横膈位置低平,心脏悬垂狭长,肺门血管纹理呈残根状,肺野外周血管纹理纤细稀少等,有时可见肺大疱形成。并发肺动脉高压和肺源性心脏病时,除右心增大的X线特征外,还可有肺动脉圆锥膨隆、肺门血管影扩大及右下肺动脉增宽等。

（3）胸部 CT 检查　CT 检查一般不作为常规检查。但是在鉴别诊断时，CT 检查有益，高分辨率 CT 对辨别小叶中心型或全小叶型肺气肿及确定肺大疱的大小和数量有很高的敏感性和特异性，对预计肺大疱切除或外科减容手术等的效果有一定价值。

（4）脉搏氧饱和度（SPO_2）监测和血气分析　COPD 稳定期患者如果 FEV_1 占预计值百分比 <40%，或临床症状提示有呼吸衰竭或右侧心力衰竭时应监测 SPO_2。如果 SPO_2 <92%，应该进行血气分析检查。

（四）现代医学治疗

药物治疗用于预防和控制症状，减少急性加重的频率和严重程度，提高运动耐力和生活质量。根据疾病的严重程度，逐步增加治疗，如没有出现明显的药物不良反应或病情恶化，则应在同一水平维持长期的规律治疗。根据患者对治疗的反应及时调整治疗方案。

1. 支气管舒张剂

支气管舒张剂可松弛支气管平滑肌、扩张支气管、缓解气流受限，是控制 COPD 症状的主要治疗措施。短期按需应用可缓解症状，长期规律应用可预防和减轻症状，增加运动耐力，但不能使所有患者的 FEV_1 得到改善。与口服药物相比，吸入剂的不良反应小，因此多首选吸入治疗。主要的支气管舒张剂有 β 受体激动剂、抗胆碱药及甲基黄嘌呤类，根据药物作用及患者的治疗反应选用。定期使用短效支气管舒张剂价格较为低廉，但不如长效制剂使用方便。联合应用不同作用机制与作用时间的药物可以增强支气管舒张作用，减少不良反应，联合应用 α 受体激动剂、抗胆碱药物和（或）茶碱，可以进一步改善患者的肺功能与健康状况。

2. β 受体激动剂

主要有沙丁胺醇和特布他林等，为短效定量雾化吸入剂，数分钟内起效，15~30 分钟达到峰值，疗效持续 4~5 小时，每次剂量 100~200 μg，24 小时内不超过 8~12 喷。主要用于缓解症状，按需使用。福莫特罗为长效定量吸入剂，作用持续 12 小时以上，较短效 β2 受体激动剂更有效且使用方便，吸入福莫特罗后 1~3 分钟起效，常用剂量为 4.5~9 μg，每日 2 次。

3. 抗胆碱药

抗胆碱药主要有异丙托溴铵气雾剂，可阻断 M 受体，定量吸入时开始作用时间较沙丁胺醇等短效 β2 受体激动剂慢，但其持续时间长，30～90 分钟达到最大效果，可维持 6～8 小时，使用剂量为 40～80 μg（每喷 20 μg），每日 3～4 次，该药不良反应小，长期吸入可改善 COPD 患者的健康状况。噻托溴铵是长效抗胆碱药，可以选择性作用于 M 受体，作用长达 24 小时以上，长期使用可增加深吸气量，降低呼气末肺容积，进而改善呼吸困难，提高运动耐力和生活质量，也可减少急性加重频率。

4. 茶碱类药物

茶碱类药物可解除气道平滑肌痉挛，在治疗 COPD 中应用广泛。该药还有改善心搏出量、舒张全身和肺血管、增加水盐排出、兴奋中枢神经系统、改善呼吸肌功能及某些抗炎作用。但总体来看，在一般治疗剂量的血浓度下，茶碱类药物其他方面的作用不突出。缓释型或控释型茶碱类药物每日口服 1～2 次可以达到稳定的血药浓度，对治疗 COPD 有一定效果。监测茶碱类药物的血药浓度对估计疗效和不良反应有一定意义，血液中茶碱类药物浓度 >5 mg/L 即有治疗作用；>15 mg/L 时不良反应明显增加。吸烟、饮酒、服用抗惊厥药和利福平等可引起肝脏酶受损并缩短茶碱类药物的半衰期，老年人及持续发热、心力衰竭和肝功能损害较重者，以及同时应用西咪替丁、大环内酯类药物（红霉素等）、氟喹诺酮类药物（环丙沙星等）和口服避孕药等，均可增加茶碱类药物的血药浓度。

5. 激素

COPD 稳定期长期应用吸入激素治疗并不能阻止其 FEV_1 的降低趋势。长期规律地吸入激素适用于 FEV_1 占预计值百分比 <50%（IE 级和 R 级）且有临床症状及反复加重的 COPD 患者。吸入激素和 β2 受体激动剂联合应用较分别单用的效果好，目前已有氟替卡松/沙美特罗、布地奈德/福莫特罗两种联合制剂。FEV_1 占预计值百分比 <60% 的患者规律吸入激素和长效 β2 受体激动剂联合制剂，能改善症状和肺功能，提高生命质量，减少急性加重频率。不推荐对 COPD 患者采用长期口服激素及单一吸入激素治疗。

6. 其他药物

①祛痰药（黏液溶解剂） COPD 患者的气道内产生大量黏液分泌物，可促使其继发感染，并影响气道通畅，应用祛痰药似有利于气道引流通畅，改善通气功能，但其效果并不确切，仅对少数有黏痰的患者有效。常用药物有盐酸氨溴索、乙酰半胱氨酸等。

②抗氧化剂　COPD患者的气道炎症导致氧化负荷加重，促使其病理生理变化。应用抗氧化剂（N-乙酰半胱氨酸、羧甲司坦等）可降低疾病反复加重的频率。

③免疫调节剂　该类药物对降低COPD急性加重的严重程度可能具有一定作用，但尚未得到证实，不推荐作为常规使用。

④疫苗　流行性感冒（流感）疫苗有灭活疫苗和减毒活疫苗，应根据每年预测的流感病毒种类制备，该疫苗可降低COPD患者的严重程度和病死率，可每年接种1次（秋季）或2次（秋、冬季）。肺炎链球菌疫苗含有23种肺炎链球菌荚膜多糖，虽已用于COPD患者，但尚缺乏有力的临床观察资料。

⑤中医治疗　某些中药具有祛痰、舒张支气管和调节免疫等作用，值得深入研究。

三、气运失常与肺胀

（一）对气运失常与肺胀的认识

肺胀是肺失宣降、肺气胀满的一种病证，多由于各种慢性肺系疾病复发、迁延而致，病程日久，可见正虚邪盛、痰瘀错杂，发生喘脱、痰蒙神窍等危象，其发病源于气，气也贯穿于肺胀发病全程。临床上肺胀多病情反复，难以根治，且年老体弱者为高发人群，影响了老年人的生存状态。"百病生于气"出自《素问·举痛论》，高度总结了气病为病的根本病机。中医学认为，气为人之根本，亦有"百病生于气"的发病观，认为各类疾病的发生均源于气。《景岳全书》曰："正以气之为用，无所不至，一有不调，则无所不病。故其在外则有六气之侵；在内则有九气之乱。"可见气致病与机体气的虚实错杂和气机失调密切相关。

"肺胀"病名最早见于《内经》。其曰："肺胀者，虚满而喘咳。"后世医家对肺胀也进行了详细论述："肺主于气，邪乘于肺则肺胀，胀则肺管不利，不利则气道涩，故气上喘逆，鸣息不通。"此句描述了肺气不利导致的肺气胀满、咳喘。《症因脉治》曰："肺胀之因，内有郁结，先伤肺气，外复感邪，肺气不得发泄，则肺胀作矣。"其论述了肺虚外感是导致肺胀发作的病机。肺胀病位在肺，本病的发生多由于肺之体用俱损，无法正常宣发肃降，日久子盗母气，肺虚及脾；肾虚不能纳气，呼多吸少，动则气短。肺虚不能通调水道，脾失健运，肾虚不能蒸化，致使痰浊潴留，阻滞气机运行，气不行则血瘀，而见痰浊、瘀血并见。由

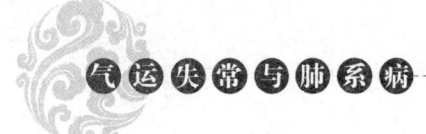

此可见，肺胀之病根在于气，与脏腑气虚及气机失常密切相关。

肺为气之主。《素问》曰："诸气者，皆属于肺。""诸满喘呕，亦皆属于肺"。在肺胀的初期多表现为肺气虚，主要病理有二。一是肺气虚可导致宗气生成不足，引发呼吸短促。《医门法律》曰："膻中宗气，主上焦息道，恒与肺胃关通。"宗气行呼吸，是保持呼吸深度和节律的重要物质，故宗气充盛则呼吸缓而匀；反之则如《医学衷中参西录》中所说"此气一虚，呼吸即觉不利"，呼吸短促不接。二是肺气虚引起卫外不固，易导致外感引发肺胀。卫气固护腠理，抵御外邪，其功能的正常发挥依赖于肺气宣发，使之布于周身。肺气亏虚，卫外不固，无法抵御外邪，则可导致肺胀。如《诸病源候·咳嗽诸病·咳逆短气候》曰："肺虚为微寒所伤，则咳嗽，嗽则气还于肺间，则肺胀，肺胀则气逆，而肺本虚，气为不足，复为邪所乘，壅痞不能宣畅，故咳逆短乏气也。"所以，肺卫气虚容易导致肺胀患者外感，而反复外感，肺病频发，又会进一步消耗肺卫之气。

久咳、久喘、久痨、长期吸烟及反复感受外邪，均使肺之体用俱损，肺气虚弱是肺胀的基本病机，患者也常伴有多汗、怕风、遇冷后加重等肺卫不固的特点，补肺益气法是治疗的基础。笔者在治疗时善用生黄芪、太子参、红景天补益肺气。生黄芪入肺、脾经，是补益肺脾、益气敛汗的要药，张锡纯谓其"能补气，兼能升气，善治胸中大气（即宗气）下陷"，并制有升陷汤用以治疗宗气下陷导致的胸闷气短、大汗淋漓等症，正与本病相合。太子参是补益肺脾，治疗肺虚咳嗽的要药；现代研究证实其含有多种氨基酸，有明显的补虚和抗疲劳作用，在使用时常重用。红景天归肺、心经，可补气清肺、扶正固本、活血化瘀，并有明显的抗疲劳、抗缺氧、抗衰老作用。现代研究证实，红景天能增强细胞免疫、体液免疫和非特异性免疫功能，增强免疫力，从而提高人体的抗感染能力，减少患者感染加重的可能。

肺病日久，子盗母气，导致脾气虚弱，进而出现津液运化失常，酿生痰湿。笔者认为，宗气为全身气阳之源。宗气者，动气也，其性属阳。上纳肺之清气，中纳脾胃之气，下纳肾中精气，肺脾两虚，宗气生成化源不足，则宗气亏虚，故健脾益气法既能培土生金，使肺气得充，又能断绝生痰之源。药用太子参、党参、山药、炒白术、茯苓健脾益气，干姜、肉桂、淫羊藿或用理中汤、吴茱萸汤加减温阳健脾。

肾主纳气，病久导致的虚喘多与肾不纳气有关，且金水相生，肺病日久，常累及肾脏。叶天士在《临证指南医案·喘》中言："在肺为实，在肾为虚。"清代医家林珮琴《类证治裁·喘》曰"喘由外感者治肺，由内伤者治肾"，并提出肺肾同治等理论。临床中，笔者常将熟地黄、黄精、山药、五味子、补骨脂、蛤蚧、煅磁石等补肾纳气平喘药物与补益肺气药同用。其中蛤蚧温补肺肾，益精血，止咳定喘；煅磁石安神镇惊，纳气平喘；五味子益气补肺，摄气归元，是治虚喘的要药，收效明显。

在补气时还要注重与行气法的配合应用。肺胀之病，痰、瘀、水、湿等阻滞气机，产生气滞；气滞又可导致痰瘀浊邪内停，气虚、气滞及病理产物相互为因，形成恶性循环，使病情缠绵。故必须在补气法之中佐以行气药，既能使气血津液得以正常运行，病理产物得以运化清肃；又能配合补气药使补而不滞，增强补气药的疗效；还可助肺气的宣降，以利宣清降浊。所以，"痰瘀同治必调气"，在运用补气法的同时配合行气法，扶正之中利于祛邪，祛邪之中不忘扶正，攻补兼施，方能收到较好疗效。

（二）古代医籍对气运失常与肺胀的相关论述

"肺胀"一词最早出现在《内经》中。《灵枢·经脉》言："肺手太阴之脉……是动则病肺胀满，膨膨而喘咳。"《灵枢·胀论》言："肺胀者，虚满而喘咳。"两处"肺胀"不同，《灵枢·经脉》曰："肺手太阴之脉，起于中焦，下络大肠，还循胃口，上膈属肺，从肺系横出腋下……是动则病肺胀满，膨膨而喘咳，缺盆中痛。"手太阴肺经起于中焦胃脘部，穿过横膈，联属于本经所属脏腑肺脏，再沿气道横出腋下。经气发生异常变动就会出现肺部胀满、气喘、咳嗽、缺盆中痛的症状。《灵枢·胀论》专论胀病的病因、病机、诊断、治法和分类，其中也比较详细地论述了五脏胀病与六腑胀病的证治内容。《金匮要略·肺痿肺痈咳嗽上气病脉证治》中明确将"肺胀"作为病名来论述，曰"上气喘而躁者，属肺胀""咳而上气，此为肺胀，其人喘，目如脱状，脉浮大者，越婢加半夏汤主之""肺胀，咳而上气，烦躁而喘，脉浮者，心下有水，小青龙加石膏汤主之"，提出肺胀的主症除了肺部胀满、咳嗽、喘之外，还有烦躁、短气、目如脱状、脉浮等症状，用越婢加半夏汤和小青龙加石膏汤主治。

《太平圣惠方》曰："夫肺气不足，为风冷所伤，则咳嗽。而气还聚于肺，则肺胀……痰饮留滞，喘息短气，昼夜常嗽，不得睡卧也。"此述提示痰饮留滞是肺胀的主要致病因素。《丹溪心法·咳嗽》曰"肺胀而嗽，或左或右，不得眠，此痰挟瘀血碍气而病",论述了肺胀的病机为痰挟瘀血,阻碍气机。《证治汇补》对肺胀病因病机的认识更为全面,诸如"痰挟瘀血碍气""风寒郁于肺中,不得发越""停水不化,肺气不得下降""骨虚水枯,肺金不敢下降而胀""气散而胀""气逆而胀"等,且明确指出了对肺胀病的治疗"当参虚实而施治"。

(三)肺胀与气运失常相关证型的治疗

1. 肺气虚

主症:咳嗽,乏力,易感冒。

次症:喘息,气短,动则加重,神疲,自汗,恶风,舌质淡,舌苔白,脉细、沉、弱。

治法:补肺益气固卫。

代表方药:人参胡桃汤合人参养肺丸加减。党参、黄芪、白术、胡桃肉、百部、川贝母、杏仁、厚朴、紫苏子、地龙、陈皮、桔梗、炙甘草。

临证参考与用药:咳嗽痰多、舌苔白腻者,减黄芪、川贝母、百部,加法半夏、茯苓;自汗甚者,加浮小麦、煅牡蛎;寒热起伏,营卫不和者,加桂枝、白芍。

中成药:①玉屏风颗粒。由黄芪、白术(炒)、防风组成。每次5 g,每日3次,开水冲服。益气,固表,止汗。用于表虚不固,自汗恶风,面色㿠白,或体虚易感风邪者。②黄芪颗粒。由黄芪一味药组成。每次4 g,每日2次,冲服。补气固表。用于气短心悸、自汗。

2. 肺脾气虚证

主症:咳嗽,喘息,气短,动则加重,纳呆,乏力,易感冒,舌体胖大、齿痕,舌质淡,舌苔白。

次症:神疲,食少,脘腹胀满,便溏,自汗,恶风,脉沉、细、缓、弱。

治法:补肺健脾,降气化痰。

代表方药:六君子汤合黄芪健中汤加减。党参、黄芪、白术、茯苓、紫菀、浙贝母、杏仁、薤白、枳壳、地龙、淫羊藿、陈皮、炙甘草。

临证参考与用药:咳嗽痰多、舌苔白腻者,加法半夏、白蔻仁;咳痰稀薄,畏风寒者,加干姜、细辛;纳差食少明显者,加神曲、白蔻仁、炒麦芽;脘腹胀闷,减黄芪,加木香、莱菔子、白蔻仁;大便溏者,减紫菀、杏仁,加葛根、泽泻、枳实；自汗甚者，加浮小麦、煅牡蛎。

中成药：①慢支固本颗粒。由黄芪、白术、当归、防风组成。每次 10 g，每日 2 次，开水冲服。补肺健脾，固表和血。用于慢性支气管炎非急性发作期之肺气虚、肺脾气虚证。②金咳息胶囊。由蛤蚧（去头足鳞）、生晒参、黄芪、川贝母、五味子、桑白皮（蜜制）、苦杏仁（炒）、玄参、当归、白芍、茯苓、甘草等组成。每次 4~5 粒，每日 3 次，口服。补肺纳气，止咳平喘，理肺化痰。适用于肺脾两虚、肾不纳气所致久咳痰白，气喘阵作，动则益甚，疲乏无力，畏寒背冷，苔白，脉沉等症，或用于慢性支气管炎迁延、缓解期，轻度慢性阻塞性肺气肿见上述证候者。③玉屏风颗粒。由黄芪、白术（炒）、防风组成。每次 5 g，每日 3 次，开水冲服。益气，固表，止汗。用于表虚不固，自汗恶风，面色㿠白，或体虚易感风邪者。

3. 肺肾气虚证

主症：喘息，气短，动则加重，神疲，乏力，腰膝酸软，易感冒，舌质淡，舌苔白，脉细。

次症：恶风，自汗，面目浮肿，胸闷，耳鸣，夜尿多，咳而遗溺，舌体胖大、有齿痕，脉沉、弱。

治法：补肾益肺，纳气定喘。

代表方药：人参补肺饮加减。人参、黄芪、枸杞子、山茱萸、五味子、淫羊藿、浙贝母、紫苏子、赤芍、地龙、陈皮、炙甘草。

临证参考与用药：咳嗽明显者，加炙紫菀、杏仁；咳嗽痰多、舌苔白腻者，加姜半夏、茯苓；动则喘甚者，加蛤蚧粉（冲服）；面目虚浮、畏风寒者，加肉桂（后下）、泽泻、茯苓；腰膝酸软者，加菟丝子、杜仲；小便频数明显者，加益智、川楝子；畏寒、肢体欠温者，加肉桂（后下）、干姜。

中成药：①百令胶囊。由发酵虫草菌粉组成。每次 4~6 粒，每日 3 次，口服。补肺肾，益精气。用于肺肾两虚引起的咳嗽、气喘、腰背酸痛。②金水宝胶囊：由发酵虫草菌粉组成。每次 3 粒，每日 3 次，口服。补益肺肾，秘精益气。用于肺肾两虚，精气不足所致的久咳虚喘、神疲乏力、不寐健忘、腰膝酸软。③固肾定喘丸。由熟地黄、附片（黑顺片）、牡丹皮、牛膝、盐补骨脂、砂仁、车前子、茯苓、盐益智、肉桂、山药、泽泻、川楝子肉组成。每次 1.5~2 g，每日 2~3 次，口服。温肾纳气，健脾化痰。用于肺脾气虚，肾不纳气所致的咳嗽、气喘，动则尤甚；慢性支气管炎、肺气肿、支气管哮喘见上述证候者。

4.肺肾气阴两虚证

主症：咳嗽，喘息，气短，动则加重，乏力，自汗，盗汗，腰膝酸软，易感冒，舌质红，脉细、数。

次症：口干，咽干，干咳少痰，咳痰不爽，手足心热，耳鸣，头昏，头晕，舌质淡，舌苔少、花剥，脉弱、沉、缓、弦。

治法：补肺滋肾，纳气定喘。

代表方药：保元汤合人参补肺汤加减。人参、黄芪、黄精、熟地黄、枸杞子、麦冬、五味子、肉桂、紫苏子、浙贝母、牡丹皮、地龙、百部、陈皮、炙甘草。

临证参考与用药：咳甚者，加炙枇杷叶、杏仁；痰黏难咳明显者，加百合、玉竹、沙参；手足心热甚者，加知母、牡丹皮、地骨皮；盗汗者，加煅牡蛎（先煎）、糯稻根须。

中成药：①生脉饮口服液。由人参、麦冬、五味子组成。每次10 mL，每日3次，口服。益气养阴。用于气阴两虚证。②养阴清肺丸。由生地黄、玄参、麦冬、川贝母、牡丹皮、白芍、薄荷、甘草组成。每次1丸（9 g），每日2次，口服。养阴清肺，清热利咽。用于阴虚肺燥，症见咽喉干燥疼痛、干咳少痰、痰中带血。③麦味地黄口服液。由熟地黄、山茱萸（制）、山药、茯苓、牡丹皮、泽泻、麦冬、五味子组成。每次10 mL，每日2次，口服。滋肾养肺。用于肺肾阴亏，症见潮热盗汗、咽干、眩晕耳鸣、腰膝酸软等。

（四）转归与预后

肺胀的多种证候之间存在着一定的联系，各证常可互相兼夹转化。其预后受患者的体质、年龄、病程及治疗等因素影响。一般说来，素体较壮、年轻、病程短、病情轻、治疗及时者，可使病情基本控制，带病延年，反之则迁延恶化。如出现气不摄血，咳吐泡沫血痰，或吐血、便血，或痰蒙神窍，肝风内动，谵妄昏迷，震颤、抽搐，或见喘脱，神昧，汗出肢冷，脉微欲绝，内闭外脱等危象时，如不及时救治则预后不良。

（五）预防与调摄

预防本病的关键，是重视对原发病的治疗。一旦罹患咳嗽、哮病、喘证、肺痨等肺系疾病，应积极治疗，以免迁延不愈，发展为本病。加强体育锻炼，平时常服扶正固本方药，有助于提高抗病能力。既病之后，宜适寒温，预防感冒，避免接触烟尘，以免诱发加重本病。如因外感诱发，立即治疗，以免加重。戒烟酒及恣食辛辣、生冷之品。有水肿者应进低盐或无盐饮食。

肺胀是慢性肺系疾病迁延，反复感邪，导致肺管不利，肺气不能宣降，清气难入，浊气难出，气壅于胸，滞留于肺的病变。病位在肺，继则影响脾肾，后期及心肝。病理性质属本虚标实。本虚多为气虚、气阴两虚，发展为阳虚；标实为气滞、痰浊、水饮、瘀血。气虚、血瘀、痰阻则贯穿于肺胀之始终。由于标本虚实常相兼夹，又互为影响，故成为迁延难愈，日渐加重的病证。临床以肺气胀满胸闷、咳喘短气、发绀、心悸、浮肿为主症，若病情加重，还可出现心脉瘀阻、阳虚水泛、痰蒙神窍、痰热动风、气不摄血、内闭外脱等危重证候。本病严重危害患者健康与生命，应积极防治。预防上重视治疗原发疾病，控制其迁延发展是关键。治疗上应祛邪扶正，标本兼顾。感邪时偏于邪实，急者祛邪治标为主，平时偏于正虚，缓者以扶正治本为主，常在祛邪宣肺、降气化痰、温阳行水、活血化瘀、补益肺气、健脾化痰、补肾纳气、滋补阴阳诸法中灵活施治，病危时还需采用开窍、息风、止血、扶正固脱、救阴回阳等法以救急。但急则治标，缓则治本，标本兼顾应贯穿本病治疗的全过程。

第六节　气运失常与肺痿

一、中医学对肺痿的认识

由于肺虚津枯，肺脏失于濡养，导致肺叶痿弱不用的病证称为"肺痿"，为肺脏的慢性虚损性疾病。临床以喘息短气、咳吐浊唾涎沫为主症。现代医学的多种呼吸系统疾病（如慢性支气管炎、COPD、支气管扩张、肺脓肿、肺结核、间质性肺疾病等）发展到一定阶段，均可归属"肺痿"范畴，其中，尤以间质性肺疾病的"肺痿"归属最为常见。

（一）历代医家对肺痿的论述

中医经典古籍《内经》中已有"肺痿"的相关记载，但尚未明确提出"肺痿"这一特定的病名。《素问·至真要大论》云"诸痿喘呕，皆属于上"，指出痿证的病变部位在上焦，病变脏腑责之于肺脏。《素问·痿论》曰："肺热叶焦，则皮毛虚弱急薄著，则生痿躄也。心气热……虚则生脉痿，枢折挈，胫纵而不任地也。肝气热，则胆泄口苦筋膜干，筋膜干则筋急而挛，发为筋痿。脾气热，则胃干而渴，肌肉不仁，发为肉痿。肾热，则腰脊不举，骨枯而髓减，发为骨痿。帝曰：何以得之？岐伯曰：肺者，脏之长也，为心之盖也，有所失亡，所求不得，则发肺鸣，鸣则肺热叶焦。故曰：五脏因肺热叶焦，发为痿躄。此之谓也。"该篇所论述的筋痿、肉痿等不同的病证，均以肢体痿废不用为主要特点，但尚无明确的内脏痿证记载。

汉代张仲景《金匮要略·肺痿肺痈咳嗽上气病脉证治》第一次明确定义"肺痿"病变名称。该篇对肺痿的病因、病机、临床表现、辨证论治等均做了较为系统的论述，奠定了后世医家肺痿辨证论治的基础，并论述了肺痿这一疾病的含义、临床表现、鉴别诊断及证治。其中载有"寸口脉数，其人咳，口中反有浊唾涎沫者何？师曰：为肺痿之病""热在上焦者，因咳为肺痿"。本篇所论述的肺脏痿弱，功能不振的病证，归于"肺痿"。病机总属"肺燥津伤""肺气虚冷"两端，肺燥津伤者，"寸口脉数，其人咳，口中反有浊唾涎沫"，可服用麦门冬汤以养阴润燥；肺气虚冷者，"吐涎沫而不咳，其人不渴，必遗尿，小便数""必眩，多涎唾"，可予甘草干姜汤治疗以温补肺气，扶阳散寒。

晋代葛洪《肘后备急方》治"肺痿"有四方，总的治疗原则是益气滋阴、温阳散寒、润燥固本。"治肺痿咳嗽，吐涎沫，心中温温，烟燥而不渴者。生姜五两，人参二两，甘草二两，大枣十二枚。水三升，煮取一升半，分为再服。又方甘草二两，以水三升，煮取一升半，分再服。又方生天门冬（捣取汁）一斗，酒一斗，饴一升，紫菀四合。铜器于汤上煎，可丸。服如杏子大一丸，日可三服。又方甘草二两，干姜三两，枣十二枚，水三升，煮取一升半，分为再服。"

隋代巢元方《诸病源候论·肺萎候》中论及"痿"有弱而不用之意，并扩展了对肺痿病因病机新的认识，提出了"肺气壅塞"，明确了"邪实"在肺痿发病中的作用，如《诸病源候论·脾胃诸病·肺萎候》言："肺主气，为五脏上盖，气主皮毛，故易伤于风邪，风邪伤于腑脏，而气血虚弱，又因劳役大汗之后，或经大下而亡津液，津液竭绝，肺气壅塞，不能宣通诸脏之气，因成肺萎也。"唐代孙思邈则强调肺痿以虚为本，重视"正虚"的疾病本质，提出对于虚寒型肺痿的治疗可给予生姜甘草汤、甘草汤，对虚热型肺痿可用炙甘草汤、麦门冬汤等治疗。

王焘《外台秘要·咳嗽门》曰"肺气嗽，经久将成肺痿，其状不限四时冷热，昼夜嗽常不断，唾白如雪，细沫稠黏，喘息气上"，对肺痿的症状进行了总结。其还指出肺痿可见大便症："伤于津液，便如烂瓜，亦如豚脑。"

宋代陈无择从气血角度补充了肺痿的病机认识。《三因极一病证方论·肺痿肺痈叙论》言："肺为五脏华盖，百脉取气于肺，运动血脉，卫养脏腑，灌注皮毛，将理失宜，气与血乱，则成肺痿肺痈矣。"《圣济总录》提出虚寒肺痿"当以温药和之"的原则等，均丰富了肺痿的治法认识。元代朱丹溪认为，"肺痿治法，在乎养血、养肺、养气、清金"。

至清代，众医家在肺痿本虚论的基础上，对"邪实"论亦给予了重视。尤怡在《金匮要略心典·肺痿肺痈咳嗽上气病脉证治》中进一步阐明："痿者，萎也，如草木之萎而不荣，为津烁而肺焦也。"周学海认为，"阴虚血瘀"为其责，《读医随笔·论咳嗽》言"养液行瘀"之法可缓解肺痿络涩瘀滞之证。喻嘉言则补充了肺痿"逆气""积痰""火热"的病机要素，并提出治痿大法。《医门法律·肺痈肺痿门》曰："肺痿者，其积渐已非一日，其寒热不止一端，总由胃中津液不输于肺，肺失所养，转枯转燥，然后成之……《金匮》治法，非不彰明，然混在肺痈一门，况难解其精意。大要缓而图之，生胃津，润肺燥，下逆气，开积痰，止浊唾，补真气以通肺之小管，散火热以复肺之清肃。"同时，喻嘉言指出了肺痿治疗的宜忌，"凡肺痿病……漫然不用生津之药，任其肺日枯燥，医之罪也……恣胆用燥热之药，势必熇熇不救，罪加等也……故行峻法，大驱涎沫，图速效，反速毙，医之罪也"。清代沈金鳌《杂病源流犀烛·肺病源流》对肺痿的用药宜忌等亦做了补充，其言"切忌升散辛燥温热"。清代叶天士《叶选医衡》亦有"患此必十死八九，最为难治"的论述，说明了本病为疑难病、危候，预后差，死亡率高。清代亦有关于肺痿流行病学的记载，《脉诀汇辨》载"谓戊子、戊午、戊寅、戊申四年也……谓乙巳、乙亥二年也……民病肺痿寒热咳血"。

《金匮要略·肺痿肺痈咳嗽上气病脉证治》在肺痿的辨证分型方面，论述了"虚热肺痿"的病因、病机、临床表现等，而对于仲景是否将肺痿分为虚热、虚寒两种证型，后世医家存在一定争议，较具有代表性的医家是清代陈修园和唐容川。

陈修园认为，仲景将肺痿分为虚热肺痿及虚寒肺痿两证，且提出两种证型均可导致肺燥津枯，肺叶失养成痿。其在《金匮要略浅注》中曰："肺（不用而）

痿,(其饮食游溢之精气,不能散布诸经,而但上溢于口,则时)吐涎沫,(且邪气之来顺)而不咳者,(痿则冥顽而不灵也。)其人(以涎沫多,而)不(觉其)渴,(未发时,)必(自)遗尿,(溺时)小便(短而频)数,所以然者,以上(焦气)虚不能制(约)下(焦之阴水)故也。此为肺中冷。(盖肺痿皆由于热,何以忽言其冷?然冷与寒迥别,谓得气则热,不得气则冷,即时俗冷淡冷落之说也。肺为气主,气虚不能自持于上,则头)必眩。(气虚不能统摄于中,则口)多涎唾,(宜)甘草干姜汤以温之。经云:肺喜温而恶寒。又云:肺喜润而恶燥。可知温则润,寒则燥之理也。且此方辛甘合而化阳,大补肺气,气之所至,津亦至焉。若草木之得雨露,而痿者挺矣。"

唐容川则认为,肺痿由虚热所致,"肺中冷"实非肺痿证型,仲景列于该篇主要是提醒医家遇此情况不应以肺痿论治,其在《金匮要略浅注补正》中曰:"仲景书皆互相比较,以明其意,非板论也,此篇肺痿肺痈为主,因肺痿肺痈必见咳嗽上气,故又举咳嗽上气与肺痿肺痈不同者,以明之也。此节甘草干姜汤证,是因肺痿必吐涎沫,故又举吐涎沫而不咳者,以明其非痿也。修园未知文法,乃以为肺痿正治之方,差误之至。予为之证曰:肺痿之证,自当吐涎沫,然必见咳渴,不遗尿,目不眩,乃为肺痿证也。若吐涎沫而不咳又不渴,必遗浊,小便数,以肺阳虚不能制下,此为肺中冷,仲景着此四字,正是大声疾呼,明其非肺痿之热证,读者不当作肺痿治矣。必眩多涎唾,宜甘草干姜汤以温肺,若作痿症而用清润,则反误矣。"

另外,历代医家均认识到肺痿是多种肺系疾病的慢性转归,肺痈、肺痨、久嗽、喘哮等伤肺,均有转化为肺痿的可能。根据历代文献,关于肺痿病名的认识,自汉至今,其含义甚为明晰,发端于《素问》,病名确立出于《金匮要略》,其病性、病位明确,并一直被绝大多数医家所承认,沿袭至今。

(二)肺痿的病因病机

先天禀赋不足,或久病损肺、药食失宜、情志失节及劳倦内伤等,致肺肾亏虚、肺津不足,加之外感六淫邪毒而导致肺痿。基本病机为气虚、痰阻、血瘀、毒滞,并且痰、瘀、毒闭阻肺络贯穿疾病始终。病位首先在肺,继则影响脾、肾,后期病及心。病理因素主要为痰毒、瘀毒,且二者之间相互转化、兼夹为病。病理性质多属本虚标实,但有偏实、偏虚的不同,且多以标实为急,标实以痰瘀阻络为主。本虚主要包括气虚、阴虚、津伤等。

1. 病因

肺痿的发生是因先天禀赋不足，或久病损肺，导致肺肾失养，肺津亏虚，加之反复感受外邪，而致肺之气血闭阻肺络，肺叶痿弱不用。另外，药食失宜、情志失节及劳倦内伤也是影响本病发生的因素。其病因大致可分为内、外两个方面。

（1）内因

①先天禀赋不足，肺肾失养　肺痿多发生在 50 岁以上人群，中医学认为，此年龄阶段的人肾气渐衰，肾不纳气，加之反复感邪，而致肺肾不足，先天禀赋不足应在本病发病中占有重要位置。肺痿有着与其他疾病不同的发病和病情进展的特殊性，即使感受相同的外邪，也不是每个人都会罹患本病。其根本病因在于先天禀赋不足，素质不强，肾气不足，若久病咳喘，肺气亏虚，与先天之肾虚相合，便成为本病发病的根本。

②久病损肺　肺居上焦，脏腑娇嫩，不耐寒热，肺热久咳，热伤肺阴，或肺痹虚热，伤及津液，或肺痈发病，热毒伤及肺阴，或消渴病阴虚内热，消耗肺津，肺阴因燥受损，不能濡润肺脏，日久则发为肺痿。或因发病日久，如哮病迁延，久喘而至肺虚等，导致肺气虚耗，逐渐引起人体阳气的损伤；阳气失于温煦，肺虚有寒，人体阴津不能发挥其正常生理功能，不能濡养肺脏，反而生为涎沫，则肺叶终致痿废不用。此即《金匮要略》所谓"肺中冷"之类。

③药食失宜　饮食不节，过饥则气血生化乏源，土不生金，肺络失养，因虚致痿；过饱或偏嗜肥甘厚味、辛辣炙煿，或嗜酒成性，而致脾胃损伤，气血生化乏源，肺失濡养而致肺痿；运化水液功能失常，则痰湿（热）内生，内蕴于肺而致肺痿。王焘在《外台秘要》中提出"饮食将息伤热"是导致肺痿的重要环节，而薛立斋更是明确指出"或醇酒炙煿，辛辣厚味，熏蒸于肺"可致肺痿，张从正则在其《儒门事亲·肺痹》中记述了大量食用樱桃和过量饮酒导致肺痿的案例。张从正还指出误服温燥药物可致肺痿的发生，"慎勿服峻热有毒之药。若服之，变成肺痿，骨蒸潮热，咳嗽咯脓，呕血喘满，小便不利，寝汗不止，渐至形瘦脉大"。

④情志内伤　《古今医统大全》引前贤之论，首提情志内伤可致肺痿。《普济方·咳嗽门·总论》曰："忧思喜怒，饮食饥饱，致脏气不平，积微至著，以致渐成肺痿。"盖内伤七情首伤脏腑气机。《素问·举痛论》云："百病生于气也，怒则气上，喜则气缓，悲则气消，恐则气下……惊则气乱……思则气结。"悲忧过

度，耗伤肺气，致肺络失养，日久成痿。

另外，情志不畅，郁怒伤肝，肝失条达，气机不畅，日久气郁化火，气火循经上犯于肺，亦发为肺痿。

⑤劳欲过度　巢元方在《诸病源候论》中论及肺痿的病因时就提到"劳逸大汗"。《景岳全书》亦言"大抵劳伤气血，则腠理不密，风邪乘肺，风热相搏，蕴结不散，必致咳嗽"，指出劳伤气血是肺痿发病的基础。薛立斋指出"大抵劳伤血气，腠理不密"可致"风邪乘肺"而发肺痿，"或入房过度，肾水亏损，虚火上炎"亦可致之，此皆为劳欲之因。

（2）外因　肺为华盖，主皮毛，开窍于鼻，六淫多从皮毛、口鼻侵入人体。反复感受外邪是本病发生的外因。肺痿的发病，在外感邪气中，主要与风、燥、热（暑、温、疠）、毒邪关系密切。

①风　风性善行而数变，根据其致病特点属于阳邪，多侵袭人体阳位，因肺居高位，为五脏之华盖，在人体居于上焦，因此肺脏易为风邪侵扰。《素问·太阴阳明论》曰："伤于风者，上先受之。"风邪袭肺，肺络失调，气血津液濡养失用，日久肺燥津伤或肺中虚冷，肺叶痿而不用，终致肺痿。巢元方《诸病源候论》曰"虚邪中于肺，肺痿之病也"，提出"风邪伤于脏腑"可致肺痿观点；《景岳全书》明言"风邪乘肺"可致肺痿等。风邪致肺痿发病，主要表现为两点：一是风为百病之长，易挟燥、热之邪侵及肺卫；二是风性轻扬开泄，腠理不固，易致诸邪来犯，肺病丛生，转归成痿。

②燥　肺属金，通于秋气，肺为娇脏，喜润恶燥，燥邪易伤肺及络。燥性干涩，易伤津液，肺络为肺脏布津之通道，燥邪来犯，一方面直接戕伐肺之津液，一方面使肺络涩滞，影响肺络布津功能，而致肺叶失于濡养，辗转成痿。

③热（暑、温、疠）　热、暑、温邪皆属阳邪，其性炎上，叶天士言"暑由上受，先入肺络""温邪上受，首先犯肺""吸入温邪，鼻通肺络，逆传心胞络中"。邪热犯肺多从口鼻而入，邪气炽张，伤津耗气，肺失气津濡养，肺叶痿弱不用。

另外，疠气（具有传染性的外感邪气）侵袭人体，发病急骤，来势凶猛，变化多端，可侵及人体多个脏腑，而肺脏多首当其冲，在邪正剧争后，邪去正亦虚，日久肺脏痿弱不用。

④毒　毒邪学说作为病因学说之一，近年来备受关注。毒的含义，分析归纳

为以下几种。一是毒即为邪气，指相对于人体正气的一种致病物质，正气与邪气是相对的，无邪就无所谓疾病。二是病邪之甚者。王冰注《素问·生气通天论》载："故风者，百病之始也，清静则肉腠闭拒，虽有大风苛毒，弗之能害，此因时之序也。"这里所描述苛毒意指风邪过度偏亢导致的致病因素。三是疫毒。至明清温病学说兴起后，毒邪逐渐延伸为疫毒，即具有传染性的一类致病物质。毒根据肺痿的形成过程，有内毒和外毒之分。肺痿属本虚标实之病证，其病因可责之于此。

除外感六淫邪气，感受"外毒"亦直接损伤肺。外毒有病毒、菌毒、虫毒、气毒、烟毒、粉毒、药毒和放射毒。当今社会，环境污染应属于致病外因之一，其不同于六淫、杂气，而是一种新的病邪——环境毒。环境毒伤人，无论正气是否亏虚，感之均损伤正气。存在于空气中的各种毒性物质为"气毒"，常见的气毒有飘尘、二氧化硫、氮氧化物、一氧化碳及光化学烟雾等。还有环境因素，如近年来雾霾天气频现，雾霾的成分非常复杂，包括多种化学颗粒物质，能直接进入并黏附、沉积于上、下呼吸道和肺泡中，导致肺组织的不可逆损害，"环境气毒"吸入肺脏后，直接消耗肺气，降低肺气的抗邪能力。还有烟毒，烟草味辛性燥易耗气伤津，为大辛大热之物，其气酷烈，善耗气伤津，生风动血。吸烟日久，肺液被劫，毒邪蓄积，肺热叶焦而痿。若肺气较强，毒虽伤肺而正仍能抗毒，则毒可被排于体外；正不胜毒则致肺伤毒留，阴阳失衡。吸入气毒直接损伤肺后可导致肺气机不畅、血运失调，引起瘀邪痰浊内阻于肺络，致肺络不通。

所谓内毒，是指因肺脏本身，或因其他脏腑功能失调产生的病理产物，影响于肺。肺为娇脏，不耐寒热，每因外感或内伤致使肺脏的生理功能失调，病理产物蓄积于体内化为内毒，并由外邪引动发为肺痿。其内毒主要包括痰毒及瘀毒。具体可参考下文病机中"痰、瘀、虚在肺痿中的致病机制分析"部分。

2. 病机

肺痿病变逐渐进展，随着病情加重，病变多从气到血，病变脏腑由肺逐渐影响到脾、肾。肺痿病变脏腑主要在肺，发病原因多系先天禀赋不足，肺肾亏虚，邪气侵袭，耗伤人体。

本病基本病机为气虚、痰阻、血瘀、毒滞，并且痰、瘀、毒闭阻肺络贯穿疾病始终。病位首先在肺，继则影响脾、肾，后期病及心。因肺主气，开窍于鼻，外合皮毛，职司卫外，为人身之藩篱，故外邪、邪毒从口鼻、皮毛入侵，每多首先犯肺，以致肺之宣降功能不利，气逆于上则咳，升降失常则喘。若肺病及脾，子盗母气，脾失健运，则可导致肺脾两虚。肺为气之主，肾为气之根，若肺病及肾，金不生水，肾气衰惫，肺不主气，肾不纳气，则气喘日益加重。心脉上通于肺，肺气助心行血，心阳根于命门真火，故肺虚治节失职，或肾虚命门火衰，均可病及心，使心气、心阳衰竭，甚则可以出现喘脱等危候。

病理因素主要为痰毒、瘀毒，且二者之间相互转化，兼夹为病。内外邪干肺，或灼津为痰，或气不化津，津聚为痰，痰浊闭阻，气机郁滞，血行不利，滞则为瘀，痰瘀互结伏肺，伏而待发。另"病久入深，荣卫之行涩""久发频发之恙，必伤及络，络乃聚血之所，久病必瘀闭"，故痰浊与瘀血互为因果，交融凝聚蕴毒，致病多顽恶。

病理性质多属本虚标实，但有偏实、偏虚的不同，且多以标实为急。外感诱发时偏于邪实，平时偏于本虚。素体亏虚，外邪犯肺，入里伤络，耗气伤津，邪实本虚，以实为主；子盗母气，病及脾，痰、瘀、毒闭阻，多属虚实夹杂；肺肾两虚，病及心，气虚及阳，或阴阳两虚，渐成危候。

（1）痰、瘀、虚在肺痿中的致病机制分析　在辨证过程中，痰、瘀、虚是肺痿的主要病理因素，津凝为痰，血滞为瘀，痰瘀可谓同源异物，二者相互转化、相互影响的特点更是肺痿病机演变的重要因素。

①痰　痰是中医理论中的内在病理产物，多由脏腑功能失调，尤其是肺、脾、肾功能失调所致。《类证治裁》说："痰饮皆津液所化，痰浊，饮清。"水湿痰饮同源异流，分之为四，合则为一，是人体津液在输布和排泄过程中发生障碍，停留于体内而形成的病理产物。从质地言，稠浊者为痰，清稀者为饮，更清者为水，而湿乃水液弥散浸渍于人体中的状态，其形质不如痰饮和水明显，故言湿聚为水，积水成饮，饮凝成痰，所以痰往往与湿、水、饮可分而不可离。

痰的形成主要有内、外两个方面的原因，外因多由外感六淫或疫疠之邪所致，如《景岳全书》所言"风寒之痰，以邪自皮毛内袭于肺，肺气不清，乃致生痰"。内因多是在内伤因素作用下导致人体脏腑功能失调之后产生的病理产物。肺痿为中医内伤杂病，因此内因对本病的发生往往有更加重要的作用。详细而言，内伤形成之痰又主要与以下几方面相关。

A.脾失健运，化生不利，痰湿内生　脾胃是后天之本，气血生化之源。脾主升清，胃主降浊，脾胃功能健运，则胃受纳腐熟、脾运化升清之功能正常而源源化生水谷精微物质。当脾胃功能失调时，就会影响气血的生成、运行和布散，从而出现一系列的病理表现。如患者平素嗜食膏粱厚味、醇酒肥甘及辛辣腥腻之品，影响脾胃功能，水谷不归正化，酿生痰浊水湿，或过食生冷寒凉，脾阳失展，水谷化为痰湿。此外，思虑或劳倦过度也可伤脾而使其失去运化功能，造成水湿内停凝结成痰。由于脾胃中土为运化水谷的首要脏腑，其功能失司会直接导致痰湿的产生，故有"脾为生痰之源"一说。

B. 肺失通调，敷布失司，痰湿内储　肺主气，司呼吸，通调水道。《素问·经脉别论》言："饮入于胃，游溢精气，上输于脾，脾气散精，上归于肺，通调水道，下输膀胱，水精四布，五经并行。"可见人体内的水液虽由脾胃而来，但水液的输布、运行和排泄又依赖于肺的疏通和调节，以维持动态的平衡，故有"肺为水之上源"之说。肺脏自病或其他脏腑病变影响到肺，可导致肺宣降失司、通调水道、敷布津液的功能失常，则津液停滞，聚湿生痰。痰贮于肺，肺气不利，痰壅气道，必致咳嗽咳痰。

C. 肾元不足，阴阳偏衰，间接生痰　肾主水，主持和调节人体津液代谢，这一作用主要依靠肾阴肾阳的平衡来完成。肾元不足，阴阳偏衰，会对津液代谢产生影响。分言之，各种原因导致肾阳不足时，其蒸腾气化水液的能力下降，水湿不化，泛滥为害，泛溢于肌肤则为水肿，凌心射肺则心慌、咳嗽、憋喘、呼吸困难、不能平卧。肺受水饮影响，敷布功能失司，从而产生痰湿，与水饮相合则为痰湿水饮，潴留于肺，胶结为害。当肾阴不足时，阴不制阳，虚火内生，煎熬津液成痰，痰邪随气机升降到达肺，则影响肺的生理功能。

D. 三焦不利，气化失司，痰湿内生　"三焦者，决渎之官，水道出焉"。全身的水液代谢是由肺、脾、肾的协同作用来完成的，但必须以三焦为通道，才能正常地升降出入。三焦气化不利则变证由生。如《类经》所言："上焦不治则水泛高原，中焦不治则水留中脘，下焦不治则水乱二便。"当肺、脾、肾三脏功能失调时，影响三焦的气化作用，则水液运化失常，或产生水饮，或产生痰湿，出现相关的脏腑病证。

E. 肝失疏泄，气机不利，津液化痰　肝为刚脏，职司疏泄，既条达气机，又调畅情志，同时还能疏泄津液、胆汁和气血的正常分布，一旦疏泄失职，则百病丛生，即《内经》所言"百病生于气也"。若情志不遂，忧思气结，或郁怒伤肝，导致肝失疏泄，气机郁滞，郁滞日久，导致津液推动运行的能力下降从而产生痰湿，气郁日久化火，火热煎熬津液亦可为痰。

②瘀　瘀，亦作淤，是瘀血的简称，本义指血积不行，是中医理论中的内在病理产物。对于瘀，《说文解字》释"瘀，积血也"。《辞海》谓"瘀，积血。即瘀血。指体内血液滞于一定处所"。瘀，本指水中沉淀的泥沙，但又有"滞塞，不流通"的含义。《辞源》说"淤，积血之病也。"一般而论，凡离开经脉之血不能及时消散而瘀滞于某一处，或血流不畅，运行受阻，郁积于经脉或器官之内呈凝滞状态，都叫血瘀。

瘀的来源主要有两个方面。一方面是跌仆闪挫等外伤因素损伤人体筋脉脏腑，直接导致经脉受损，血不循经，溢于脉外而为瘀血。另一方面是在内伤因素作用下导致人体脏腑功能失调之后所产生的病理产物。后者往往在本病的发病中有着更加重要的作用。详细而言，瘀主要来源于以下几个方面。

A.脾失健运，痰湿内生，气机阻滞　脾胃乃后天之本，气血生化之源，又主统血。气血又是脏腑功能正常运作的物质基础，人一身之气血从根本上说借胃受纳腐熟、脾运化升清之正常功能而源源生化。因此，当脾胃功能失调时，就会影响气血的生成、运行和布散，从而出现一系列的病理表现。例如，患者平素嗜食膏粱厚味、醇酒肥甘及辛辣腥腻之品，影响脾胃功能，不归正化，则谷反为滞，水反为湿，酿生痰浊水湿。脾胃健运失司，日久清阳不升、浊阴不降，水谷精微失于输布，停留中焦，滋生湿浊，湿浊每每影响气机升降，导致气化和推动能力下降。气为血之帅，气行则血行，气滞则血瘀，产生瘀血。此外，脾脏阳气虚弱，无力统血，则血溢脉外直接为瘀。瘀血一旦产生，往往与痰湿胶结共同为害，痰瘀壅滞，阻塞气道则患者出现咳嗽咳痰、胸闷喘息、面色晦暗、口唇发紫症状。

B.肝失疏泄，气机不利，血行瘀滞　肝为刚脏，职司疏泄，又能藏血。既条达气机，又调畅情志，同时还能疏泄津液、胆汁和气血的正常分布，肝一旦疏泄失职，则百病即生，《内经》所云"百病生于气也"，往往与肝失疏泄密切相关。患者平素情志不遂，忧思气结，或郁怒伤肝，导致肝失疏泄，气机郁滞，郁滞日久，会出现不同的转变。一种转变是由气滞导致血液推动运行的能力下降，从而产生血瘀；另一种转变是气郁日久化火，火热煎熬血液为瘀，或迫血妄行，血溢脉外为瘀。此外，肝不藏血，血失所藏，则易于瘀滞血脉而成为瘀血。瘀血为有形之品，一旦产生又可加重气机阻滞，从而导致疾病循环加重。

C.心气不足，推动无力，瘀阻血脉　心藏神，主血脉，血液的正常运行首先依赖心气的推动作用。若患者禀赋不足，素质虚弱，或年迈体虚，久病伤正，导致心气不足，鼓动血脉无力，血液运行不畅，则出现血脉瘀滞。瘀血既已形成，反过来又可影响气机宣畅，导致阴津阳气难以布达，肺失温润，进一步加重病情。临床上，本病许多患者无论症状体征，还是实验室检查方面，均有瘀血表现。如颜面晦暗、唇甲发紫、红细胞增多、血液黏滞度增加等，晚期影响到右心功能导致右心功能不全时，则出现体循环淤血等明显的瘀血征象。

D.肺气不利，病及血，血滞为瘀　肺主气，司呼吸，朝百脉而主治节，肺脏自病或他脏久病累及肺，均可导致肺气不足。宗气贯心肺而行呼吸，心脉上通于肺，心、肺二脏密切关联。肺气虚则不能治理调节心血的运行，导致"心主血脉"功能失常。营运过劳，心气、心阳虚衰，推动血脉无力则血行滞涩，出现心动悸、脉结代、唇舌甲床发紫、颈脉动甚等气虚血瘀之象。

E.五脏亏损，气血不复，久病入络　患者因内伤七情、饮食劳倦等原因而发病，病久必耗伤正气，导致五脏亏损，气血不足，络脉空虚，病邪乘虚侵袭络脉。叶天士言"经主气，络主血""初为气结在经，久则血伤入络"，提出久病入络理论。依叶天士所言推理，久病入络之后必会导致血行瘀滞，故而瘀血产生。

因此，血瘀在肺痿发病过程中起着重要作用，且瘀表现有显性指标和隐性指标，显性指标主要表现为唇甲发绀，舌暗、舌下络脉迂曲，面色晦暗，胸闷胸痛等，而隐性指标可以表现为血黏度增高、血浆血栓素B_2升高，毛细血管数减少等，也就是属于无形之瘀的特征。

随着病情进展，痰邪、瘀浊两种致病邪气相互影响，出现痰瘀胶结。当瘀血生成，也可阻滞气机，导致津液不行，水凝为痰。痰瘀为有形病理产物，痰与瘀血一旦生成，由于其互生互化的特性，极易相互胶结难除，病势缠绵。正如朱丹溪在《局方发挥》中提出："自气成积，自积成痰……痰挟瘀血，遂成窠囊。"而痰瘀互结，壅阻肺络，经脉运行不畅，可进一步导致肺气宣降功能失常，出现胸闷、憋喘、咳嗽等症状，严重者后期则伴有杵状指、唇甲发绀症状。如《医学入门》云："痰与瘀血碍于气，所以动则喘息。"痰性黏滞，瘀积势深，痰和瘀既是病变过程中的产物，也是诱发疾病进一步进展的原因，从而极易形成恶性循环，进而导致津液、气血不断耗伤，造成正虚邪更甚的局面。

③虚　随着痰瘀的不断加重，"虚"则随之更甚，早期在肺，中期可及脾、肾，晚期可影响心。人体先天禀赋不足及正气虚耗，是各种慢性疾病的内在原因，

正所谓"邪之所凑，其气必虚"。机体之宗气生成，有赖于肺将吸入之清气与脾胃之水谷精微相融，而肺病日久，子盗母气，则脾气亦虚，脾虚"土不生金"，使得肺气更加虚弱。"肺为气之主，肾为气之根"，肺的呼吸能保证正常吸入，吸入之清气得以肃降，下降于肾，是基于肾主纳气功能正常，当病势日久，肺气亏耗，金不得生水，则导致肾气虚弱，失于摄纳，表现为呼吸不能达到正常深度，息促气短，动则喘甚。当后期正气衰竭，气不得内收，外散而失，可导致气脱之危象。

（2）从气血变化对间质性肺疾病进行分期　间质性肺疾病根据其临床表现，多归属于中医学"肺痿""肺痹""咳嗽"范畴。从现代医学角度，间质性肺疾病源于肺泡受损和修复异常，肺泡上皮的损伤可使成纤维细胞增殖并向肌成纤维细胞增殖、Ⅰ型胶原沉积，肺内血管被累及，以致最终形成大量瘢痕组织，导致蜂窝肺。

从中医理论气血变化角度出发，并结合现代医学病理学、影像学等，对本病进行分期。

①急性起病期　通过大量临床病例研究可发现，本病的主要病因为反复感受六淫之邪或时邪、失诊误诊及先天禀赋不足。肺为娇脏，不耐寒热。《医学三字经·咳嗽》言："肺为脏腑之华盖，呼之则虚，吸之则满。只受得本然之正气，受不得外来之客气。客气干之，则呛而咳矣。"外感六淫尤其是风、寒、湿等致病邪气侵袭机体，肺为"华盖"，当先受之，致使肺气不能宣降，失于输布，津液停聚而生痰，肺朝百脉不利，气血凝涩，而致咳嗽、咳痰。因此，纵观本病的发展过程，气血不通是间质性肺疾病起病期的一个基本病机特点。

②正邪相争期　随着病情的进展，气血不行于脉，不能濡养肺脏，肺络不通，肺气受损，致使肺气愈虚，患者易感气短、动则咳喘，表现出由实致虚，虚实夹杂的病理特点，正邪相争延至第二阶段，由于反复感邪，肺气进一步虚损，并可由气及血，由肺及肾，在病机上逐渐出现气血亏虚，络虚不荣与络脉闭阻同时存在，虚实夹杂。

③痰瘀互结期　前两阶段，气血变化尚以气滞乃至气虚为主，到了本期，血的瘀滞逐渐成为主导因素，使病情加重。明代李梴于《医学入门》中说："痰与瘀血碍气，所以动则喘急。"肺气虚不能温摄，肾虚不能气化，脾胃上输之津液反聚为痰涎，肺纤维化的痰浊与瘀血互结，深伏凝结于肺络之中，正如叶天士所言

"经年累月，外邪留着，气血皆伤，败瘀凝痰，混处经络"，故可见喘息、咳吐黏痰、发绀等症。该阶段多属中医学"肺痹"范畴。引起五脏痹的风、寒、湿邪是一种变异的风、寒、湿邪，它们在风、寒、湿邪侵犯身体后产生，像痰瘀那样既是病理产物，又是致病因子，称为"痹气"；五脏功能失调为五脏痹形成的重要因素，何脏之气躁动，则痹气停于何脏而形成何脏之痹；五脏痹的病机特点在于以正气偏虚为基础，外感六淫为诱因，形成血络凝涩，血络凝涩又形成新的病理因素（痹气）等，虚实错杂，缠绵多变，顽固难愈，但以血络凝涩为基本病机特点。

④肺叶枯萎期　本期即肺纤维化晚期。肺脏虚损，津气严重耗伤，津枯则肺燥，清肃之令不行，抑或脾阴胃液耗伤，或肾虚津液不能上输于肺，致肺叶失于濡养，枯萎不用。故清代喻嘉言《医门法律·肺痿肺痈门》说："总由肾中津液不输于肺，肺失所养，转枯转燥。"这是肺纤维化发展的最后阶段，也是出现气亏阴伤，津液枯竭的病情急速加重转折期，气血不能正常输布致使脾、肾、心等多脏器受累，如不及时调治多预后不良。

综上所述，从气血凝涩不畅至气血津液不能输布于肺的发展过程中，各阶段的病机和病理变化来看，本病的第一阶段当属中医学"咳嗽"范畴，此阶段为发病初期，是治疗的最佳时期。如处理不当任其发展，可至第二、三阶段，即属中医学"肺痹"范畴，此时气血闭阻，不足以荣濡肺脏，进入疾病的发展期。当病情恶化至第四阶段重亡津液时，可见肺体积减小、肺叶枯萎不用等。唐代王焘在《外台秘要·许仁则疗咳方一十二首》说："肺嗽若，不限老少……此嗽不早疗，遂成肺痿。"此阶段当属中医学"肺痿"范畴。由此可见，气血的变化在肺纤维化的整个病程中有着至关重要的地位，故提示我们在治疗本病时尤要重视调理气血，延缓其发展进程，以提高临床疗效。

（三）肺痿的诊断与鉴别诊断

1. 临床表现

临床以咳吐浊唾涎沫为症状。唾呈细沫稠黏，或白如雪，或带白丝，咳嗽，或不咳，气息短，或动则气喘。常伴有面色㿠白，或青苍，形体瘦削，神疲，头晕，或时有寒热等全身证候。

2. 诊断依据

（1）主症为咳嗽，咳吐浊唾涎沫，唾呈细沫稠黏，或白如雪，或带白丝，或不咳，气息短，或动则气喘。

（2）兼症为面色㿠白，或青苍，形体瘦削，神疲，头晕，或时有寒热。

（3）有多种慢性肺系疾病病史，久病体虚。

3. 鉴别诊断

（1）肺痿与肺痈　肺痈失治久延，可以转为肺痿，但二者在病因病机、病性、主症、脉象等各方面均存在差异。肺痿多因久病肺虚、误治津伤致虚热肺燥或虚寒肺燥而成，以咳吐浊唾涎沫为主症，病性总属本虚标实而以本虚为主，而肺痈多因外感风热、痰热内盛致热壅血瘀、蕴酿成痈、血败肉腐化脓而成，以咳则胸痛，吐痰腥臭，甚则咯吐脓血为主症，病性属实。肺痿脉象多为虚数或虚弱，肺痈则为浮数、滑数。

（2）肺痿与肺痨　肺痨是由于痨虫入侵所致的具有传染性的慢性虚损性疾病，主症为咳嗽、咯血、潮热、盗汗及身体逐渐消瘦等，与肺痿以吐涎沫为主症有别，但肺痨后期可以转为肺痿。

（四）肺痿的辨证与治则

1. 辨证要点

（1）虚象为主　肺痿病因多强调致虚因素，肺气津不足为其核心病机，临床表现以虚象为主，特点是肺叶痿弱不用，咳吐浊唾涎沫，以病机特点结合形态特征而命名。

（2）涎沫与痰　肺痿咳吐之涎沫的特点是中间不带痰块，胶黏难出，伴口燥咽干，白沫之泡小于粟粒，轻如飞絮，结如棉球，有时粘在唇边，吐而不爽。另外，需要指出的是，一般肺燥津伤之轻者，肺气布散津液救急于内，多发为无痰之干咳，而虚热肺痿之肺燥津伤较重，部分肺叶痿弱不用，津液有所不至，相对有余，且肺气布散津液之功受损，可致津停、热烁上泛为浊唾。

2. 治疗原则

治疗应抓住治本、治标两个方面，扶正与祛邪并举，依其标本缓急，有所侧重。标实者，根据病邪的性质，宜采取祛邪宣肺、降气化痰等方法。本虚者，应以补肺、益肾、健脾为主，或气阴兼调，或阴阳两顾。益气、化痰祛瘀、解毒通络法应当贯穿疾病治疗的始终。

（1）扶正益气

①培土生金在肺痿治疗中的重要意义　脾胃主受纳和运化水谷，若饥饱失常

或劳倦过度，或外邪直中，或七情内伤，木不疏土，均易致脾胃受损，以致脾胃虚弱，中气不足。而脾胃虚弱又易致外邪入侵，终致正气亏损，脏腑虚衰，气血不足，免疫功能低下，抗病能力减弱。粉尘、化工等环境外因存在的情况，易致肺痿的发生。因此，扶正固本，通过补益脾胃，培补生化之源，调理气血，可改善全身虚弱状态，提高机体免疫力。同时，通过健脾以除湿化痰，达到祛除病邪的目的。

肺痿缓解期注重益气扶正尤为必要，原因有三。其一，久病必虚；其二，肺痿的现代医学治疗过程中多有使用糖皮质激素史，中医学认为，糖皮质激素属于纯阳之品，久用必耗气伤阴；其三，临床中广泛使用广谱抗生素，在抗菌杀毒过程中往往也挫败了人体正气，临床上会出现精神不振、乏力等正气虚损征象。故肺痿缓解期应注重加用补气药物以益气扶正，首选药物为黄芪。张景岳云黄芪"蜜炙性温，能补虚损。因其味轻，故专于气分而达表，所以能补元阳，充腠理，治劳伤，长肌肉。气虚而难汗者可发，表疏而多汗者可止"。缓解期配伍黄芪可以扶助已损之正气，更有利于驱毒外出；再者黄芪充皮肤，肥腠理，实卫敛汗，祛风运毒，补气固表以防外邪侵入，杜绝外因引动，减少因外感而导致急性加重的概率。

②从治痿独取阳明论治肺痿　"治痿独取阳明"被历代医家奉为痿证的治疗大法。《素问·痿论》云："阳明者，五脏六腑之海，主润宗筋，宗筋主束骨而利机关也。冲脉者，经脉之海也，主渗灌溪谷，与阳明合于宗筋，阴阳摠宗筋之会，会于气街，而阳明为之长，皆属于带脉，而络于督脉。故阳明虚则宗筋纵，带脉不引，故足痿不用也。"文中所说"足痿不用"的直接原因是"带脉不引"，带脉不引又是因为"宗筋纵"，无法正常地"束骨而利机关"，而导致"宗筋纵"的根本原因则在于"阳明虚"。因此，宗筋的濡润虽然与阳明和冲脉均有关系，但如《黄帝内经太素·五脏痿》中所说"阳明胃脉，胃主水谷，流出血气，以资五脏六腑，如海之资"，无疑阳明起到了至关重要的作用。冲脉的作用，主要在于"以阳明水谷之气，与带脉督脉相会，润于宗筋"。张介宾认为："阳明虚则血气少，不能润养宗筋，故至弛纵，宗筋纵则带脉不能收引，故足痿不为用，此所以当治阳明也。"

"治痿独取阳明"，意在调补脾胃。脾胃为后天之本，吸收水谷精微并输布全身，以营养五脏六腑、四肢百骸，使其发挥正常功能。若脾胃虚弱，水谷精微生成和输布障碍,肌肉不得所养,必致瘦削,软弱无力,而致痿废不用。如《素问·太阴阳明论》曰:"四肢皆禀气于胃,而不得至经,必因于脾,乃得禀也,今脾病不能为胃行其津液,四肢不得禀水谷气,气日以衰,脉道不利,筋骨肌肉,皆无气以生,故不用焉。"痿证的形成除与脾胃关系密切外,还与心、肝、肺、肾相关,心主血脉,肝主筋,肺主皮毛,肾主骨,若心、肝、肺、肾精气耗伤,精血津液亏损,则筋脉肌肉失养而弛纵。而脾为后天之本,心、肝、肺、肾之精气充盈需赖脾之运化转输,脾气健运,则心、肝、肺、肾才能精气充盈,筋脉肌肉才能得其所养,而不致痿。是以治痿者,独取阳明。

由上可知,肺痿与痿证之病机存在相似之处,皆因脏腑津气耗伤,肺叶或筋脉肌肉失养,痿弱不用所致,故"独取阳明"在肺痿的治疗中也占有重要地位。一方面,脾为肺之母,维持肺主气、司呼吸生理功能所需的谷精、谷气与津液,均来自中焦脾胃,只有脾气健运,水谷精微才可上输于肺,肺得其所养,才能正常主气、司呼吸,而不致咳、喘。另一方面,脾主运化水液,脾气上输水液于肺,肺气宣降以行水,若脾失健运,水液不化,聚湿生痰,痰随气升,上输于肺,则肺失宣降而见痰、喘、咳,是病其标在肺而其本在脾,故有"脾为生痰之源,肺为贮痰之器"之说。故在肺痿的治疗中,宜调补脾胃,中焦脾胃生理功能正常,则精血津液充盈,肺体得养,肺痿得愈。

综上可知,临床上对肺痿的治疗,除求之于肺本脏外,亦可取之于阳明,以提高其临床疗效。

(2)活血化瘀

①活血化瘀的重要意义 瘀是影响肺痿进展的重要因素。瘀血不仅是肺痿的病理产物,反过来又将进一步加重肺痿,因此活血化瘀药的使用是非常重要的。丹参、当归、川芎、赤芍等活血之品,常配入紫苏梗、桂枝等理气温阳之品以助血行。

现代药理学研究证实,当归、川芎、丹参等活血化瘀药有调控免疫、提高机体抗氧化系统的抗氧化能力、清除氧自由基、抗炎的作用;活血化瘀药还能改善肺部微循环,改善血流变,抑制血小板聚集。其中丹参、当归、川芎具有抗纤维化形成的作用。

②临床应用活血化瘀法的注意事项 在临床应用活血化瘀法时,应重视以下方面的结合。

A.化痰活血与宣降肺气相结合 肺系病久，必导致肺之功能失调，肺失宣降，并出现相关症状，或以咳嗽为主症，或以气喘为主症，故应结合宣降肺气之法，以利于改善临床症状。

B.活血与扶正补虚相结合 肺系病久，多为虚实夹杂为患，正虚是其病变的主要方面。肺之虚证或气虚，或阴虚，或气阴两虚，故应结合益气、养阴之法治疗。临证应详辨虚实之主次，补通并行，或补而兼通，或通而兼补，合理调整补虚与活血的关系。

C.活血与整体调治相结合 肺系疑难病常与其他脏腑（如心、脾、肾、大肠等）病变联系，应注意从整体观念出发，处理好局部与整体的关系，综合舌象、脉象及具体状态，在运用活血法的同时，注意整体调理。

D.晚期重度者，西医可对症治疗 有感染者宜合理应用抗生素，低氧血症者采用氧气疗法，或采用激素和细胞毒性药物治疗。采用中医辨证论治，临床以"肺肾气虚，痰瘀互阻""阴阳俱虚，血脉瘀阻"为主，可酌加当归、桃仁、丹参等活血化瘀药。至于"阳虚水泛血瘀"者多见合并右心衰竭者，根据虚实证候之异而辨证用药。

总之，活血化瘀法治疗肺痿较单纯西医治疗有以下优势：自觉症状好转明显而持久；复发率明显减少；能明显延长患者的带病生存时间和提高患者的生活质量。

（3）化痰燥湿

化痰药对肺痿治疗作用的中医机制分析：肺为水之上源，生理功能为通调水道，其正常功能的发挥，利于水液的运行，若肺气不利，气不布津，则引起水液代谢障碍，津聚为痰；脾乃肺之母脏，子病亦可及母，脾气虚弱，无力运化水液精微，功能失调，水湿不行，聚积生为痰湿，"脾为生痰之源，肺为贮痰之器"，痰亦可循经上袭于肺；病变日久及肾，母病及子，肾气亏虚，导致阴津暗耗，阴不制阳，虚火内生，可炼液为痰，而阴病及阳，肾之阳气虚弱，水液失于温化，更助痰湿凝聚。因此，痰邪对于肺痿的发病属于起始因素，随着病情进展，渐及他脏，对本病的发生和发展具有促进作用。

因此，鉴于痰邪在肺痿发病过程中的病机分析，化痰药在肺痿的治疗中起重要作用。痰邪得清，则肺宣降功能趋于正常，利于水液正常代谢，津液正常输布，肺叶得以濡养。经脉畅通，则血液流通正常，发挥其濡养脏腑的生理功能，且无血瘀之患。肺功能正常，则抵抗外邪能力正常发挥，防止外邪侵犯。肺气得复，咳嗽、咳痰、喘息等症状得以缓解。

二、现代医学对肺痿的认识

（一）概述

肺痿在现代医学中对应的是弥漫性间质性肺疾病这一类疾病，根据其组织病理学的特点，本病可分为不同的种类。鉴于具体发病机制及预后不同，临证时多根据影像、病理、临床表现等多学科内容互参，对患者进行明确诊断，给出个体化的治疗方案。

（二）发病机制

间质性肺疾病（interstitial lung disease，ILD）的发病机制仍然在研究中，认为炎症反应、免疫、胶原调节失衡及氧自由基损伤等的发生可能是ILD的发病机制，但总体上可总结为3个阶段，分别是启动阶段、进展阶段、结局阶段。在ILD的初始启动阶段多为炎症反应，大多是由病毒、细胞因子、毒素、抗原等致病因子产生的。它们的产生主要是对上皮间质细胞异常损害，最为关键的因素是炎症，这就是初始阶段的病理过程。早期阶段：上皮细胞反复正常的伤口愈合，不仅有炎症细胞干预，还有活性氧的产生，进一步加重上皮细胞的损伤，上皮细胞凋亡、功能通路活化可能是由于抗氧化剂和促氧化剂之间的失衡。进展阶段：也就是肺泡炎，上皮、内皮、间质、胶原组织和基底膜、肺微血管内皮细胞损伤等离不开免疫细胞活化，分泌各种炎症因子的参与，可介导炎症及免疫细胞的活化，还可直接分泌纤维化相关细胞因子及细胞外基质，如Ⅰ、Ⅳ型胶原蛋白等。结局阶段：肺纤维化形成，成纤维细胞、肌成纤维细胞增生、细胞外基质沉积，最终肺组织结构破坏是肺纤维化的特征，肺纤维化的结局为慢性呼吸衰竭。

（三）诊断

1. 症状

肺痿是慢性肺部疾病的一种，以咳嗽、喘息、气促，甚至呼吸困难为主要临床表现。主要包括间质性肺疾病、肺纤维化等。可能会出现呼吸困难、口唇紫红、胸痛、失眠多梦、食欲不佳、大便溏薄、尿频尿急、便秘、喘息、胸闷等症状。

2. 相关检查

（1）体格检查

①肺部听诊　爆裂音或Velcro啰音是间质性肺炎最常见的体征，也是早期体

征，这种啰音表浅、细小、高调，似撕开尼龙扣带时发出的声音，分布以中下肺居多。

②杵状指　表现为手指或足趾末端增生、肥厚、呈杵状膨大，是慢性肺纤维化患者常见的表现，通常提示严重的肺结构破坏和肺功能受损。

③肺动脉高压和肺源性心脏病的表现　间质性肺炎进展到晚期，可以出现肺动脉高压和肺源性心脏病，进而表现为发绀、呼吸急促、下肢水肿等征象。

（2）影像学检查　胸部X线片和胸部CT可以提示患者炎症和肺纤维化的程度，如果胸片正常，也不能排除其他间质性疾病。胸部高分辨率CT（high resolution CT，HRCT）可以更加细致地显示肺实质和肺间质异常的程度和性质。

（3）肺功能检查　间质性肺炎患者以限制性通气功能障碍和气体交换障碍为特征，表现为肺容量包括肺总量、肺活量和残气量均减少，肺顺应性降低，以及弥散量降低。

（4）实验室检查　常规进行全血细胞血尿液分析、肌酸激酶、肝肾功能、自身抗体和肿瘤标志物检查等，鉴别是否合并感染、肿瘤、全身疾病，特别是自身免疫疾病，这些检查对间质性肺炎的诊断具有重要的意义。

（5）支气管镜检查　纤维支气管镜检查可以了解肺部病变的性质，对鉴别间质性肺炎的性质和病因都具有重要的作用。

（6）肺活检　对于临床和胸部HRCT特征不能明确诊断的间质性肺炎，通常需要经支气管镜肺活检、经皮穿刺肺活检，以及外科肺活检，明确病理改变。

（四）现代医学治疗

1. 特发性肺纤维化

特发性肺纤维化（idiopathic pulmonary fibrosis，IPF）是发病原因尚未明确的慢性进行性发展的、致纤维化性间质性肺炎的一种特殊类型，患病人群主要为老年人，病变部位主要分布于肺部，组织病理学表现和（或）胸部影像学特点具有普通型间质性肺炎（usual interstitial pneumonia，UIP）特征。诊断为IPF时需要排除其他不同类型的ILD，包括其他分类的特发性间质性肺炎及与职业环境暴露因素、相关药物肺损伤或全身系统性疾病导致的ILD。目前尚没有IPF发病率的大样本研究。根据文献报道，在普通人群中本病的发病率为（2~29）/10万。在英国进行的一项调查显示，IPF发病率为4.6/10万。造成数据差异的原因考虑与研究设计方案及IPF的诊断标准未完全统一有关。本病的发生与种族、地域、文化等因素的相关性尚不明确。

根据2015年更新的IPF诊治循证指南，IPF的诊断标准如下。①排除其他原因明确的ILD，如结缔组织疾病相关、药物性肺损伤、职业环境危险因素暴露等原因导致的间质性肺炎等。②未行外科肺活检的患者，HRCT为UIP表现，即病变主要位于胸膜下或肺基底部；异常的网格影；蜂窝样变化，可能伴有的牵拉性支气管扩张表现。并且无不符合UIP的任何一项：病变位于上、中肺野；病变主要分布于支气管血管束；广泛磨玻璃影；大量微结节；散在囊状改变；弥漫性马赛克征；支气管肺段实变影像学变化。③行外科肺活检的患者，其HRCT及肺组织的病理表现符合组织学类型。

临证治疗时，对于有临床适应证的患者，有条件推荐使用吡非尼酮治疗IPF轻度、中度患者。同时配合中药减轻其胃肠道等不良反应。

2. 隐源性机化性肺炎

隐源性机化性肺炎（cryptogenic organizing pneumonia，COP）属于肺痿中较为常见的一型。本病常亚急性起病，多有干咳、不同程度的呼吸困难等症状的患者可伴有厌食、体重减轻。较少见的症状有气道分泌物增多、盗汗、咯血、胸痛和关节痛等。

COP影像学表现丰富多彩，千差万别，主要有以下表现。①多发性斑片状肺炎型：双肺多发性斑片状浸润影是最常见、最具特征性所见，阴影大小不等，可从数厘米至整个肺野。阴影的游走性是最重要的特征。②弥漫性间质性肺炎型：双肺弥漫性不对称浸润影还可以表现为网状、结节状，但没有蜂窝肺。③孤立局灶性肺炎型：孤立局灶性肺浸润影多发生于肺上野，边缘清楚，呈叶段分布。

诊断为本病的条件：①亚急性起病；②持续干咳、不同程度呼吸困难，双肺可闻及Velcro啰音，无杵状指；③胸部X线影像学特点为弥漫分布的肺泡和肺间质浸润影，具有多发性、多形性、多变性，阴影的游走是最重要的特征；④支气管肺泡灌洗液中淋巴比例增多；⑤抗感染治疗无效，除外感染性疾病。

本病对激素治疗反应较为敏感，治疗时给予规范疗程和剂量的糖皮质激素，可及时控制症状。同时配合中药，以减少复发，减轻激素的不良反应。

3. 非特异性间质性肺炎

非特异性间质性肺炎（nonspecific interstitial pneumonia，NSIP）是从IPF中分离出来的对糖皮质激素治疗反应较好的一种原发性间质性肺炎。起病通常为慢性，少数患者呈亚急性起病。干咳和逐渐加重的呼吸困难是其最常见的症状。一些患者可有乏力、体重减轻、发热等临床表现。两肺可闻及Velcro啰音，少数患者可见杵状指。胸部X线片主要表现为以两下肺分布为主的磨玻璃影或斑片影，也可见部分网格状影。目前关于NSIP的治疗以糖皮质激素为首选。HRCT有大量磨玻璃影的患者激素治疗反应好。

4. 结缔组织病相关间质性肺疾病

部分结缔组织病相关间质性肺疾病（connective tissue disease associated interstitial lung disease，CTD-ILD）患者的肺间质纤维化可能由风湿性疾病继发引起，当出现以下症状时应及时检查，以排除风湿性疾病或者明确ILD的病因。①疼痛综合征：关节、肌肉、肌腱疼痛相当普遍，四肢大小关节均可累及，以对称性关节痛居多。晨僵和雷诺现象是重要的伴随症状。②皮肤表现：多数患者有皮肤改变，呈特异性或非特异性。皮肤表现多种多样，如荨麻疹、环形红斑、丘疹性红斑、多形红斑、结节性红斑、面部红斑等。③眼部表现：眼部症状可先于全身症状数月或数年出现。症状有眼部干燥、眼内压增高、白内障、眶肌炎、眼肌麻痹、视力减退，甚至失明。④消化系统表现：由于基本病理改变是广泛的小血管炎，消化系统受累范围亦广泛，如胃肠道出血、穿孔或肠梗阻，可危及生命。肝脏受累多见，且可能是突出表现，表现有肝大、黄疸、肝区痛、恶心、呕吐，多以慢性活动性肝炎形式出现。⑤心血管系统表现：心肌、心内膜、心包、传导系统、动静脉均可受累，临床表现心脏扩大、心率加快、心脏瓣膜区收缩期杂音、心包摩擦音、血压高及各种心律失常，严重者有心力衰竭。⑥肾脏表现：肾脏病变相当普遍，有肾间质炎症、纤维化、膜性肾病、肾小球基底膜增厚、淀粉样变等。临床表现可见浮肿、多尿或少尿、蛋白尿、高血压和急慢性肾功能衰竭。⑦其他：可有溶血性贫血、血小板减少、口腔溃疡、腮腺肿大、中耳炎、色素沉着症等。

由免疫系统疾病导致的ILD与其他ILD相比，二者虽然发病原因不同，但ILD进展和结果却基本一致，二者皆有呼吸系统的表现，出现乏力、活动后气短、胸闷、咳嗽、无痰或白色泡沫痰。

（五）实验研究

我们通过试验进行了活血化瘀类中药丹参、川芎对博来霉素诱导的大鼠肺纤维化模型肺组织病理变化及肿瘤坏死因子（tumor necrosis factor，TNF）-α和

IL-8 表达的影响。

方法为将无特定病原体动物（special pathogen free animal，SPF animal）级健康雄性 SD 大鼠 32 只，随机分为正常对照组、模型组、活血化瘀类中药治疗组、泼尼松治疗组，每组 8 只。采用气管内滴入博来霉素的方法制作肺纤维化大鼠模型，造模后第二天起，正常组及模型组以生理盐水灌胃，中药组以丹参、川芎水煎液灌胃，泼尼松治疗组以泼尼松混悬液灌胃。28 天后处死各组大鼠，光镜下观察各组大鼠肺组织病理变化，并以酶联免疫吸附法测定大鼠肺组织 TNF-α 和 IL-8 表达水平。

结果为模型组大鼠出现肺纤维化改变，活血化瘀类中药治疗组与泼尼松组肺纤维化明显减轻，活血化瘀类中药治疗组作用更显著。模型组肺组织 TNF-α 表达显著高于正常组（$P<0.001$），泼尼松治疗组肺组织 TNF-α 显著高于正常对照组（$P<0.01$），活血化瘀类中药治疗组肺组织 TNF-α 与正常对照组比较无统计学意义（$P>0.05$）；活血化瘀类中药治疗组与泼尼松治疗组比较存在统计学意义（$P<0.01$）。模型组肺组织 IL-8 表达显著高于正常组（$P<0.01$）；活血化瘀类中药治疗组和泼尼松治疗组肺组织 IL-8 表达显著高于正常对照组（$P<0.01$），活血化瘀类中药治疗组与泼尼松治疗组比较无显著意义（$P>0.05$），均低于模型组。

结论即活血化瘀类中药对肺纤维化大鼠有明显的治疗作用，可减轻博来霉素诱导的肺泡炎和肺纤维化程度，其机制与降低 TNF-α 和 IL-8 的表达水平有关。

特发性肺纤维化在发病过程中上皮细胞的损伤和成纤维细胞的增殖相互作用，在机体受到内在或外源性病理因素影响时可引起上皮的损伤，以及相应的病理变化，此过程为 IPF 病变的关键因素。这一过程一方面引起了上皮细胞和间质细胞的交叉信号传导异常，以及上皮细胞异常增生、分化，促进其凋亡；另一方面促进了间质细胞的迁移、增生和活化，减少了其凋亡，导致成纤维细胞灶伴随细胞外基质合成和分泌增加，最终破坏肺实质。本病的特征性表现为成纤维细胞和肌纤维母细胞的增生，在肺脏聚集成纤维细胞灶。

目前认为肺泡损伤修复中抗纤维化和致纤维化二者的平衡紊乱是 IPF 的主要发病机制。IPF 的病理改变多源于肺泡上皮细胞的损伤和修复过程出现的异常；损伤修复的主要部位可见到大量的成纤维细胞灶；上述损伤导致成纤维细胞的增生，同时伴发向肌成纤维细胞的转化。因此纤维生成机制是导致 IPF 发病的重要途径。炎症反应并非肺纤维化发生的必要因素，可能对其发展起到了一定的推动作用。肌成纤维细胞在 IPF 纤维化过程中起关键作用，它是活化的成纤维细胞，特异性地表达 α-平滑肌肌动蛋白，肌成纤维细胞是产生包括 I 型胶原在内的细胞外基质的主要来源，并且可产生包括转化生长因子（transforming growth factor, TGF）-β 在内的促纤维化因子。

瞬时受体电位通道（transient receptor potential channel, TRP channel）家族包括 6 个亚族，参与多种病理生理过程的调节，TRPV1 是瞬时受体电位离子通道的一个亚型，是一种非选择性阳离子通道，能够被辣椒素激活，克隆自啮齿类动物背根神经节神经元。人类 TRPV1 基因位于 17pl3 染色体，属离子通道。目前研究证实 TRPV1 为多型通道，能被多种刺激如刺激性化学物、酸性 pH、内源性介质等激活，并且对整合这些不同的信号具有重要作用。有毒的外源性刺激物，如辣椒素、树脂毒素和一些内源性介质（如花生四烯酸乙醇胺等）能直接结合并开放 TRPV1 离子通道。同时，研究证实 TRPV1 在 G 蛋白偶联受体信号（如缓激肽、前列腺素类、神经生长因子、组胺等）转导表达通路中起重要作用。早期关于 TRPV1 的研究认为，其局限在伤害感受性神经元的表达，如背根神经节、三叉神经节、迷走神经节等部位。随着研究进展，TRPV1 在一系列组织和器官中被发现。就呼吸系统而言，TRPV1 阳性神经纤维分布于整个呼吸道，包括鼻、喉、上气道、肺实质、平滑肌和血管，在肺组织和气道中的表达相对较低。但是初步数据结果表明，与健康非吸烟人群相比，肺气肿患者 TRPV1 的 miRNA 表达增高。因 TRPV1 能够被促炎性介质和有毒性刺激物激活，故其被看作是病理性受体，在病理性刺激物转导和炎症持续方面起重要作用。

存在潜在的炎症刺激的情况下，TRPV1 在支气管成纤维细胞中有一定表达，炎症过程中增生的成纤维细胞可导致气道重塑，TRPV1 在肺泡上皮细胞中表达增加。肺泡上皮细胞是炎症首要的攻击靶点。肺泡上皮细胞 TRPV1 受到激动剂刺激引起其活化，并导致细胞凋亡。TRPV1 拮抗剂用于治疗肺脏炎症反应。

过氧化物酶体增殖物激活受体（peroxisome proliferator-activated recep-tor, PPARγ）是一类由配体激活的转录因子，属于 11 型核激素受体超家族成员，包含 PPARγ1、PPARγ2、PPARγ3 共 3 个亚型，在组织中分布广泛。早期人们认为它的功能主要是调节脂肪细胞分化及糖、脂代谢，但越来越多的证据表明，PPARγ 具有免疫抑制和抗炎效应，能够参与多种疾病的发病与转归。PPARγ 在肺泡上皮细胞、支气管上皮细胞及巨噬细胞中均有分布，与正常肺组织相比较，发生纤维化病变的肺组织中 PPARγ 的表达较低。结合以往文献分析，在肺纤维化的病变过程中，PPARγ 表达的下降在一定程度上参与了肺纤维化的发生。

PPARγ 的活化能够抑制中性粒细胞在肺部的浸润，使炎症介质释放减少，从而减弱肺组织的损伤，有利于炎症损伤和修复。PPARγ 激动剂能抑制 TGF-β 诱导的肺成纤维细胞向肌成纤维细胞分化。PPARγ 激动剂干预肺损伤大鼠的实验研究结果表明，PPARγ 激动剂能够降低肺内羟脯氨酸与胶原含量，抑制促纤维化因子 TGF-β1 的分泌量。研究证据表明，PPARγ 的活化作用于肺纤维化发病中的多个环节，从而延缓肺纤维化的发生和发展。

肺泡上皮细胞在 IPF 发病机制中具有重要作用。研究结果表明，紧邻成纤维细胞灶的肺泡上皮有基因表型的变异及形态学改变，出现异常增生。发生异常增生的肺泡上皮能够分泌多种促纤维化因子，包括 TGF-β、TNF-α 等。这些促纤维化的因子，能够调控成纤维细胞的增殖和分化。因此，纤维化过程中有多种生长因子参与，其中 TGF-β1 被认为是导致肺纤维化的关键开关。TGF-β 有 4 个亚型，参与生长发育、创伤修复等病理过程，是细胞外基质蛋白合成的诱导物，是多种组织胶原的主要调节物。

IPF 患者肺组织蜂窝灶周围的肺泡上皮中具有生物活性的 TGF-β1 有异常的高表达，IPF 患者的支气管肺泡灌洗液中 TGF-β1 的水平明显升高，动物模型中也显示肺组织过度表达的 TGF-β1 会诱导肺纤维化的产生，反之抑制 TGF-β1 的表达可以避免肺纤维化的发生。TGF-β1 能诱导气管纤维母细胞发生表型变化，分化成肌纤维母细胞，表现为其标志物 α-平滑肌肌动蛋白原的表达增强及相关组织重塑基因的高表达，导致过多的结缔组织基质沉着，包括纤维结合蛋白和Ⅰ型胶原蛋白等。上述过程主要是通过激活 smad3 蛋白的途径来完成的。TGF-β1 通过与受体结合成复合物，使下游的 smad 蛋白家族活化，进一步引起各种转录因子相互作用以调控相关基因转录。

实验研究结果表明，化痰药对肺纤维化模型大鼠具有不同程度的抗纤维生成作用。其中川贝母、半夏、黄药子、前胡在降低肺纤维化大鼠 TRPV1 含量方面具有统计学意义；化痰药物作为拮抗物质，抑制了 TRPV1 的表达，保护了肺泡上皮细胞，减轻了炎症反应。其作用机制可能与抑制上皮细胞凋亡，减少成纤维细胞的转化有关。

黄药子、前胡、天南星、白前在改善 PPARγ 含量方面具有统计学意义；天南星、海藻、前胡、胖大海、黄药子、川贝母、半夏在降低 TGF-β1 含量方面具有统计学意义；且化痰药物干预后 PPARγ 在肺纤维化大鼠中的表达增多，减轻了纤维化损伤。其作用机制可能为药物促进了 PPARγ 表达上调，抑制了免疫、炎症反应，减少了肺成纤维细胞向肌成纤维细胞分化，从而减少了肺纤维化大鼠肺部损伤的程度，对肺组织起到了保护作用。作用途径为 PPARγ 及其配体抑制 TGF 转录，引起成纤维细胞合成减少、活化减弱，胶原沉积减少；肺泡上皮和基底膜的损伤减轻。细胞外基质的降解受抑制，减弱了气道重塑，从而对博来霉素诱导的肺纤维化模型进行负性调控。化痰药干预治疗，能够降低肺纤维化大鼠肺组织内 TGF-β1 的含量，使成纤维细胞的增殖分裂，减少胶原蛋白的合成，降低细胞外基质沉积，减少肺纤维化病变的程度。

半夏、前胡、海藻、白前、胖大海在降低血管内皮生长因子（vascular endothelial growth，VEGF）含量方面具有统计学意义。其中前胡、黄药子、半夏在药物干预时，对上述抗纤维生成指标改善较为明显，提示其治疗效果较好。其作用机制可能与抑制 VEGF 生成、肺血管内皮细胞损伤及肺间质炎症细胞浸润减轻有关，减少了成纤维细胞聚集，减少胶原纤维合成，从而减轻了肺间质的炎症反应。

以上实验结果表明，化痰药能够纠正抗纤维化和致纤维化之间的平衡紊乱，抑制上皮细胞凋亡，降低促纤维化因子的释放；减轻肺血管内皮细胞损伤及肺间质炎症细胞浸润，从而减少成纤维细胞聚集，并抑制成纤维细胞的增生，控制其向肌成纤维细胞转化，减少肺间质的胶原沉积，使细胞外基质的降解减少，减少新生血管和基质细胞生长，减弱气道重塑，有利于肺部炎症损伤和修复。化痰药能从抑制纤维生成途径方面发挥其抗肺纤维化作用，为特发性肺纤维化的临床治疗提供了理论支持及用药依据。

三、气运失常与肺痿

（一）古代医籍对气运失常与肺痿的相关论述

《内经》中已有"肺痿"的相关记载，但尚未明确提出"肺痿"这一特定的病名。《素问·至真要大论》云"诸痿喘呕，皆属于上"，指出痿证的病变部位在上焦，病变脏腑责之于肺脏。《素问·痿论》曰："肺热叶焦，则皮毛虚弱急薄，著则生痿躄也。心气热……虚则生脉痿，枢折挈，胫纵而不任地也。肝气

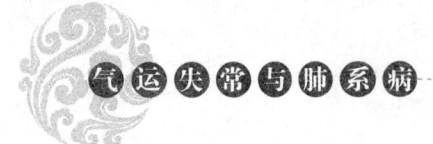

热,则胆泄口苦筋膜干,筋膜干则筋急而挛,发为筋痿。脾气热,则胃干而渴,肌肉不仁,发为肉痿。肾热,则腰脊不举,骨枯而髓减,发为骨痿。帝曰:何以得之?岐伯曰:肺者,脏之长也,为心之盖也,有所失亡,所求不得,则发肺鸣,鸣则肺热叶焦。故曰:五脏因肺热叶焦,发为痿躄。此之谓也。"该篇所论述的筋痿、肉痿等不同的病证,均以肢体痿废不用为主要特点,但尚无明确的内脏痿证记载。

汉代张仲景《金匮要略·肺痿肺痈咳嗽病脉证治》第一次明确定义"肺痿"病变名称。该篇对肺痿的病因、病机、临床表现、辨证论治等均做了较为系统的论述,奠定了后世医家肺痿辨证论治的基础,并论述了肺痿这一疾病的含义、临床表现、鉴别诊断及证治。宋代陈无择从气血角度补充了肺痿的病机认识,《三因极一病证方论·肺痿肺痈叙论》言:"肺为五脏华盖,百脉取气,运动血脉,卫养脏腑,灌注皮毛,将理失宜,气与血乱,则成肺痿肺痈矣。"《圣济总录》提出虚寒肺痿"当以温药和之"的原则等,均丰富了肺痿的治法认识。

(二)肺痿与气运失常相关证型的治疗

与气运失常相关的肺痿证型为肺脾气虚证。

症状:咳喘乏力,短气不足以息,咳唾涎沫,其质清稀量多,口不渴,倦怠乏力,纳呆食少,腹胀泄泻,舌体胖大或边有齿痕,舌质淡,苔白或白腻,脉濡。

治法:补肺健脾。

代表方:补肺汤合六君子汤加减。

方药:黄芪、党参、五味子、炒白术、炒山药、炒扁豆、茯苓、清半夏、陈皮、川贝母(捣碎)、桔梗、炒杏仁、当归、丹参、炙甘草等。

若气短喘甚者,加山茱萸、紫河车(研末冲服);食少便溏,腹中气坠者,加柴胡、升麻;尿频、唾涎量多者,加益智、芡实;腹胀纳呆者,加枳壳、砂仁;伴大便黏腻不爽、腹胀不舒、纳呆、痰多、舌苔厚腻、头脑昏沉不清者,此属脾失健运、痰浊中阻,盖因脾阳衰败、运湿无权,加干姜、鸡内金、焦麦芽、焦山楂、焦神曲以振奋胃阳、健脾消食。

(三)转归与预后

肺痿总以本虚为主,但在其发展过程中多虚实夹杂,其中,痰瘀阻络为其邪实病机特点。气津不足,肺失所养,宣肃失常,肺络不能正常吸入清气化生宗气,而宗气贯心脉行气血,宗气不足致气虚血瘀;肺布津功能失宜,则致津停成痰;

痰阻血行，痰凝气滞，气滞血瘀，血瘀津停，痰、瘀多互结，又"久病多瘀""久病多痰""久病入络"，肺痿多由久病转归，肺痿既成又难速愈，故肺痿以痰、瘀络病多并见，终成痰瘀阻络之象。

上焦虚热，熏蒸肺叶，津枯则痿而不用；若肺气虚寒，则肺叶失于温养，日久亦痿而不用。如清代尤怡《金匮要略心典·肺痿肺痈咳嗽上气病脉证治》所云："肺为娇脏，热则气烁，故不用而痿；冷则气沮，故亦不用而痿也。"清代魏荔彤《金匮要略方论本义》所言更为形象："肺叶如草木之花叶，有热之痿，如日炙之则枯；有冷之痿，如霜杀之则干矣。"然阴阳互根，上焦虚热与肺气虚寒可相互影响。盖上焦虚热，肺津不足，肺失濡养，阴病及阳，可致肺中虚冷。而肺气虚寒，温化失权，亦可致肺津生化不足或气不布津，致肺津相对不足。清代陈修园《金匮要略浅注》据经"肺喜温而恶寒""肺喜润而恶燥"之论，认为肺"温则润，寒则燥"，肺中虚冷确可致肺津不足。可见，在肺痿形成之初，上焦虚热与肺中虚冷病机可单见，但随着疾病进展，二者必兼夹，而肺津不足将会贯穿肺痿疾病发展的始终。

另外，肺痿本身既可由某些肺病实证转化而来，疾病进展过程中又可因虚致实，导致痰、瘀、气滞等邪实征象，根据患者体质、病因、病程长短等因素的不同，肺痿患者邪实的偏重亦有所异，应具体分析，不得一概而论，但总以痰瘀阻络为其邪实关键。又"子病及母""金水相生"，肺朝百脉，助心行血，肝与肺共司气机升降及气血运行，故肺痿日久，可影响脾胃、肾、心、肝之功能，表现出相应症状，当知犯何逆，随证治之。

（四）预防与调摄

预防的重点在于积极治疗哮喘等肺部疾病，防止其向肺痿转变，同时，根据个人情况，加强体育锻炼；慎起居，生活规律，视气候随时增减衣服。时邪流行时，尽量减少外出，避免接触患者。

本病治疗时间长，要劝说患者安心养病，不可急躁。注意耐寒锻炼，适应气候变化，增强肺卫功能。戒烟，减少对呼吸道刺激，以利肺气恢复。饮食清淡，忌寒凉油腻。居处要清洁，避免烟尘刺激。

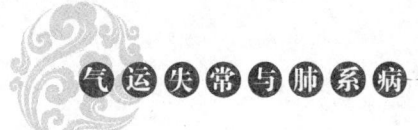

第七节　气运失常与悬饮

一、中医学对悬饮的认识

悬饮为痰饮之一，痰饮是指体内水液输布、运化失常，停聚于某些部位的一类病证。"痰"，通"淡"，是指水一类的可以"淡荡流动"的物质。"饮"也是指水液，作为致病因素则是指病理性质的液体。汉代张仲景在《金匮要略》中首创"痰饮"病名，并立专篇加以论述，有狭义与广义之分。狭义的痰饮是诸饮中的一个类型。广义的痰饮是诸饮的总称，由于水液停积部位不同而分为痰饮（狭义）、悬饮、溢饮、支饮四类。"悬饮"始见于《金匮要略·痰饮咳嗽病脉证并治》，其曰"饮后水流在胁下，咳唾引痛，谓之悬饮""脉沉而弦者，悬饮内痛"，属于广义痰饮之范畴。由于肺气不足，外邪乘虚侵袭，肺失宣肃，肺络郁滞，气不布津，以饮邪停聚于一侧或双侧致胸胁胀痛为主，常表现为疼痛持续不解，且于呼吸、咳唾、转侧时加重，并伴有肋间饱满、咳嗽、咳痰等肺系症状。

（一）历代医家对悬饮的论述

痰饮是肺、脾、肾三脏功能异常和三焦气化失常，水液在体内运化输布失常停积于某些部位的一类病证。《内经》无"痰"之证，而有"饮""饮积"之说。悬饮是肺系疾病的常见病证之一，属"痰饮病"范畴，故历代医家多并入痰饮病中进行阐述。多因素体不强，或原有其他慢性疾病，肺虚卫弱，时邪外袭，肺失宣通，饮停胸胁，络气不和。若饮阻气郁，久则可以化火伤阴或耗损肺气。

关于"饮"之名，最早见于《内经》。《素问·经脉别论》载"饮入于胃，游溢精气，上输于脾，脾气散精，上归于肺，通调水道，下输膀胱，水精四布，五经并行"，论述了正常的水液代谢；《素问·至真要大论》载"岁太阴在泉……湿淫所胜……民病饮积心痛"；《素问·气交变大论》载"岁土太过，雨湿流行，肾水受邪……甚则肌肉萎……饮发，中满食减"；《素问·至真要大论》曰"太阴之胜……饮发于中"；《素问·六元正纪大论》载"土郁之发，民病心腹胀……饮发注下"；《素问·五常政大论》曰"太阴司天，湿气变物，水饮内积，中满不食"；《素问·六元正纪大论》曰"太阴所至，为积饮痞隔"。上述论述，是对痰饮认识的开端，至汉代张仲景始有"痰饮"名称。综上所述，"饮"作为病理产物，其产生与脾肾功能失调、湿邪淫溢有密切关系。此外，古人重视天人合一，重视季节因素、环境变化对疾病产生的影响，指出六淫中湿邪偏胜可加剧饮邪的生成，与太阴脾土有关。

汉代张仲景在《金匮要略》中立专篇论述"痰饮"，开创了系统讲述"痰饮"病因病机的先河。《金匮要略·痰饮咳嗽病脉证并治》云："问曰：夫饮有四，何谓也？师曰：有痰饮，有悬饮，有溢饮，有支饮。问曰：四饮何以为异？师曰：其人素盛今瘦，水走肠间，沥沥有声，谓之痰饮。饮后水流在胁下，咳唾引痛，谓之悬饮。饮水流行，归于四肢，当汗出而不汗出，身体疼痛，谓之溢饮。咳逆倚息，气短不得卧，其形如肿，谓之支饮。"根据饮邪致病性质、部位、临床特征的不同，创造性地将"痰饮"分为痰饮、悬饮、支饮、溢饮四类，指出"病悬饮者，十枣汤主之"，简要而完备地论述了悬饮病的证治方药。张仲景在该篇提出了"病痰饮者，当以温药和之"的基本治疗原则，至今仍为临床所遵循。后世医家受张仲景思想的影响，对形成痰饮的病机阐述也较多。

《医门法律·痰饮门·痰饮留伏论》曰："虚寒痰饮，少壮十中间见一二，老人小儿，十中常见四五。若脾胃虚寒，饮食不思，阴气痞塞，呕吐涎沫者，宜温其中。真阳虚者，更补其下，清上诸药不可用也。"

隋朝巢元方《诸病源候论》指出，"流饮者，由饮水多，水流走于肠胃之间，漉漉有声，谓之流饮""此由饮水多，水气停聚两胁之间，遇寒气相搏，则结聚而成块，谓之癖饮"。

唐代孙思邈《备急千金要方·痰饮》提出五饮说，"夫五饮者，由饮酒后及伤寒饮冷水过多所致"，其中"澼饮，水澼在两胁下"与悬饮相类似。观其立论悉本仲景，而论治则有所发明，如治胸中痰澼，用吐法祛其邪；治"澼饮停结，满闷目暗"，用中军候黑丸（芫花、巴豆、杏仁、桂心、桔梗）以温下等。

（二）悬饮的病因病机

正常生理情况下，水液的输布、排泄主要依靠三焦的气化作用和肺、脾、肾的功能活动。三焦气化失宣是形成痰饮的主要病机。三焦司全身的气化，为内脏的外腑，运行水谷津液的通道，气化则水行，若三焦失通失宣，阳虚水液不运，必致水饮停积为患。《圣济总录·痰饮统论》说："三焦者，水谷之道路，气之所终始也。三焦调适，气脉平匀，则能宣通水液，行入于经，化而为血，灌溉周身。三焦气涩，脉道闭塞，则水饮停滞，不得宣行，聚成痰饮。"《素问·经脉别论》曰："饮入于胃，游溢精气，上输于脾，脾气散精，上归于肺，通调水道，下输膀胱，水精四布，五经并行。"此外，肝失疏泄，气机不利，津液凝聚为痰，加剧了痰饮的形成。悬饮病因主要为外感寒湿、饮食不当、劳欲体虚、久病失治误治、正气不足等，病位在胸胁的一侧或两侧，主要涉及肺、脾、肾和三焦等脏腑。病机为中阳素虚，复加外感寒湿，饮食、劳欲所伤，三焦气化失宣，肺、脾、肾对津液的通调转输蒸化失职，阳虚阴盛，水饮内停，积于胁下，故中阳素虚，脏气不足，实是发病的内在病理基础。病理性质总属阳虚阴盛，输化失调，因虚致实，水饮停积为患。《症因脉治》说"悬饮之因，饮食不节，水浆不忌，脾肺不能运化，水流在胁下，上攻肺家，故咳而吐，气逆，阻绝肝胆升生之令，是以痛引胸胁，而成悬饮之症矣"，明确指出了悬饮病的发病原因及机制。

1. 病因

（1）外感邪气　风、寒、暑、湿、燥、火六淫之邪皆可侵袭机体，扰乱气机，影响脏腑经络化气行水的功能，以致发为本病。本病多受寒湿的影响，寒湿属阴，易伤阳气，且寒性收引、凝滞，湿性重浊、黏腻，皆易阻碍气机，影响津液的正常输布。寒邪外袭，肺合皮毛，则肺气郁遏，津液不得宣发输布，水饮流注于胁下；或因气候湿冷，或冒雨涉水，坐卧湿地，寒湿之邪侵袭肌表，困遏卫阳，致使肺不能输布水津，脾无以运化水湿，水津停滞，积而成饮。亦有因感染痨虫所致，古人认为"痨虫"内侵，从口、鼻、皮毛而入，首犯肺卫，由表入里致病。

另外，现代环境中某些物理、化学性致癌因子等侵入人体，气、痰、湿、瘀、毒聚结成瘤，血脉不畅、血不利则为水，聚而成饮，停于胁下成为悬饮。

（2）饮食不当　凡暴饮过量，平素喜嗜膏粱厚味，恣饮冷水，进食生冷；或炎夏受热及饮酒后，因热伤冷，冷热交结，中阳被遏，脾失健运，湿从内生，水液停积而为痰饮。如《金匮要略·痰饮咳嗽病脉证治》说："夫病人饮水多，必暴喘满；凡食少饮多，水停心下，甚者则悸，微者短气。"若夏季过度贪凉，冬季不注意防寒保暖，不仅耗伤阳气，还损伤脾胃，津液代谢失调，寒湿内生，水湿不化而聚于内，聚而为痰为饮，流结于胸胁。

（3）劳欲体虚　水液属阴，全赖阳气之温煦蒸化输转。劳倦、纵欲太过，或久病体虚，肾精亏虚，气化不利，伤及脾肾之阳，水液失于输化，亦可停而成饮。

若体虚气弱，或劳倦太过之人，一旦伤于水湿，更易停蓄为病，甚则凌心射肺致心悸、喘咳。如《儒门事亲·饮当去水温补转剧论》认为"人因劳役远来，乘困饮水，脾胃力衰"，亦为饮停之因素。

（4）七情所伤　七情之气，各有所伤，使脏腑功能失调；七情所伤，气机不畅，脉络受阻，津液无以正常输布，而偏渗胸胁，聚结成饮，尤其性情暴躁者。肝主疏泄，条达气机，对于整个津液代谢具有重要意义，且胁下为肝胆经循行之部位。另外，肝木郁遏而克脾土，脾失健运，或忧思伤脾，脾失健运均可导致水湿内停，聚而为饮，停于胸胁。

（5）正气不足　津液代谢，"其制在脾，其本在肾"，久病体虚，或年老体衰，正气虚弱，特别是脾、肾二脏的虚损在本病发病中有更为重要的作用。脾气亏虚，不能运化水湿；肾气亏虚，则不能蒸腾，以致水液不运，停而成饮，或聚于胸胁，发为本病。

2. 病机

（1）基本病机　悬饮作为广义痰饮的一种，是临床中较为常见的一种肺系疾病，与肺、脾、肾的功能失常及三焦气化失宣有关。肺居上焦，主气，有宣发肃降、通调水道之功。若因肺气失宣，通调失司，津液失于布散，则聚为痰饮。脾居中州，主运化，有运输水谷精微之功能，若因湿邪困脾，或脾虚不运，均可使水谷精微不归正化，聚为痰湿。肾为水脏，处下焦，主水液的气化，有蒸化水液、分清泌浊的职责。若肾气肾阳不足，蒸化失司，水湿泛滥，亦可导致痰饮内生。"三焦者，决渎之官，水道出焉"，三焦主司全身气化，沟通内外，为水谷津液运行之通道。悬饮之为病，当属脏腑经络功能失调，津液代谢失常，饮邪渗流于胸胁之下，停积不散，如物悬空，影响气血阴阳正常升降输布，而发生以咳嗽、气急、胸胁疼痛等为主要表现的肺系病证。

①五脏生痰

A.肺生痰饮　肺的生理功能是主气，司呼吸，通调水道。肺主通调水道，是指肺的宣发和肃降作用对体内津液的输布、运行和排泄有疏通和调节的作用。人体的水液虽由脾胃而来，但水液的输布、运行和排泄又依赖于肺的疏通和调节，以维持动态的平衡，故有"肺为水之上源"之说。当外邪袭肺或肺脏自病，导致肺宣降、通调水道、输布津液的功能失常，则可以出现津液停滞，不归正化，聚湿生痰的病理局面。痰贮于肺，肺气不利，痰壅气道而发，必致咳嗽咳痰。可见，

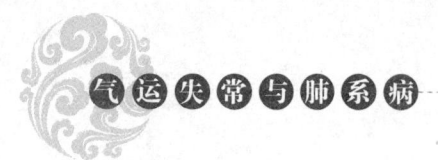

肺生痰饮是由肺失通调水道而对水液疏通和调节能力下降所致。

B.脾失健运，化生不利，痰饮内生　脾胃为后天之本，气血生化之源。脾主升清，胃主降浊。脾胃功能健运，则胃受纳腐熟、脾运化升清功能正常而化生水谷精微物质，脾胃健运失司，日久清阳不升、浊阴不降，水谷精微失于输布，停留中焦，滋生湿浊。如患者平素嗜食膏粱厚味、醇酒肥甘及辛辣腥腻之品，影响脾胃功能，水谷不归正化，谷反为滞，水反为湿，酿生痰浊水湿。或过食生冷寒凉，脾阳失展，水谷化为痰湿。此外，思虑、劳倦过度也可伤脾而影响其运化功能，造成水湿内停而痰饮内生。由于脾胃中土为运化水谷的首要脏腑，功能失司会直接导致痰湿的产生，故有"脾为生痰之源"一说。

C.肾元不足，阴阳偏衰，间接生痰　肾阳为元阳，一身阳气之根本，肾阳虚衰，则蒸腾气化失常，气血津液代谢失调，易产生水饮、瘀血等病理产物，故云"人身之水为肾所主"。故阳虚当为悬饮发病之根本。脾肾阳虚，中焦气虚，龙宫水寒，阴火离位，胸胁乃肝胆之位，阴火离位循肝胆经络上攻于胸胁部，又脾肾阳虚，则脾肾主水、治水功能减弱，水液随阴火（龙火）停滞在胸胁之位，积聚形成胸腔积液（悬饮）。

肾主水，主持和调节人体津液代谢，这一作用主要依靠肾阴肾阳的平衡来完成。当出现肾元不足，阴阳偏衰时，会对津液代谢产生影响。分言之，各种原因导致肾阳不足时，肾蒸腾气化水液的能力下降，水湿不化，泛滥为害，泛滥于肌肤则为水肿，凌心射肺则心慌、咳嗽、憋喘、呼吸困难、不能平卧。肺受水饮影响，输布功能失司，从而产生痰湿，与水饮相合则为痰湿水饮，潴留于肺，胶结为害。当肾阴不足时，阴不制阳，虚火内生，煎熬津液成痰，痰邪随气机升降达于肺，影响肺的生理功能。

D.肝失疏泄，气机不利，津液化痰　悬饮所涉及之脏腑，一般认为主要是肺、脾、肾、三焦，并且以下焦与肺为重点，但从悬饮的病位考虑，胸为肺之所居，胁为肝之所居，饮停胸胁，影响肝之疏泄，肺之肃降，使水失运化而加重病情。肝木主升，肺金主降，二者的协调对于理顺津液代谢的气机亦具有重要意义。肝为刚脏，职司疏泄，既条达气机，又疏泄情志，同时还能疏泄津液、胆汁和气血的正常分布，一旦肝疏泄失职，则百病即生。《内经》所言"百病生于气也"，往往与肝失疏泄密切相关。患者平素情志不遂，忧思气结，或郁怒伤肝，导致肝失疏泄，气机郁滞，郁滞日久，则会出现不同的转变。一种转变是由气滞导致推动津液运行的能力下降，从而产生痰湿；另一种转变是气郁日久化火，火热煎熬津液为痰。痰饮为有形之品，一旦产生又可加重气机阻滞，且可与瘀血胶结为害，从而导致疾病循环加重。

E. 三焦不利，气化失司，痰湿内生　《类经》云："上焦不治，则水犯高源；中焦不治，则水留中脘；下焦不治，则水乱二便。三焦气治，则脉络通而水道利。"水饮内停之处不离三焦焦膜地带，但随其起病之源不同，则有三焦自身气化受阻，水停始于本腑，继而可溢及他脏者，还有本于他脏气化动力失常，因而津停为水，水聚为饮，进而回流三焦不同地带者。

"三焦者，决渎之官，水道出焉"是对三焦运化水液的生理概括。全身的水液代谢是由肺、脾、肾的协同作用完成的，但必须以三焦为通道，才能正常地升降出入。三焦气化不利则变证由生。肺、脾、肾三脏功能失调，影响三焦的气化作用，则水液运化失常，或产生水饮，或产生痰湿，出现相关的脏腑病证。可见，他脏生痰饮，指的是除了肺之外的脏腑功能失调导致痰饮的产生。饮邪渗流于胸胁之下，出现咳嗽、憋喘、胸胁疼痛等悬饮证候。

②水瘀互结　中医观点指出："津血同源。"津液是血的组成部分之一，脉外津液经孙络渗入血脉之中，即成为血液的基本成分。饮停，则津液不能入脉中，血中津液随之减少，血液循环障碍，滞涩不畅而生瘀血；瘀血形成之后又可阻滞气机，影响津液的输布，导致水液停蓄，形成气滞血瘀水停的状态。临床实践发现，本病病机始终存在"水瘀互结"，因气机不利，络气失和，脉络闭阻，水饮与瘀滞互为因果。

③正虚邪结　本病多为机体正气内虚，邪毒瘀结，气化功能失调，津液停滞，留居胸胁而成饮邪，以脾失健运为关键。本病系痰瘀疫毒聚结于胸肺，气机闭郁，影响肺、脾、肾气化功能，致肺失宣肃通调之职，气化功能失常，致水停为饮，入于胁下，上迫胸肺，壅塞胸中，闭阻胸阳。

（2）病理转归及预后　本病的病理性质总属阳虚阴盛，输化失调，因虚致实，水饮停积为患。饮为阴邪，积聚胁下，两胁为阴阳气机升降之路，饮留于此，郁遏气机，因个人体质之差异，部分患者表现为郁久化热伤阴，以致肺热津伤，虽然间有因时邪与里水相搏，或饮邪久郁化热，表现饮热相杂之候，但究属少数。饮郁气机，亦可影响血液的运行，《血证论》曰："内有瘀血，则阻碍气道，不得升降，是以壅而为咳，气壅则水壅，气即是水故也。水壅即为痰饮，痰饮为瘀血所阻，则易冲犯肺经……是以倚息不得卧也。"另外，久病入络，络脉瘀阻，津液不得入血脉充养血液，游溢脉外而为水为饮。

本病属于津液代谢失常的一类病证，主要是肺、脾、肾和三焦的功能失常，无以化气行水，津液不循常道，而停积于胁下。另外，肝主疏泄，对于调畅津液代谢的气机亦有重要意义。病性以阳虚为本，阳气虚损，不能离照当空，消散阴霾，饮停为患，属于因虚致实，虚中夹实，饮郁气机，郁久可化为火热之邪，亦可阻碍血液运行，以致水瘀互结。若施治得法，一般预后尚佳。若饮邪内伏或久留体内，其病势多缠绵难愈，且易因感外邪或饮食不当而诱发。《金匮要略》根据脉诊推断痰饮病的预后，认为久病正虚而脉弱，是脉证相符，可治；如脉反实大而数是正衰邪盛，病为重危之候；脉弦而数亦为难治之症，因饮为阴邪，脉当弦或沉，如弦而数乃脉证相反之征。

（3）致病特点　痰饮一旦产生，可随气机流窜全身，外至经络、肌肤和筋骨，内至五脏六腑，全身各处，从而产生各种不同临床病变。正如沈金鳌在《杂病源流犀烛》中所说："而其为物则流动不测，故其危害，上至巅顶，下至涌泉，随气升降，周身内外皆到，五脏六腑俱有。"概括起来，痰饮有以下几个方面的致病特点。

①阻滞气血运行　从病理产物角度而言，痰饮为有形之邪，能够随气升降，或停留于经脉，或留滞于脏腑，阻滞气机，妨碍血行。若留滞于脏腑，则阻滞脏腑气机，使脏腑气机升降失常，出现不同的脏腑病证。如痰阻于肺，肺气失于宣降，则见胸闷气喘、咳嗽吐痰等；痰停于胃，胃气失于和降，则见恶心、呕吐等；痰浊闭阻心脉，血气运行不畅，可见胸闷、心痛等。

②影响水液代谢　痰饮本为水液代谢失常的病理产物，但是痰邪一旦形成之后，又可作为一种继发性的致病因素反过来作用于人体，进一步影响人体肺、脾、肾等脏腑的功能活动，影响水液代谢。如痰湿困脾，脾气不升，可致水湿不运；痰邪阻肺，肺气宣降失职，可致水液不布；痰邪停滞下焦，影响肾气的蒸化，可致水液停蓄。因此，痰邪致病能影响人体水液的输布与排泄，使水液进一步停留于体内，加重水液代谢障碍，出现相关的临床症状。

③易于蒙蔽心神　从病性而言，痰为浊物，与心神性喜清净相反。因此，痰饮为病，随气上逆时，易于蒙蔽清窍，扰乱心神，使神明活动异常，出现头晕目眩、精神不振等症，或者痰浊上犯，与风、火相合，蒙蔽心窍，扰乱神明，引动

肝风，导致出现神昏谵妄，或引起癫、狂、痫等病。

④致病广泛，变化多端　痰饮能随气流行，内至五脏六腑，外而四肢百骸、肌肤腠理，一旦停滞而致多种疾病。其致病面广，发病部位不一，且又易兼邪致病，因而在临床上形成的病证也繁多，症状表现更是十分复杂，从而有"百病皆由痰作祟"之说。痰饮停滞于体内，其病性可随病变的发展而发生转化，既可伤阳化寒，又可郁而化火，既能挟风、挟热，又能化燥伤阴，既可上犯清窍，又可下注足膝，并且痰邪为病，其病势多缠绵，病程也多较长。因此，痰饮为病，又具有变化多端和病证错综复杂的特点。

（三）悬饮的诊断与鉴别诊断

1. 临床表现

以胸胁饮满，咳唾引痛，喘促不能平卧为主要表现，或有肺痨病史，属饮流胁下。

2. 诊断依据

悬饮是指肺气不足，外邪乘虚侵袭，肺失宣降，胸络郁滞，气不布津，以致饮停胸胁的病证。本病可出现咳唾胸胁引痛症状，或见胁肋饱满，喘促不能平卧，或有肺痨病史，属饮流胁下。悬饮需根据不同临床特征确定诊断。

3. 鉴别诊断

（1）与胸痹鉴别　二者均有胸痛。但胸痹为胸膺部或心前区闷痛，且可引及左侧肩背或左臂内侧，常于劳累、饱餐、受寒、情绪激动后突然发作，历时较短，休息或用药后得以缓解。悬饮胸痛表现为胸胁胀痛，持续时间长，咳嗽、呼吸、转侧、体位变化时疼痛加剧，胁间饱满伴有咳嗽、咳痰等肺部症状。

（2）与肺胀鉴别　二者均可出现咳嗽、咳痰、胸闷憋喘等症状。肺胀因久病肺虚，痰浊潴留，复感外邪导致肺气胀满，不能敛降，症见胸部膨满，胀闷如塞，咳逆上气，本病胸胁刺痛不显，某些症状和悬饮相似。两证皆存在津液停积为患的情况，故两证常常相互转化，如阳虚阴盛，气不化津，痰从阴化为饮，停聚胸胁则可为悬饮之证。

（四）悬饮的辨证与治则

1. 辨证要点

（1）辨病与辨证相结合

①重视病史　外邪侵袭、饮食不当、劳欲体虚、久病伤肺、七情所伤、失治

误治等均为悬饮的诱发因素。

②辨病为先 初期以咳唾胸胁引痛,或伴有恶寒发热为主症;积饮形成后,胸痛减轻,胸闷逐渐明显,重者有呼吸困难;积饮消退,可后遗胸胁疼痛、咳声不扬、少痰,症状可迁延不已;少量积液时,患侧可闻及胸膜摩擦音;积液量多时,患侧呼吸运动受限,胸满隆起,肋间饱满,叩诊呈浊音或实音。

③辨证结合 常见证型有8种。一为邪犯胸肺证,可见寒热往来,身热起伏,汗少或发热不恶寒,咳嗽少痰,舌苔薄白或黄,脉浮弦数。二为饮停胸胁证,可见胸胁胀痛,病侧肋间饱满,气短息促,舌苔薄白,脉沉弦滑。三为血瘀水停证,可见胸胁刺痛,痛有定处,胸闷伴咳,舌暗或有瘀斑,脉弦细。四为气滞络痹证,可见胸胁疼痛,胸闷,呼吸不畅,或有干咳,迁延不已,入夜、天阴时明显,舌苔薄白,脉弦细。五为阴虚内热证,可见咳呛时作,咳吐少量黏痰,午后潮热伴胸胁闷痛,舌红少苔,脉细数。六为气阴两虚证,可见形体消瘦,气短乏力,胸胁隐痛不舒,干咳痰少,纳呆神疲,舌淡红苔薄白,或舌红无苔或少苔,脉细数或细弱。七为阳虚水泛证,可见咳痰清稀,胸闷心悸,喘息气促,畏寒肢冷,面浮肢肿,舌淡苔白滑,脉沉。八为脾虚水湿证,症见面色萎黄无华,神疲乏力,胸闷气短,咳嗽痰少,纳呆,或肢肿腹胀,大便溏,舌淡苔白,脉细弱。

④随证治之 悬饮日久,可影响脾、肾而表现出相应的临床症状,当知犯何逆,随证治之。

(2)辨标本的主次 掌握阳虚阴盛、本虚标实的特点,本虚为阳气不足,标实为水饮留聚。无论病之新久,都要根据症状辨别二者主次。

(3)辨病邪的兼夹 痰饮虽为阴邪,寒证居多,但亦有郁而化热者;初起若有寒热见症,为夹表邪;饮积不化,气机升降受阻,常兼气滞。

2.治疗原则

(1)急则治其标,中病即止 悬饮的形成以阳虚为本,饮邪为标,临床辨治需掌握标本缓急。饮邪停留于胸腔,阻遏肺气,饮邪轻微时患者仅有胸闷、咳嗽,饮邪壅盛时患者可出现呼吸急促,喘憋动甚,故应当急则治其标。行胸腔穿刺术进行抽液引流,是改善患者呼吸困难症状直接有效的方法,同时配合中药攻逐水饮,能有效地缓解患者病情。

中医对于痰饮的治疗以温化为原则。因饮为阴邪,得温则行,遇寒则凝。通过温阳化气,可杜绝水饮之生成。故《金匮要略·痰饮咳嗽病脉证并治》指出

"病痰饮者，当以温药和之"，同时还应根据表里虚实的不同采取相应的处理。水饮壅盛者应祛饮以治标；阳微气虚者，宜温阳以治本；气滞血瘀者，应行气以活血；在表者，当温散发汗；在里者，应温化利水；正虚者补之；邪实者攻之；如属邪实正虚者，则当消补兼施；饮热相杂者，又当温清并用。张伟教授重视运用温药以祛悬饮，同时重视运用川贝母、百部、白果等润肺止咳；配合葶苈子、车前子、茯苓等以渗湿利水；加用党参、白术、黄芪等以补益肺气，达到标本兼治的目的。

十枣汤、葶苈大枣泻肺汤、泽漆汤、甘遂半夏汤及己椒苈黄丸均为攻逐水饮的代表方剂，常用药物有甘遂、大戟、芫花、葶苈子、龙葵、桑白皮、泽兰等。其中芫花、大戟、甘遂等既能刺激肠黏膜引起剧烈泻下，又有显著的利尿作用。《本草纲目》云"芫花、大戟、甘遂之性，逐水泄浊，能直达水饮窠囊隐蔽之处。但可徐徐用之，取效甚捷，不可过剂，泄人真元也"，说明这些药峻下逐饮功效强大，过用则耗伤人体正气，而悬饮患者本就正气亏虚，故用药过程中应谨慎观察，从小剂量起用，中病即止，避免加重病情。

从现代医学角度来看，对于未明确诊断的患者，在积液量大且吸收不佳的情况下，张伟教授主张行胸腔穿刺进行积液引流，这不仅有助于诊断，且可解除肺及心血管受压，改善呼吸，防止纤维蛋白沉着与胸膜增厚，使肺功能免受损伤。对于伴有胸腔感染的患者，针对病原菌加用相应抗生素治疗。由结核引起者，一般可用异烟肼、利福平、乙胺丁醇、链霉素等抗痨药治疗。同时，张伟教授积极主张加用中药治疗胸腔穿刺引流后的患者，既能补虚培元、扶正祛邪，又能降低胸腔积液再次发生率，对于病情复杂、体质偏弱患者的预后发挥了积极作用。

（2）强调扶正，重视综合治疗　鉴于悬饮病虚实夹杂的病机特点，治疗时应虚实并顾，攻补兼施，二者不可偏执。

《内经》云"正气存内，邪不可干""邪之所凑，其气必虚"，正气虚弱是悬饮发病的内在条件，无论何种原因引起的胸腔积液，辨治都要考虑固护正气，结核性胸腔积液患者后期多存在肺肾阴虚、肺脾气虚或脾肾阳虚证候。张伟教授采用扶正固本、消水利湿和抗菌杀虫治法，自拟方药辅助治疗结核性胸腔残余积液，方中含多种补益药物，如黄芪、党参、北沙参、当归、茯苓、白术、枸杞子，观察发现患者胸腔积液消失时间、肺活量及免疫功能等指标均有显著改善。恶性胸腔积液患者多处于癌症的中晚期，正气已衰，不耐攻伐，辨治时尤其要注重扶正，临床研究已证实扶正为主的中医药治疗在改善恶性胸腔积液患者症状、提高生存质量、稳定病灶、延长生存期方面有较好的疗效，还有助于配合放化疗治疗，起到减毒、增效作用，体现中医药治疗的"带癌生存"特色。

辨治悬饮应重视并提倡综合治疗方案以提高疗效。诊断明确的胸腔积液患者应首选针对病因的治疗方案，如结核性胸腔积液应在规范服用抗结核西药基础上进行中医辨证论治，积极进行抗感染治疗，因心力衰竭引起的胸腔积液纠正心力衰竭，低蛋白血症给予补充白蛋白等。在服用中药汤剂的同时还可选用多种方法配合治疗，如联合胸腔内注射抗癌中成药，如康莱特注射液、艾迪注射液、鸦胆子油乳注射液等治疗恶性胸腔积液，不但可增强抗癌功效，还能促进胸膜粘连，达到抑制胸腔积液生长的作用。还可配合外治法，如艾灸疗法、膏药外贴等。研究证实，二者均较单一治法能更有效地控制胸腔积液。

（3）注意分期治疗　本病初期邪实饮盛，治以攻逐水饮为主，兼顾正气；后期邪恋正虚，应以扶正理脾为主，兼以祛邪。在病变过程中，常见痰热蕴结不散，瘀水凝滞不易吸收之症，治以清化疏利和络尤为重要，旨在助少阳转枢之机，调畅气血，疏利三焦，使邪从内疏，水从下行，而获"上焦得通，津液得下"之效果。

活血理气法应作为一种重要法则贯穿本病治疗的始终。近年来研究证实，活血化瘀法可改善局部微循环，不仅对病灶有抗炎、促进组织恢复和新生作用，而且对代谢和免疫方面均有较好作用，可以防治胸膜肥厚、粘连，促进身体恢复健康。

3. 治法方药

随着对悬饮病因病机研究的不断加深，张伟教授从不同角度辨治悬饮。具体治法总结如下。

（1）和解通利法　用于悬饮病初起，症见恶寒发热，或寒热往来，干咳少痰，胸胁刺痛，为外邪侵袭，郁于少阳，少阳枢机不利，此时积饮尚未大量形成，表邪未解，若过早使用峻下之剂，易致悬饮变证，出现表邪未尽，邪热迫肺，水热互结。对于此证型悬饮病，张伟教授将治法概括为"和解通利"四字。所谓"和解"，是针对少阳枢机不利，肝气因之失于条达及手少阳三焦主决渎的功能失调，以致水停胸胁，指出悬饮主要与三焦、肺、脾、肾水液输布有关，施以和解少阳的治法，以小柴胡汤加减为主方进行治疗。所谓"通利"是针对水停胸胁而为患的病机,需因势利导,使水邪从小便而去,故选用具有通利水饮功效的五苓散,同时水停胸胁,必然影响气血运行,有气滞留瘀之弊,故佐桃仁、赤芍、枳实、青皮等以活血行气通瘀。若少阳枢机正常,三焦水道通调,胸胁积蓄之水从小便而去,则停聚于胸胁的"积液"自然而愈。张伟教授运用和解通利法在小柴胡汤合五苓散基础上组方(柴胡、黄芩、法半夏、党参、炙甘草、桂枝、茯苓、猪苓、泽泻、白术、生姜、大枣、桃仁、赤芍),辅助治疗结核性包裹性胸腔积液,可减轻胸膜肥厚,获得较好的临床疗效,缩短疗程。悬饮乃饮停胸胁,络道被阻,气机升降不利,饮邪位于半表半里,涉及手少阳三焦经与足少阳胆经,外邪由表入里,踞于少阳,正气欲驱邪外出,邪气欲胜正入里,正邪纷争,互有胜负,正胜则热,邪胜则寒,因此有恶寒、发热之症。饮停胸胁,水流胁间,络道被阻,经气不舒,气机不利,故胸胁胀满;正邪交争,邪气过盛,正不胜邪,正气渐虚,脾失健运,气血生化不足,故心下痞硬,不欲饮食,神疲乏力,形体消瘦,语音低微。肺居胸中,为水之上源,饮邪上迫肺气,则气促不能平卧,小柴胡汤方中寒药、热药并用,攻补兼施,有和解少阳、疏利三焦、条达上下、宣通内外、和畅气机、运行气血的作用,可使"上焦得通,津液得下,胃气因和,身濈然汗出而解也"(《伤寒论》),从而达到治疗悬饮的目的。

(2)温阳化饮法 《金匮要略·痰饮咳嗽病脉证并治》提出"病痰饮者,当以温药和之"的治疗原则,此法适用于脾肾阳虚,饮停于内证候,见胸闷气短、心悸、小便不利、畏寒肢冷、舌体胖大、苔少、脉沉细无力等表现者。张伟教授认为,悬饮之病,病位在两胁,两胁之部乃阴阳气机升降之路,饮留于此,阻遏气机,升降失常。饮为阴邪,易伤阳气;脾为湿土,赖阳气以健运;脾不健运,则肺气壅滞不能化水,水湿停聚而为患。究其缘由皆因阳不化气之故。肾阳为元阳,是一身阳气之根本。肾阳虚衰,则蒸腾气化失常,气、血、津液代谢失调,易产生痰饮瘀血等病理产物,故阳虚当为悬饮病发病之根本,治疗应以温阳化饮法为治疗本病之大法。故临床中常仿火神派用附子之法,制附片与磁石为伍,意在用磁石之重沉而镇制附子剽悍不守之性,以附子为君,配磁石以令其直趋下焦,温肾阳,益命火,以达补火而不助热的目的,并配以桂枝温阳利水,取得了较好的临床疗效。张伟教授指出,治疗悬饮应遵循"病痰饮者,当以温药和之"的治疗原则,即以温运脾肾之阳,温化水饮为治本之法。临床多运用真武汤温补脾肾,温阳利水,饮得温而化,加薏苡仁健脾利湿,桂枝通阳化饮,沙参养阴清肺,甘草和药解附子毒。

（3）健脾利湿法　脾在水液代谢中占有至关重要的地位，脾主运化水液，上输于肺，肺朝百脉，通调水道，肾的温煦蒸化，维持津液的代谢。若脾运失职，影响津液代谢，凝聚成痰成饮。水湿痰饮为病，虽与肺、肾等脏腑有关，但脾主升，转输运化，关键在脾，且饮病在攻逐之后，易伤脾气，因脾居中枢，脾虚则水湿内停，故临床医家多以健脾利湿治之。张伟教授认为，悬饮发生系因肺、脾、肾气化失调，三焦水道不利，水液失于正常运化、输布，停积而成，病机总属阳虚阴盛、本虚标实。中医学认为治疗当遵《金匮要略》"病痰饮者，当以温药和之"之宗旨，以"温阳化饮"为基本治则，但多采用攻邪逐水法，代表方有十枣汤、葶苈大枣泻肺汤，其扶正培本之力较为薄弱。老年恶性胸腔积液患者肺气本虚，久病及母，致脾肺两虚，脾失健运，肺虚不能通调水道，均使津液内聚，停于胁下为饮。脾为土，肺属金，土能生金，通过健脾益气可助气血生化以濡养肺脏，增强肺气功能，故培土生金才是治疗恶性胸腔积液的治本之法。张伟教授认为，脾阳不运为悬饮发病之关键，在临证亦见本病患者多有气虚及脾虚不运之候，故临证治法以健运温脾为核心，以图其本，合渗湿、攻逐之法以标本兼顾。五苓散为临证常用之方，方中桂枝温阳降逆，茯苓、白术健脾除湿，泽泻、猪苓渗湿利水，配大腹皮以增强其渗湿利水之效，配人参、甘草为四君子汤，加强健脾之功。本病饮邪停于胸胁，故以葶苈大枣泻肺汤泻肺行水，徐徐图之，获效甚捷。蛤蚧阴阳两补，红参大补元气。诸药合用，健运脾胃为核心，绝痰饮生成之源为治本，又利水渗湿、攻逐水饮以治标，且无伤正之虞。此外，由于多种疾病均可致胸腔积液，所以辨证施治时，应针对原发疾病治疗或进行适当配伍，方可获良效。张伟教授根据患者体质强弱辨证施治，提出胸腔积液多、体质壮实者用十枣汤以峻下逐水，体质弱者恐峻下剂耗伤正气，以葶苈大枣泻肺汤为主方结合不同兼症加味治疗本病。根据病情发展的过程分三期论治，初期多邪实饮盛，应以祛邪为主；中期多邪虚饮少，易变为痰热蕴结不散，瘀水凝滞不易吸收之证，应清热化痰；末期邪衰正虚，应扶正理脾。

（4）泻肺逐饮法　胸胁为气机升降之道，肺气郁滞，气不布津，停而为饮，故胸胁胀满；饮停胸胁，脉络受阻，气机不利，故胸胁疼痛咳嗽、呼吸困难。水饮上迫于肺，肺气出入受阻，故此宜采用泻肺逐饮法，此法重在调畅气机，泻肺逐饮遣方时重用葶苈子、瓜蒌、桑白皮等药物，方以葶苈大枣泻肺汤加减。葶苈子、大枣二味药共煎顿服，具泻肺行水、下气平喘之效，因本法不良反应少，适合于体质虚弱而见积饮者，故广为临床医师所选用。张伟教授善用葶苈大枣泻肺汤加减治疗悬饮，其认为肺居上焦，有通调水道、下输膀胱的作用，外邪客于上焦，则肺气不得宣降，通调水道功能失常，则水液不能正常输布而导致胸腔蓄水积液，饮留胸中，肺气不利，故胸闷、气急不得卧。以十枣汤攻逐水饮，虽使积饮迅速消除，但其药有毒性，攻力峻猛，部分患者服药后恶心呕吐、腹泻腹痛相当剧烈，体弱者不宜服用，恐伤其正，故改用葶苈大枣泻肺汤为主治疗本病，同样可达消水逐饮之目的。临床实践证明，本方药性平和，药力较缓，无恶心、呕吐、腹泻等不良反应，仅有尿量增加。经过多年临床经验总结，张伟教授采用泻肺逐饮扶正托毒法辅助治疗恶性胸腔积液优于单纯西医治疗。

（5）活血逐水法 《金匮要略·水气病脉证并治》谓："经为血，血不利则为水，名曰血分。"症见胸胁刺痛，胸闷不舒，呼吸不畅，或有闷咳，面色晦暗，唇舌紫斑，脉涩，治宜活血祛瘀、散结化饮，多选用丹参、赤芍、川芎、郁金等平和之药，活血不伤正，养血不滞血，祛瘀生新，使血脉通利而胸腔积液逐渐消退，代表方剂为复元活血汤。张伟教授根据足厥阴肝经走向，另辟蹊径用复元活血汤治疗悬饮，抓住主症，即一侧胸胁痛不可忍，状如高处坠下，恶血留于胁下，临证时重在以悬饮特有的部位和感觉为特点，以"饮后水流在胁下，咳唾引痛"为辨证论治关键，以循证医学思维紧抓该方"恶血留于胁下，疼痛不可忍者"的治疗要点，以《金匮要略》中提出的"水病及血"理论作指导，取得很好的临床治疗效果。治疗后胸胁疼痛消失快，且无胸膜增厚、粘连、疼痛等后遗症，呼吸功能完全恢复正常。张伟教授采用活血逐水法治疗恶性胸腔积液。主方为葶苈大枣泻肺汤合血府逐瘀汤加味，每日1剂，水煎服，10～11天后可使患者胸腔积液减少，喘促减轻，生活自理能力增强，生活质量得到提高。

张伟教授根据悬饮病证的实际情况，灵活运用前贤经验，采用辛开、苦降、逐饮、化痰、活血、扶正治则，或温或下，或和或逐，辨证施治，对于恢复期的治疗，张伟教授重视根据患者体质状况采取理气活血、和络止痛、滋阴清热、益气养阴等对症治疗。

另外，有研究发现白术作为单味药治疗悬饮具有一定的疗效。张伟教授认为，胸腔积液系临床常见病，多虚实夹杂、病证顽固难愈，治疗时若单纯抽吸，易损伤肺气，所谓"吐下之余，定无完气"；若一味机械呆补，则必然导致邪恋络阻，顽固难愈。在临证中治疗此类病证重用白术，取其利水消肿之功效，常获良效。白术用量小于30 g，以补为主，可益气健脾；用至30 g以上，则以通利为主，或"利腰脐间血"，或"利腰脐间水"，并可增强人体免疫功能，在治疗胸腔积液、预防胸膜粘连等方面具有独特作用。总之，白术补中寓通，通中寓补，实在是一味难得的妙药。

二、现代医学对悬饮的认识

（一）概述

悬饮相当于现代医学中的胸腔积液，病因有多种，其证候发展规律、辨证治疗及预后转归也是不一样的，一旦发现胸腔积液，必须辨病论治。依据X线检查、超声、胸部CT及实验室检查等对病因进行鉴别，在此基础上进行辨证施治。

细菌感染引起的胸腔积液以结核分枝杆菌和肺炎链球菌多见，病变开始大都有因外感诱发发热、恶寒、全身不适等邪郁少阳等表证，随即出现饮停胸胁、咳唾引痛、转侧不利、胸闷咳嗽或呼吸急促等。病程日久肺络不畅，气滞血瘀，可见胸胁隐痛、呼吸不畅。病程后期邪去正虚，常见气阴亏虚证候，如午后潮热、心烦口干、舌红苔少等症。

恶性肿瘤也是胸腔积液常见的发病原因之一，其病机多为正气亏虚，痰瘀浊毒滞于体内，肺、脾、肾功能失调，三焦气化失常，导致水液停聚于胸胁，积而成饮。病理性质存在正虚邪实，因虚致实，虚实夹杂的复杂情况。不同部位的肿瘤引起的恶性胸腔积液的辨证治疗亦有不同，并随病情发展而变化。

顾文静等认为悬饮需注意辨证与辨病相结合，如肿瘤性胸腔积液可以加用活血化瘀药及清热解毒药；结核性胸腔积液则多以阴虚燥热为主，不应予温法善后，可投以泽漆汤清热解毒、泻肺行水，并且可加用百部、夏枯草等具有抗结核作用的药物；对于心力衰竭引起者可投以温阳利水剂，如苓桂术甘汤。刘建秋教授采用中医辨证与辨病相结合的思路，提出泻肺逐饮、益气健脾治疗恶性胸腔积液的理论，并依据病情发展中正邪虚实消长情况，自拟扶正逐饮汤、逐饮Ⅰ号、逐饮Ⅱ号、泻肺逐饮汤治疗恶性胸腔积液，取得了较好的临床疗效。

（二）发病机制

胸腔积液可分为漏出液、渗出液、脓胸性渗出液、血胸性渗出液、乳糜胸性渗出液等。以前两类为多见，针对不同的症状，应给予相应的治疗。胸膜炎症

（结核病、肺炎）、肿瘤累及胸膜（恶性肿瘤转移、间皮瘤）等使胸膜毛细血管通透性增加，或淋巴引流受阻，产生胸腔渗出液。充血性心力衰竭、上腔静脉或肺静脉受阻等，胸膜后细血管内胶体渗透压降低，如低蛋白血症、肝硬化、肾病综合征等易产生漏出液。胸腔积液可以单侧出现，也可双侧出现，其性状多为黄色、清亮，也可出现血性、浑浊，或乳糜状。临床上以渗出液多见，当积液量少于 0.3 L 时症状多不明显；若超过 0.5 L，患者可感到胸闷。进行体格检查时，会发现局部叩诊呈浊音，呼吸音减低。积液量多时，两层胸膜隔开，不再随呼吸摩擦，胸痛亦渐缓解，但呼吸困难会逐渐加剧。若积液进一步增多，使纵隔脏器受压，患者会出现明显的心悸及呼吸困难。胸腔积液多见于青年人，常伴有发热、咳喘、胸痛等症状，多由劳累、熬夜、饮食不当等原因导致机体免疫力低下，如结核性胸膜炎等疾病，多伴有胸腔积液。中老年人出现胸腔积液，应提高警惕，可能是恶性病变，如肿瘤等。

漏出液和渗出液的鉴别目前仍采用 Light 标准：①胸腔积液蛋白质和血清蛋白质之比大于 0.5；②胸腔积液乳酸脱氢酶（lactate dehydrogenase，LDH）和血清 LDH 之比大于 0.6；③胸腔积液 LDH 为血清 LDH 正常值上限的 2/3。符合以上任何一个标准是渗出液，不符合者为漏出液。

漏出液：以慢性心力衰竭、肝硬化相关性胸腔积液最常见，还可见于肾病综合征、心包疾病（如缩窄性心包炎）、腹膜透析相关性胸腔积液、中心静脉梗阻（如上、下腔静脉梗阻）、蛛网膜下腔－胸膜瘘、骨髓移植相关性胸腔积液、医源性胸腔积液等。

渗出液：肺炎旁胸腔积液、恶性胸腔积液、结核性胸膜炎、肺栓塞、消化系统疾病相关性（如食管穿孔、胰腺疾病相关性、腹腔内脓肿、腹部手术后等）胸腔积液、结缔组织疾病相关性（系统性红斑狼疮、类风湿关节炎、药物性狼疮、干燥综合征、陈－施呼吸综合征等）胸腔积液。其他罕见的还有血胸、乳糜胸、结节病性胸腔积液、冠状动脉搭桥术后胸腔积液、尿毒症性胸膜炎、Meigs 综合征、放疗相关性胸腔积液等。

最近报道 N 末端前脑利钠肽对鉴别渗出液和漏出液有较好的诊断效能。值得注意的是，肿瘤细胞阳性的胸腔积液有 1%~5% 表现为漏出液，其原因是伴有形成漏出液的疾病，如肾衰竭、心功能衰竭、深静脉血栓等。

病因分类如下。①感染性疾病，如胸膜炎（结核病、各类感染）、膈下炎症、各类肺感染、肺结核。②循环系统疾病，如上腔静脉受阻、充血性心力衰竭、缩窄性心包炎。③肿瘤，如恶性肿瘤、胸膜间皮瘤。④肺梗死。⑤血管瘤破裂、胸导管受阻。⑥低蛋白血症、肾病综合征、肝硬化。⑦其他疾病，如腹膜透析、黏液性水肿、药物过敏、放射反应、风湿热、系统性红斑狼疮、胸部手术后、气胸外伤、食管瘘、气胸、胸腔穿刺术后继发化脓性感染外伤、气胸（伴胸膜粘连带撕裂）、外伤致胸导管破裂、丝虫病。

胸腔积液以渗出性胸膜炎最为常见。肿瘤（如肺癌、乳腺癌、淋巴瘤等）累及胸膜，使其表面通透性增加，或淋巴引流受阻，或伴有阻塞性肺炎累及胸膜，均可引起渗出性胸腔积液，偶因胸导管受阻，形成乳糜胸。如心包受累而产生心包积液，或因上腔静脉受阻而使血管内静水压升高，或因恶性肿瘤所致营养不良性低蛋白血症，胸腔积液可为漏出液。

（三）诊断

1. 症状

（1）初期以咳唾胸胁引痛，或伴有恶寒发热为主症，发病缓急不一。

（2）积饮形成后，胸痛减轻，胸闷逐渐明显，重者有呼吸困难。

（3）积饮消退，可后遗胸胁疼痛，咳声不扬，少痰，迁延不愈。

（4）少量积液时，患侧可闻及胸膜摩擦音，积液量多时病侧呼吸运动受限制，胸满隆起，肋间隙增宽，叩诊呈浊音或实音。

2. 相关检查

（1）外观漏出液　透明清亮，静置不凝固，比重1.018。脓性胸腔积液若为大肠埃希菌或厌氧菌感染常有臭味。血性胸腔积液呈程度不同的洗肉水样或静脉血样；乳状胸腔积液为乳糜胸；若胸腔积液呈巧克力色应考虑阿米巴肝脓肿破溃入胸腔的可能；黑色胸腔积液可能为曲霉菌感染。

（2）细胞正常　胸腔积液中有少量间皮细胞或淋巴细胞，胸膜炎症时，胸腔积液中可见各种炎症细胞及增生与退化的间皮细胞。漏出液细胞数常少于$100×10^6$/L，以淋巴细胞与间皮细胞为主。渗出液的白细胞常超过$500×10^5$/L，脓胸时白细胞多达$1\,000×10^9$/L以上。中性粒细胞增多时提示为急性炎症；以淋巴细胞为主则多为结核性或恶性；寄生虫感染或结缔组织病时嗜酸性粒细胞常增多。胸腔积液呈淡红色，多由恶性肿瘤或结核所致。胸腔穿刺损伤血管亦可引起血性胸腔积液，应谨慎鉴别。红细胞超过$100×10^9$/L时应考虑创伤、肿瘤或肺梗死。恶性胸腔积液中约有60%可查到恶性肿瘤细胞，反复多次检查可提高检出率。胸腔积液中恶性肿瘤细胞常有核增大且大小不一、核畸变、核深染、核浆比例失常及异常有丝核分裂等特点，应注意鉴别。胸腔积液中间皮细胞常有变形，易误诊为肿瘤细胞。非结核性胸腔积液中间皮细胞超过5%，结核性胸腔积液中常低于1%。系统性红斑狼疮并发胸腔积液时，其胸腔积液中抗核抗体滴度可达1∶160以上，且易找到狼疮细胞。

（3）pH 结核性胸腔积液pH＞7.30；pH＜7.00者仅见于脓胸及食管破裂所致胸腔积液。急性胰腺炎所致胸腔积液的pH＜7.30。

（4）病原体胸腔积液 涂片查找细菌及培养，有助于病原诊断。结核性胸膜炎胸腔积液沉淀后做结核菌培养，阳性率仅为20%，巧克力色脓液应镜检阿米巴滋养体。

（5）蛋白质渗出液的蛋白含量 胸腔积液/血清比值大于0.5。蛋白含量为30 g/L时，胸腔积液比重约为1.018（每加减蛋白1 g，可使比重增减0.003），漏出液蛋白含量较低（＜25 g/L），以白蛋白为主，黏蛋白试验（Rivalta试验）阴性。

（6）类脂乳糜胸 其胸腔积液中中性脂肪较高，呈乳状浑浊，苏丹Ⅲ染成红色，但胆固醇含量不高，可见于胸导管破裂时。"乳糜样"或胆固醇性胸腔积液（胆固醇＞2.59 mmol/L），与陈旧性积液胆固醇积聚有关，可见于陈旧性结核性胸膜炎、恶性胸腔积液或肝硬化、类风湿关节炎等。胆固醇性胸腔积液所含胆固醇量虽高，但甘油三酯正常，呈淡黄或暗褐色，含有胆固醇结晶、脂肪颗粒及大量退变细胞（淋巴细胞、红细胞）。

（7）葡萄糖 正常人胸腔积液中葡萄糖含量与血中葡萄糖含量相近，随血葡萄糖的升降而改变。测定胸腔积液葡萄糖含量有助于鉴别胸腔积液的病因。漏出液与大多数渗出液的葡萄糖含量正常；而结核性、恶性、类风湿关节炎性及化脓性胸腔积液中葡萄糖含量可＜3.35 mmol/L，若胸膜病变范围较广，使葡萄糖及酸性代谢物难以透过胸膜，可使葡萄糖含量较低，提示肿瘤广泛浸润，其胸腔积液中恶性肿瘤细胞发现率亦高。

（8）酶 胸腔积液LDH含量增高，大于200 U/L，且胸腔积液LDH/血清LDH值大于0.6，提示为渗出液，胸腔积液LDH活性可反映胸膜炎症的程度，其值越高，表明炎症越明显，常提示为恶性肿瘤或胸腔积液已并发细菌感染。

胸腔积液淀粉酶升高可见于急性胰腺炎、恶性肿瘤等，急性胰腺炎伴胸腔积液时，淀粉酶溢漏致使该酶在胸腔积液中含量高于血清中含量。部分患者胸痛剧烈、呼吸困难，可能掩盖其腹部症状，此时胸腔积液淀粉酶已升高，临床诊断应予以注意。

腺苷脱氨酶（adenosine deaminase，ADA）在淋巴细胞内含量较高。结核性胸膜炎时，因细胞免疫受刺激，淋巴细胞明显增多，故胸腔积液中ADA可高于100 U/L（一般不超过15 U/L），其诊断结核性胸膜炎的敏感度较高。

（9）免疫学检查 随着细胞生物学与分子生物学的进展，胸腔积液的免疫学检查受到关注，在鉴别良性与恶性胸腔积液，研究胸腔积液的发病机制及今后开展胸腔积液的生物治疗中起到了一定作用。结核性与恶性胸腔积液时，T淋巴细胞增高，尤以结核性胸膜炎为显著，可高达90%，且以T4（$CD4^+$）为主。恶性胸腔积液中的T细胞功能受抑制，其对自体肿瘤细胞的杀伤活性明显较外周血淋巴细胞为低，提示恶性胸腔积液患者胸腔层局部免疫功能呈抑制状态。系统性红斑狼疮及类风湿关节炎引起的胸腔积液中补体C和免疫复合物的含量增高。

（四）现代医学治疗

1. 结核性胸膜炎

多数患者经抗结核药物治疗效果满意。少量胸腔积液一般不必抽液或仅做诊断性穿刺。胸腔穿刺不仅有助于诊断，且可解除肺及心、血管受压，改善呼吸，防止纤维蛋白沉着与胸膜增厚，使肺功能免受损伤。抽液后可减轻毒性症状，使患者体温下降。大量胸腔积液者可每周抽液2~3次，直至胸腔积液完全吸收，每次抽液量不应超过1 000 mL，过快、过多抽液可使胸腔压力骤降，发生肺水肿或循环障碍，表现为剧咳、气促、咳大量泡沫状痰，双肺满布湿啰音，胸部X线片显示肺水肿征。此时应立即吸氧，酌情应用糖皮质激素及利尿剂，控制入水量，严密监测病情及酸碱平衡。抽液时若发生头晕、冷汗、心悸、面色苍白、脉细、四肢发凉的"胸膜反应"，应立即停止抽液，使患者平卧，必要时皮下注射0.1%肾上腺素0.5 mL，密切观察病情，注意血压，防止休克。

糖皮质激素可减少机体的变态反应及炎症反应，改善毒性症状，加速胸腔积液吸收，减少胸膜粘连或胸膜增厚等后遗症，但亦有一定不良反应或导致结核播散，故应慎重并掌握适应证。急性结核性渗出性胸膜炎全身毒性症状严重，胸腔积液较多者，在抗结核药物治疗的同时，可加用糖皮质激素，通常用泼尼松或泼尼松龙。待患者体温正常、全身毒性症状减轻或消退、胸腔积液明显减少时，即应逐渐减量以至停用。停药速度不宜过快，否则易出现反跳现象，一般疗程为4～6周。

2. 脓胸

脓胸是指由各种病原微生物引起的胸膜腔感染，同时伴有外观浑浊、具有脓样特性的胸腔渗出液。细菌是脓胸的最常见病原体，大多数细菌性脓胸与细菌性胸膜炎未能有效控制有关。少数脓胸可由结核菌或真菌、放线菌、奴卡菌等所致。目前感染性胸腔积液中最常见的病原体为革兰氏阴性杆菌，其次为金黄色葡萄球菌及肺炎链球菌。肺炎并发的脓胸常为单一菌感染，若为肺脓肿或支气管扩张并发脓胸，则多为混合菌感染。使用免疫抑制剂的患者中，真菌及革兰氏阴性杆菌感染甚为常见。

急性脓胸常表现为高热、消耗状态、胸胀痛等，治疗原则是控制感染、引流胸腔积液，以及促使肺复张，恢复肺功能。针对脓胸的病原菌，应尽早应用有效抗菌药物，全身及胸腔内给药。引流是脓胸最基本的治疗方法，可反复抽脓或闭式引流。可用2%碳酸氢钠或生理盐水反复冲洗胸腔，然后注入适量抗生素及链激酶，使脓液变稀，便于引流。少数脓胸可在肋间置入引流管，并连至水封瓶，将胸腔积液导出。对有支气管胸膜瘘者不宜冲洗胸腔，以免引起细菌播散。

慢性脓胸患者有胸膜增厚、胸廓塌陷、慢性消耗、杵状指（趾）等症状时，应考虑采用外科胸膜剥脱术等治疗。此外，一般支持治疗亦相当重要，应给予高能量、高蛋白及含维生素的食物。纠正水、电解质紊乱及维持酸碱平衡，必要时可予少量多次输血。

3. 恶性胸腔积液

恶性胸腔积液多为恶性肿瘤进展所致，是晚期恶性肿瘤常见并发症，如肺癌伴有胸腔积液者已属晚期。影像学检查有助于了解肺内及纵隔淋巴结等病变范围。由于胸腔积液生长迅速且持续存在，患者常因大量积液的压迫出现严重呼吸困难，甚至导致死亡。因此，对于这类患者需反复胸腔穿刺抽液，但反复抽液可使蛋白丢失太多，故治疗甚为棘手，效果不理想。

为此，正确诊断恶性肿瘤及组织类型，及时进行合理有效治疗，对缓解症状、减轻痛苦、提高生存质量、延长生命有重要意义。全身化疗对于部分小细胞肺癌所致胸腔积液有一定疗效，纵隔淋巴结有转移者可行局部放射治疗。在抽吸胸腔积液后，胸腔内注入包括阿霉素、顺铂、氟尿嘧啶、丝裂霉素、硝卡芥、博来霉素等在内的抗肿瘤药物，是常用的治疗方法。这有助于杀伤肿瘤细胞、减缓胸腔积液的产生，并可以引起胸膜粘连。胸腔内注入生物免疫调节剂，是近年探索治疗恶性胸腔积液较为成功的方法，诸如短小棒状杆菌疫苗、IL-2、IL-3、淋巴因子激活的杀伤细胞（LAK细胞）、肿瘤浸润性淋巴细胞等，可抑制恶性肿瘤细胞、增强淋巴细胞局部浸润及活性，并使胸膜粘连。如为闭锁胸膜腔，可在用胸腔插管将胸腔积液引流完后，注入胸膜粘连剂，如四环素、红霉素、滑石粉，使两层胸膜发生粘连，以避免胸腔积液再度形成。若同时注入少量利多卡因及地塞米松，可减轻疼痛及发热等不良反应。

三、气运失常与悬饮

（一）古代医籍对气运失常与悬饮的相关论述

宋代严用和《济生方》指出"人之气道，贵乎顺，顺则津液流通，决无痰饮之患，调摄失宜，气道闭塞，水饮停膈，结而成痰"，从气与水的关系来论述痰饮病机，明确阐明了气滞津凝则生痰饮，甚为精辟。

宋代杨仁斋所著《仁斋直指方》将"痰"与"饮"的概念做了明确区分，指出饮清稀而痰稠浊。

金元四大家之一的朱丹溪论痰饮时主要强调"凡人身上中下有块者多是痰""痰挟瘀血，遂成窠囊"。

金元时期张子和《儒门事亲·饮当去水温补转剧论》认为本病成因有五，"有愤郁而得之者，有困乏而得之者，有思虑而得之者，有痛饮而得之者，有热时伤冷而得之者，饮证虽多，无出于此"。又说"夫治病有先后，不可乱投，邪未去时，慎不可补也；大邪新去，恐反增其气，转甚于未治之时也"，反对治疗饮证妄用温补。

明代张景岳《景岳全书·痰饮》认为，"痰之与饮，虽曰同类，而实有不同也。盖饮为水液之属，凡呕吐清水，及胸腹膨满，吞酸嗳腐，渥渥有声等证，此皆水谷之余，停积不行，是即所谓饮也。若痰有不同于饮者，饮清澈而痰浊，饮惟停积肠胃，而痰则无处不到。水谷不化而停为饮者，其病全由脾胃；无处不到而化为痰者，凡五脏之伤皆能致之"，强调治疗痰饮"当知所辨，而不可不察其本也"。

明代戴元礼《证治要诀·停饮伏痰》曰："故善治痰者，不治痰而治气，气顺则一身之津液，亦随气而顺矣……病痰饮而变生诸证，不当为诸证牵掣，妄言作名，以治饮为先，饮消则诸证自愈。"此述提示治病当审证求因，示人以规范。

《临证指南医案·痰饮》邹滋九按语曰："总之痰饮之作，必由元气亏乏及阴盛阳衰而起，以致津液凝滞，不能输布，留于胸中。水之清者，悉变为浊，水积阴则为饮，饮凝阳则为痰……阳盛阴虚则水气凝而为痰，阴盛阳虚则水气溢而为饮。"

清代叶天士在总结前辈治疗痰饮病的基础上，提出了"外饮治脾，内饮治肾"的治疗大法，迄今仍为临证所遵循，为临床治疗拓宽了思路。近代学者提出"痰瘀同源"的理论，以活血化瘀治疗痰饮，可取得独特疗效。

清代喻嘉言本《内经》《金匮要略》之旨，对"饮发于中"之说多有发挥。认为"痰饮为患，未有不从胃起者矣"。《医门法律·痰饮门》曰："《金匮》即从水精不四布，五经不并行之处，以言其患。……浅者在于躯壳之内，脏腑之外……一由胃而下流于肠，一由胃而傍流于胁，一由胃而外出于四肢，一由胃而上入于胸膈，始先不觉，日积月累，水之精华，转为混浊，于是遂成痰饮。必先团聚于呼吸大气难到之处，故由肠而胁而四肢，至渐渍于胸膈，其势愈逆矣。痰饮之患，未有不从胃起者矣。"喻嘉言提出了痰饮病的治疗禁忌，其中吐禁十二条，药禁十条，对指导临证用药具有一定的参考价值。

（二）悬饮与气运失常相关证型的治疗

1. 气滞络闭证

主症：多见于感染性胸腔积液经治疗后积液渐退，但见胸胁疼痛，如灼如刺，胸闷不舒，呼吸不畅，或有干咳，迁延不已，入夜、天阴时明显，可见病侧胸廓变形，舌苔薄白，质暗，脉弦细。

证机概要：饮邪久郁，气机不利，脉络闭阻。

治法：理气活血，和络止痛。

代表方：香附旋覆花汤合柴胡疏肝散。

常用药：旋覆花、紫苏子降气化痰；柴胡、香附、枳壳疏肝理气解郁；郁金、延胡索利气通络；当归、赤芍、沉香行瘀通络。偏气虚者加太子参、黄芪；偏阴虚者加麦冬、五味子、百合；胸痛者加延胡索、丹参；痰气郁结者加瓜蒌、浙贝母。本方功能理气化饮和络，用于咳嗽、痰少、胸痛属络脉闭阻者。

痰气瘀阻，胸闷苔腻者，加瓜蒌、枳壳以豁痰开痹；久痛入络，痛势如刺者，加桃仁、红花、乳香、没药以行气活血和络；饮留不净者，胁痛迁延，经久不愈，可加通草、路路通、冬瓜皮等以祛饮通络。

2.气阴两虚证

主症：多见于感染性渗出性胸腔积液后期，症见形体消瘦，气短乏力，胸胁隐痛不舒，干咳痰少，纳呆神疲，舌淡红苔薄白，或舌红无苔或少苔，脉细数或细弱。

证机概要：久病气阴两虚，饮留胸胁。

治法：清热益气养阴。

代表方：生脉散加味。

常用药：太子参、麦冬、怀山药、五味子、黄精滋阴益气。潮热加鳖甲、地骨皮；咳嗽、痰黄加芦根、贝母、天花粉；胸痛加瓜蒌皮、郁金；气虚明显者加党参、黄芪。本方功能益气生津、敛阴止汗，可治疗久咳肺虚饮邪停留之气阴两伤之候。可由阴虚证进一步发展而来。

（三）转归与预后

1.悬饮的转归与患者素体禀赋、病情轻重、治疗迟早有很大关系。凡病情轻浅，早期治疗者均可获较好的预后。

2.若素体禀赋不足，或病久耗伤正气，祛邪无力，往往病情迁延，日久则可以化火伤阴，或耗损肺气，趋向劳损之途。

参考文献

[1] 张锦波.气质以言性：朱熹"气质之性"概念的哲学分析[J].安徽大学学报（哲学社会科学版），2015，39（4）：27-33.

[2] 张法.重读中国哲学基本概念"气"[J].河北学刊，2021，41（1）：9-16.

[3] 王治梅，闻永毅.《黄帝内经》中"气"的概念结构研究[J].江西中医药大学学报，2023，35（3）：10-13.

[4] 蒋维晟，倪祥惠.关于中医"气"概念的思辩[J].江西中医药，2013，44（11）：3-4.

[5] 徐宁.中国古代哲学精气概念与中医学精气概念之研究[D].济南：山东中医药大学，2008.

[6] 黄革.《黄帝内经》中气的概念和分类研究[D].济南：山东中医药大学，2008.

[7] 王永炎，廖星，王忠.诠释气、气机、气化运行学理与健康[J].北京中医药大学学报，2022，45（10）：1024-1028.

[8] 向圣锦，段俊国.基于玄府和络脉学说探讨气血津液运行交换的结构体系[J].中国中医药现代远程教育，2022，20（17）：57-61.

[9] 纪鑫毓."象-气-神"三位一体中医诊疗思维模式的内涵与应用研究[D].北京：中国中医科学院，2021.

[10] 盖晓丽，王德强.《内经》营气运行规律浅析[J].中医药临床杂志，2018，30（3）：404-405.

[11] 肖红艳，马燕冬，刘力力.从文字学角度解析中医"气"的含义来源[J].中华中医药杂志，2012，27（8）：2014-2016.

[12] 张少强，李晓凤，朱明丹，等.浅析五运六气学说的发展脉络及研究价

值[J].中医药通报,2022,21(5):25-27.

[13]赵吉超.气学说与中医学术发展探析[D].南昌:江西中医药大学,2020.

[14]邢欢.中医气学说神气相关的理论研究[D].南昌:江西中医药大学,2019.

[15]杨寒松.《黄帝内经》阴阳思想的哲学源流及其理论的内涵与特点[D].北京:北京中医药大学,2014.

[16]杨光芳.《黄帝内经》气思想研究[D].广州:广州中医药大学,2011.

[17]刘明传.张载"气一元论"中"气"的思想特性探微[J].开封文化艺术职业学院学报,2020,40(10):4-5.

[18]鲁晓聪.朱丹溪《格致余论》中医哲学思想研究[D].长沙:湖南大学,2021.

[19]刘艳丽,王秀秀,韩金祥.中医"气"学说研究60年[J].辽宁中医杂志,2014,41(11):2299-2303.

[20]张楠,张金玺,张六通,等.基于"气分为三"广义脏气分类方法的脾阴虚证探讨[J].中华中医药杂志,2021,36(7):3877-3879.

[21]邱佳慧,纪立金.从哲学"气"到中医"气"之探析[J].江西中医药大学学报,2014,26(3):23-24.

[22]刘秀灵,赵凰宏,秦中朋,等.中医"气"的概念和现代研究刍议[J].中医临床研究,2020,12(14):23-25.

[23]孙广仁.中医基础理论[M].北京:中国中医药出版社,2003.

[24]盖朋朋,孙志凤.论中医理论中"气"的本质[J].中国继续医学教育,2016,8(21):175-176.

[25]尹靖.中医与少数民族医学对"气"的认识[J].亚太传统医药,2017,13(16):26-27.

[26]陆拯.实用中医气病证治[M].北京:人民卫生出版社,2006.

[27]肖振卫.浅谈"气血之气"与"活力之气"[J].山东中医杂志,2008,27(10):713-714.

[28]孙广仁.中医学的阴气、阳气概念辨析[J].中华中医药杂志,2005,20(11):645-647.

［29］张启明，王义国，张健雄，等.精气血津液的功能性质和生物学基础［J］.环球中医药，2021，14（5）：841-847.

［30］刘寨华，于峥，杨威.古代哲学精气学说的发展及其在《内经》精气理论构建中的作用［J］.中国中医基础医学杂志，2008，14（2）：87-88.

［31］邢加兴，周雨龙，司廷林.从津液角度论治《伤寒论》太阳病［J］.中国医药导报，2022，19（6）：139-142.

［32］郭文娟，李俊莲，张红珍，等.试从"气主呴之，血主濡之"论气血之功能［J］.中华中医药杂志，2022，37（2）：968-970.

［33］田福玲，张庆祥.《黄帝内经》"气郁"理论研究［J］.时珍国医国药，2018，29（7）：1680-1681.

［34］侯双双，张瑜，张美玉，等.从气化论气血津液病证［J］.河南中医，2016，36（6）：947-949.

［35］常兴，刘金凤，汪艳丽，等.从"五脏一体观"角度探析肺阳与其他脏腑阳气联系［J］.辽宁中医药大学学报，2020，22（12）：168-171.

［36］卢绪香，贾新华，张伟."气运失常"贯穿特发性间质性肺炎病程的临床研究［J］.成都中医药大学学报，2014，37（2）：69-71.

［37］苏新民.浅议肺气之概念及其相关问题［J］.江苏中医药，2013，45（6）：61-63.

［38］邵雨萌，张伟.肺气肺阴肺阳关系探讨［J］.山东中医杂志，2012，31（7）：467-468.

［39］杜慧萍.从气一元论谈哮证的论治［J］.中医研究，2010，23（10）：11-12.

［40］杜玉环.肺阳浅述［J］.山东中医杂志，1998，17（10）：436-437.

［41］刘立伟，任江，王一童，等.五运六气理论对刘完素医学理论体系的影响［J］.南京中医药大学学报，2024，40（4）：334-340.

［42］王慈航，商庆新.《黄帝内经》运气七篇基础理论研究概况［J］.中华中医药杂志，2023，38（12）：5920-5924.

［43］张星."肺主治节"调节人体生理功能的研究［D］.济南：山东中医药大学，2021.

［44］林家坤.阳气大论之运动变化［J］.江西医药，2022，57（7）：827-

830.

[45] 许雪，刘桂林.基于一气周流探讨从脾论治双心疾病[J].中医临床研究，2023，15（35）：17-20.

[46] 曾云涛，章文春.基于形气神三位一体生命观探析三心并站桩机理[J].江西中医药，2023，54（4）：9-10.

[47] 雷洋，唐云.基于"阳化气、阴成形"理论探讨心胀的中医证治[J].中国中医基础医学杂志，2021，27（8）：1310-1312，1327.

[48] 安冬，李璐，李萍，等.从形、气、神谈中医学的心[J].甘肃中医药大学学报，2020，37（1）：57-59.

[49] 胡照.中医脾胃"阳受风气，阴受湿气"理论研究[D].福州：福建中医药大学，2022.

[50] 姚渊，马晓北.调节脾胃阳气在"治未病"中的核心作用及其具体应用探讨[J].中国中医基础医学杂志，2022，28（3）：343-346.

[51] 李福海，苏凤哲，张小光，等.中医之气与脾胃关系的理论探索[J].环球中医药，2021，14（11）：2000-2002.

[52] 李德远，毛兰芳，张宏伟.气机升降与脾胃的理论探讨[J].中医临床研究，2016，8（34）：60-61.

[53] 梁丽君.脾胃系温病气机失调的辨治规律研究[D].太原：山西中医学院，2016.

[54] 王可馨.中医脾胃在五脏间的经络气化理论研究[D].福州：福建中医药大学，2023.

[55] 吕琴，时柳清，任路，等.基于"气一元论"浅析经络中"气"之体现[J].中国中医基础医学杂志，2023，29（3）：357-360.

[56] 沈家卉.基于经络系统理论阐释"二十四节气坐功导引法"的行功原理[D].沈阳：辽宁中医药大学，2022.

[57] 谢孝磊，赵永华.三焦主持诸气与经络行气关系探析[J].中医学报，2021，36（9）：1814-1817.

[58] 杨中杰，阳仁达.从古籍探究经络与气之本质及现代化定义[J].中华中医药杂志，2018，33（10）：4579-4582.

[59] 李唐.解开经络之谜：论人体气循环系统[J].前沿科学，2017，11（1）：

49-66.

[60] 曹建恒, 程刚, 李国臣. 气滞三维说[J]. 光明中医, 2023, 38 (9): 1793-1796.

[61] 王迷娜, 赵洛鹏, 刘璐, 等. 浅谈"病多气滞, 法用三通"[J]. 中医杂志, 2020, 61 (6): 546-549.

[62] 龙捷, 张启明, 白玉莹, 等. 气滞的特异性症状临床特征[J]. 中国中医基础医学杂志, 2016, 22 (2): 165-166, 180.

[63] 王伟强. 基于气的运动对气滞血瘀形成机制的研究[D]. 福州: 福建中医药大学, 2010.

[64] 盛倩, 庄曾渊. 论"气脱者, 目不明"[J]. 中医杂志, 2017, 58 (8): 640-643.

[65] 杜娟.《金匮要略》气机失常的研究[D]. 长春: 长春中医药大学, 2017.

[66] 刘呈祥, 闫伟, 滕晶, 等. "系统辨证脉学"之气机失调脉象系统临床应用举隅[J]. 中国中医急症, 2017, 26 (12): 2245-2248.

[67] 李兴铭, 勾华勇. 临床应怎样鉴别阳虚与阳气闭郁[J]. 内蒙古中医药, 2009, 28 (2): 105-106.

[68] 管圆. 行气活血法治疗与呼吸系统疾病或缺氧相关的肺高血压（气滞血瘀型）的临床研究[D]. 济南: 山东中医药大学, 2014.

[69] 王怡然, 张伟. 从气虚血瘀与血管新生相关性论治特发性肺纤维化[J]. 山东中医杂志, 2024, 43 (4): 353-356.

[70] 陈美玲, 苏克雷, 高卫星. 补阳还五汤治疗气虚血瘀型结缔组织病相关间质性肺病临床研究[J]. 中国中医药现代远程教育, 2024, 22 (2): 47-50.

[71] 孙矾. 基于"气血相生"理论探讨桃红四物汤类方治疗特发性肺纤维化（气虚血瘀型）的临床疗效及对影像学的影响[D]. 哈尔滨: 黑龙江中医药大学, 2023.

[72] 张娜. 四君子汤合血府逐瘀汤加减治疗慢性肺源性心脏病右心衰竭（气虚血瘀证）的临床研究[D]. 成都: 成都中医药大学, 2023.

[73] 李佳蔚, 戴姣, 邓群峰, 等. 补阳还五汤治疗"气虚血瘀型"慢性阻塞性肺疾病缓解期合并肺动脉高压的临床研究[J]. 湖南师范大学学报（医学版），

2022, 19 (5): 48-52.

[74] 翟雪娟, 李耀辉, 杜惠芋, 等. 基于"三阴三阳开阖枢"理论浅谈肺肾气虚型肺胀 [J]. 陕西中医药大学学报, 2024, 47 (2): 53-57.

[75] 陈晶晶, 张念志, 薛晓明, 等. 基于叶天士卫气营血理论辨治研究支气管扩张症 [J]. 陕西中医药大学学报, 2024, 47 (3): 1-6.

[76] 贾志新, 王艳, 张瑞卿, 等. 中医外感热病学卫气营血辨治体系重构探究 [J]. 山西中医药大学学报, 2024, 25 (2): 221-223, 228.

[77] 邓杨春. 基于运气理论的疫病发病规律探究 [J]. 中华中医药杂志, 2023, 38 (10): 5046-5048.

[78] 陈吉全, 陈瑞祺. 基于中医卫气理论探讨流行性感冒的病机及治则方药 [J]. 湖南中医杂志, 2023, 39 (8): 104-106.

[79] 郝宇, 汤巧玲, 郑若韵, 等. 基于主气理论的五省市流行性感冒发病规律分析 [J]. 中华中医药杂志, 2021, 36 (8): 4878-4881.

[80] 张婕, 劳闻文, 石峻, 等. 石峻治疗反复感冒经验 [J]. 实用中医药杂志, 2020, 36 (2): 258-259.

[81] 祝寒松, 王明斋, 谢忠杭, 等. 厦门市流行性感冒发病与气象因素影响 [J]. 中国公共卫生, 2019, 35 (10): 1404-1409.

[82] 吴莉城, 杨亭亭, 邵征洋. 咳嗽1号方辅助治疗儿童肺炎支原体肺炎痰热闭肺证的临床疗效观察及对血清IL-6、TNF-α的影响 [J]. 中国中医药科技, 2024, 31 (3): 446-449.

[83] 汤宏婷, 唐艺娜, 王一燕, 等. 刘鑫治疗咳嗽临证经验 [J]. 中国中医药图书情报杂志, 2024, 48 (3): 238-241.

[84] 余梦瑶, 李芳, 苏琛, 等. 中药治疗咳嗽变异性哮喘的机制研究进展 [J]. 中国中医基础医学杂志, 2024, 30 (4): 725-733.

[85] 任志雄. 中医治疗咳嗽变异性哮喘的临床疗效探讨 [J]. 内蒙古中医药, 2024, 43 (4): 3-4.

[86] 田洪义, 张红, 王欣英, 等. 风郁汤治疗感染后咳嗽 [J]. 光明中医, 2024, 39 (8): 1573-1576.

[87] 林苏杰, 王芳, 郝月琴, 等. 《支气管哮喘防治指南(2020年版)》解读 [J]. 中国临床医生杂志, 2022, 50 (12): 1406-1408.

[88] 满天, 姬永宽, 于会勇, 等. 从"气归于权衡"论治咳嗽变异性哮喘[J]. 山东中医药大学学报, 2022, 46 (6): 684-688.

[89] 尤焱南, 赵霞, 单祎文, 等. 从降气探析小儿哮喘发作期的病机与辨治[J]. 中医杂志, 2023, 64 (5): 523-526.

[90] 崔凯恒. 从卫气理论探讨支气管哮喘缓解期的防治[D]. 杭州: 浙江中医药大学, 2017.

[91] 王有奎. 对支气管哮喘的认识与治疗[J]. 山西中医, 2010, 26 (12): 5-7.

[92] 薛贝, 程淼, 班承钧, 等. 基于气一元论探讨过敏性鼻炎-哮喘综合征发病机制[J]. 山东中医药大学学报, 2023, 47 (6): 748-751.

[93] 罗邦水, 范淑月, 吴方真, 等. 刘德荣从气、痰论治支气管哮喘经验[J]. 中医药通报, 2022, 21 (8): 3-5.

[94] 张雅婷. 汪受传教授从调气法论治哮喘方法的数据挖掘研究[D]. 南京: 南京中医药大学, 2019.

[95] 杜潇杰, 王林. 王林基于调气理论治疗小儿咳嗽变异性哮喘经验[J]. 江西中医药, 2024, 55 (2): 42-44.

[96] 吴志宏. 宗气亏虚对过敏性哮喘发作相关性的理论研究[J]. 四川中医, 2015, 33 (12): 25-26.

[97] 林伟兰, 叶玲, 潘鹏燕, 等. 基于《中华医典》探讨喘证方剂发展概况[J]. 光明中医, 2024, 39 (8): 1496-1500.

[98] 潘小英. 二陈汤合三子养亲汤在中医内科喘证中的临床应用研究[J]. 内蒙古中医药, 2024, 43 (3): 14-15.

[99] 刘妍宏, 何义鑫, 胡景璇. 基于网络药理学探讨金匮肾气丸治疗慢性心力衰竭的作用机制[J]. 中国中医药现代远程教育, 2024, 22 (6): 83-87.

[100] 张雪琳, 王培育. 探讨哮喘之宿根[J]. 中国中医药现代远程教育, 2024, 22 (5): 35-37.

[101] 许敏, 赵旭涛, 张群. 肺肾同源在治疗喘证中的意义、思路和方法[J]. 河北中医, 2024, 46 (1): 134-136.

[102] 房国华. 新编立式八段锦联合补肺益肾汤加减治疗支气管哮喘缓解期肺肾两虚证的临床观察[J]. 中国民间疗法, 2023, 31 (22): 60-64.

[103] 赵东凯,李晓晶,赵冬雪,等.基于《医学衷中参西录》理论浅析喘证的论治[J].吉林中医药,2023,43(10):1133-1136.

[104] 高梅,张婷婷,曲蒙蒙,等.基于数据挖掘及网络药理学探讨中医药治疗喘证的用药规律及作用机制[J].亚太传统医药,2023,19(9):167-173.

[105] 朱洪年,关炜.关炜应用柴覆疏肝饮联合针刺治疗喘证经验[J].中医临床研究,2023,15(19):96-99.

[106] 郭瑞祥.定喘汤加减治疗小儿支气管哮喘的临床效果[J].妇儿健康导刊,2023,2(12):57-59,62.

[107] 王增玲,庄玲伶,宋昱晗,等.治疗小儿喘证的临床经验与学术思想研究[J].名医,2023(10):60-62.

[108] 隋秋博,赵克明.哮病-喘证-肺胀病因病机辑要[J].实用中医内科杂志,2024,38(4):26-29.

[109] 张庆,姬文帅,孔欣欣,等.基于关联规则和隐结构模型的《普济方》中治疗喘证方剂的用药规律分析[J].中草药,2023,54(5):1517-1525.

[110] 姜德友,周妍.肺胀源流考[J].中华中医药学刊,2007,25(8):541-1542.

[111] 张伟,邵雨萌,张心月.痰、瘀、虚为慢性阻塞性肺疾病发病的关键环节[J].中国组织工程研究与临床康复,2007,11(8):1512-1514.

[112] 宋一平,崔德健,茅培英.慢性阻塞性肺病大鼠模型的建立及药物干预的影响[J].军医进修学院学报,2001,22(2):99-102.

[113] 张伟,周兆山,贾新华.清肺凉血化瘀法治疗急性发作期慢性支气管炎的临床研究[J].中国医药学报,2003,18(6):351-353.

[114] 陈宪海,张兴彩,贾新华,等.早期干预慢性阻塞性肺疾病的中医学思考[J].中华中医药学刊,2012,30(8):1711-1712.

[115] 姚婉贞,朱红,沈宁,等.无症状慢性阻塞性肺疾病患者特点分析[J].中华结核和呼吸杂志,2005,28(8):513-515.

[116] 冉丕鑫,王辰,姚婉贞,等.体重指数与慢性阻塞性肺疾病及生活质量的关系[J].中华结核和呼吸杂志,2007,30(1):18-22.

[117] 顾淑一,李庆云,万欢英,等.慢性阻塞性肺疾病的高分辨率CT分型及其与白细胞介素-6的关系[J].中华结核和呼吸杂志,2010,33(4):256-

260.

[118] 金娜, 王济梅, 齐媛. 王有奎主任从"百病生于气"辨治肺胀[J]. 中医临床研究, 2022, 14（20）: 90-93.

[119] 钱丽燕, 蔡宛如. 蔡宛如教授从"脏腑之气"分治慢性阻塞性肺疾病[J]. 浙江中医药大学学报, 2019, 43（6）: 571-573.

[120] 关子赫, 刘建秋, 李敬孝.《金匮要略》"上气"与"肺胀"的相关性探析[J]. 辽宁中医杂志, 2018, 45（7）: 1387-1388.

[121] 滑戎, 何明. 从虚、痰、气、瘀论治慢性阻塞性肺病经验[J]. 环球中医药, 2017, 10（7）: 853-855.

[122] 朱银兴, 兰智慧. 浅谈补益宗气法治疗慢性阻塞性肺疾病[J]. 江西中医药, 2014, 45（5）: 15-17.

[123] 张晓磊, 郭思佳. 中医药治疗特发性肺纤维化研究进展[J]. 光明中医, 2024, 39（7）: 1457-1460.

[124] 屠思懿, 姜望予, 龙梦, 等. 从"阳化气, 阴成形"角度探讨益气化纤法在间质性肺疾病中的应用[J]. 浙江中医杂志, 2024, 59（3）: 198-200.

[125] 陈薛菲, 李媛媛, 古远云, 等. 基于玄府理论探讨风药在肺痿治疗中的运用[J]. 四川中医, 2024, 42（2）: 58-61.

[126] 刘明佳, 马勇.《金匮要略》上气证治探讨[J]. 南京中医药大学学报, 2024, 40（1）: 6-12.

[127] 赖永新, 王冰. 基于"宗气下陷"理论探析升陷汤加减治疗肺间质纤维化[J]. 福建中医药, 2023, 54（12）: 43-45.

[128] 董鸿朔, 马晓峰. 由"大气一转"思悟《金匮要略》杂病治疗思想[J]. 河南中医, 2023, 43（12）: 1786-1789.

[129] 孟铠瑞, 刘一诚. 跟随张洪春教授学习后对肺痿疾病中医再认识[J]. 中华养生保健, 2023, 41（20）: 171-174.

[130] 黄法, 姜梦笔, 黄高, 等. 从虚论治特发性肺纤维化的研究进展[J]. 贵州中医药大学学报, 2023, 45（4）: 83-86.

[131] 毕文亭. 肺痿方联合激素对间质性肺疾病临床疗效及安全性观察[J]. 当代临床医刊, 2023, 36（3）: 119-120.

[132] 章金曦. 以咳嗽为主的间质性肺疾病患者临床特征和中医证候研

究[D].北京:北京中医药大学,2023.

[133]申玥,王耀献,史载祥,等.熟地黄治疗痰饮水气病探微[J].中医学报,2024,39(5):953-956.

[134]吴金鹏,王鹏,杨宏志,等.杨宏志纯中药治疗顽固性胸腔积液验案1则[J].中医临床研究,2024,16(3):108-111.

[135]孙小强,张念志,张倩倩.张念志辨治胸腔积液经验探析[J].中国民间疗法,2024,32(1):29-32.

[136]张中,黄华,汪莉.尿激酶联合悬饮方对结核性包裹性胸膜炎胸腔积液患者临床体征及炎症指标的影响[J].上海医药,2023,44(19):52-55.

[137]招金娣,丁珊珊,廖凌虹.《金匮要略》水饮论治浅析[J].河南中医,2023,43(8):1139-1141.

[138]周心童.椒目瓜蒌汤加减治疗饮停胸胁型非小细胞肺癌恶性胸腔积液的临床观察[D].济南:山东中医药大学,2023.

[139]鲁叶云,吴礼梅,丰云,等.悬饮宁治疗肺癌恶性胸腔积液临床观察研究[J].贵州医药,2023,47(4):510-512.

[140]盛曦琳,刘宝利,贾英民,等.许家栋对张仲景"四饮"病机与治法的思路探讨[J].中国老年保健医学,2022,20(4):127-130.

[141]王亚楠,赵凌.悬饮致太阴病案[J].中国针灸,2022,42(3):250.